［英］肯·理查森（Ken Richardson） 著

武越 译

基因、大脑和人类潜能

人类智慧的科学与思想

中信出版集团·北京

图书在版编目（CIP）数据

基因、大脑和人类潜能／（英）肯·理查森著；武
越译. -- 北京：中信出版社，2018.7
书名原文：Genes，Brains，and Human Potential
ISBN 978-7-5086-8918-0

Ⅰ．①基… Ⅱ．①肯… ②武… Ⅲ．①人类基因
Ⅳ．①R394

中国版本图书馆 CIP 数据核字（2018）第 089045 号

GENES, BRAINS, AND HUMAN POTENTIAL: The Science and Ideology of Intelligence by Ken Richardson
Copyright © 2017 Columbia University Press
Chinese Simplified translation copyright © 2018 by CITIC Press Corporation
Published by arrangement with Columbia University Press through Bardon – Chinese Media Agency
ALL RIGHTS RESERVED
本书仅限中国大陆地区发行销售

基因、大脑和人类潜能

著　　者：[英] 肯·理查森
译　　者：武　越
出版发行：中信出版集团股份有限公司
　　　　　（北京市朝阳区惠新东街甲 4 号富盛大厦 2 座　邮编　100029）
承　印：北京诚信伟业印刷有限公司

开　　本：787mm×1092mm　1/16　　　印　　张：29.25　　　字　　数：270 千字
版　　次：2018 年 7 月第 1 版　　　　　印　　次：2018 年 7 月第 1 次印刷
京权图字：01 – 2018 – 3399　　　　　广告经营许可证：京朝工商广字第 8087 号
书　　号：ISBN 978 – 7 – 5086 – 8918 – 0
定　　价：78.00 元

序　言

　　包括智力、学习能力与业务能力在内的人类潜能呈现出巨大变异，个中原因往往耐人寻味。如今，"发掘潜能"一词已获得广泛使用，该词还暗含着某种特殊意蕴，即命运已经摆在我们面前，有无限可能亦有相对限制。再者，变异的原因尤为重要：对某人潜能，尤其是对儿童潜能的理解与感知将极大地影响他人与潜意识对待该人的态度与方式。也正因如此，潜力养成受先天影响更大，还是受后天影响更深的争论几百年来一直都在火热上演。

　　幸运的是，现代科学家终于开始着手解决这个争议（近期很多新闻如此报道）。科学家能够为我们解答智力的真正面貌，甚至还能借助智商（IQ）测试来测量人类的智商。他们以极为精准的比例向公众展示了人类智商受不同基因的影响所表现出的差异。人类基因图谱的横空出世甚至能让科学家确认负责变异的基因是什么。如今科学家也破解了基因在与外界环境的互动中如何影响我们的大脑进而决定我们的智商水平（并带来智商差异）。此外，科学家或许很快就能根据基因特点为学校设计出相应的干预政策以帮助那些天资不足的学生，甚至能锁定相应的基因群组提升学生的智商水平，为世界培养更多的天才。时至今日，人类终于能甩掉那困扰我们多年的先天－后天之争了。

然而，这些计划有不妥之处。事实上，所有的这些计划都只是空想！相关技术的进步似乎更像是天花乱坠的广告宣传而不是可行的事实。实验结果实乃"粗制滥造"，实验所依据的假设也多为年代久远的假说，而且自问世之日起便因存在根本性缺陷而广受批评。学界甚至就如何描述潜能、智慧等根本性问题都缺乏一个普遍性共识。至于所谓的发现控制智力与其他潜能的相关基因，事实是科学家在这个领域一无所获（尽管付出了极其昂贵的经济成本）。

如今事实都已豁然开朗——科学家的努力注定是竹篮打水一场空。究其原因则在于科学家所有的尝试都是基于一些错误的认识，这其中包括对基因的本质、人类潜能的本质、发展以及大脑功能的本质乃至对环境本质的错误认识。躲在这些美丽谎言背后的则是一些认知性问题，而非现有材料不足需要提供更多补充数据。不管使用何等强大的先进技术，我们所得到的仅仅是在现有信息的基础上稍稍复杂一些的高级描述。如此境况则要归因于这些概念本身不过是对已过时的思维模式（虽然大多数人并未意识到这一点）的一些粉饰而已。这些思维模式大多深受阶级、性别及社会中少数族群构成结构的影响，实乃是强加在我们基因与意识中关乎社会秩序的阶级观。

本书试图揭示、描述并解释相关因素，且希望能有所突破。几乎所有关于人类潜能的讨论与争议都是在一种极其含糊的氛围中展开的，其间融合了本能的直觉与随性的认知。有个玩笑近期很受欢迎：如果向十二个心理学家请教到底何为智慧，所获得的答案也会有十二个之多。这个故事不无夸张，但夸张的学术主张背后则鲜有科学理论做支撑，亦没有对潜能的准确定义。事实上，人们对智慧的理解、智慧何以发展演进、人类如何提升智慧水平等一系列信息皆无充分的解读。而这些信息恰恰是灌输相应思维模式与意识形态的先决条件，同时，在我看来这也是了解人类潜能的真正障碍。

本书旨在对固有观念进行拨乱反正。这亟需一场概念性而非实验性的革命，而在生物系统研究领域，这场革命更是迫在眉睫。本书将首次实现实验结果与研究理论的融合，从单细胞的分子组合到人类的社会认知所表现出的强大创造力，无一不涵盖在内。行文至此，本书已经揭示了经典但又晦涩的"基因"一词实则是认知领域带有强烈思维形态特征的"太虚幻境"。正如伊夫林·福克斯·凯勒（Evelyn Fox Keller）近日所说的："重新评估引领我们进入了基因研究史上一个至关重要的转折点，近期的研究敦促我们以批判性的视角重新审视此前习以为常的诸多基本概念。"[1]

相似的概念发展正在颠覆我们对于诸多问题的理解——何为大脑和认知系统，它们如何参与从蚂蚁到人类的社会系统，以及人类文化和社会认知如何形成。这些概念若非遥不可及，它们将无关紧要。想象一下，基因并非我们所知的"蓝图"或"配方"；生命的出现早于基因；儿童的潜力并不受到预先限制，而是随着发育过程而发展的；环境是远比它看起来更加可以利用的"社会工具"，而非与生俱来的程序所塑造。

最为重要的是，想象一下，人类的大脑并不像阶梯观所认为的那样存在先天差异，大多数人及其后代生来都"足够优秀"，可以参与各个层级的社会活动和民主制度。新生物学、心理学，甚至许多人力资源、商业、工业领域的专家都开始支持该观点。这种观点或许不过是让人类跳出长期的意识形态迷雾，获得新的启蒙，不再认为只有少数人是"聪明"人。它展现出一个更为美好、充满希望的关于人类潜能的故事。

这就是本书将要讲述的故事，但它要在相当新颖的领域中经历一段漫长的路程。这里有一幅大概的线路图帮您明确方向。笔者在第一章将解释为何迫切需要对本书题目所覆盖的领域进行重新审视。我将描述意识形态如何（甚至在不经意间）因其基本概念的模糊而能够被看作潜能科学，并在余下章节花些篇幅描述近来关于基因、大脑和智力的"进展"的大肆宣传所存在的问题。

随后将对那些围绕基本概念形成的理论大厦进行拆解，并慢慢地在更为稳固的根基上建立新的观点。第二章将讨论位于该理论大厦的根源的近乎神秘的基因模型，并揭示围绕该模型发展的查询方法（和结果）所存在的瑕疵。第三章将说明智商测试——作为几乎所有基因、大脑和智力论述的基础，是如何与客观测量背道而驰的。关于智力并无公认的理论，测试构建者仅仅是提前决定谁更"聪明"，然后再以此结论构建测试。

第四章将开始讨论如何构建一个关于智力的真正的生物学模式，以及构建一个关于潜能的全新愿景。这一章直接回归基础，讨论分子网络以及基因之前的生命、进化和细胞、复杂环境的真正性质、生物赖以生存的信息类型，以及使用这些信息的"智力系统"。它同时解释了引入"动力学系统"概念来理解这些基础的原因。虽然这一章对大多数读者来说会很难理解，但它对于后续的理论重建至关重要。不过，我给出了总结，当然读者也可以跳过某些较为复杂的内容。

第五章将这些观点运用于对发展的解释，利用同一个基因组，物质的原始"瑕疵"被转换到能力和变化纷繁复杂的身体和大脑中。该章告诉我们潜能和变异是如何经过系统动力学的过程被积极创建，而非由基因被动接受。对迥然不同的组织中进行活动调节的动力学的"智力"生理学可以解释个体差异。

第四章和第五章将说明智力系统如何在变化无常的环境中完成许多层级的进化。第六章将描述智力的"神经元"系统是如何在遇到更为多变的环境时涌现而出的。该系统具有动力学过程的涌现概念，与传统的对大脑功能的机械性和计算隐喻相对立。只有前者才能够应对难以预知的环境，我也将描述基于动力学过程的大脑——即便是非人类动物的大脑，如何能够远比我们想象的聪明。

不过，科学家对大脑功能的理解一直都受到认知模型的影响。在第七章中，我将对这些模型进行总结，并指出它们各自的不足，为最新的动力学系统研究提供新视角。该视角清晰地描述认知智能如何从大脑网络中涌现而出，同时又超越大脑网络。

第八章将认知置于社会群组进化（包括从蚂蚁到猿人）的背景之下进行讨论。即使是蚂蚁，也存在大脑之间智力功能的进一步飞跃，其复杂程度远超过内部变化（我称之为"后认知"）。这为解释社会群体中个体差异的起源和性质提供了方向，达尔文对其中的一些原因也曾给出暗示。

这种新视角对于理解人类进化也尤为重要。第九章将描述人类如何进化形成群体动力，导致新一"层"规则，即人类文化的出现。该章主要描述那种独特的智力系统所具备的生产力，解释为何人类可以调整外界以适应自身，而其他物种只能被限定在特定的生态位中。

经过这些章节的论述，我提出了个体差异的理解的启示。我在第十章考虑了如何提升人类潜能，并对比了新兴的动力学框架与传统的原因和干扰之间的"输入－输出"模式（以及为何传统模式一直都不尽如人意）。我在第十一章把同样的视角带入学校和教育领域，为其带来深远的影响。

致　谢

　　将广泛的研究进行集成整合从来都是一项必要而艰巨的任务，因此希望读者能和我一道分享完成该任务的兴奋之情。在这一过程中，我遇到许多朋友（不论是当面遇到的，还是通过其他方式结识的）与我分享他们的想法和灵感，若非他们的参与，这项任务将无法完成。他们人数众多，但我希望将他们的名字列出来，并通过本书传达我对他们的感激之情。以下几位在百忙之中抽出时间阅读了本书的原稿并提出了极为宝贵的建议和反馈：克劳迪娅·乔凡（Claudia Chaufan），乔纳森·莱瑟姆（Jonathan Latham），罗伯特·利克里特（Robert Lickliter），迈克·琼斯（Mike Jones），杰伊·约瑟夫（Jay Joseph），理查德·勒纳（Richard Lerner），戴维·穆尔（David Moore），萨拉·诺盖特（Sarah Norgate），史蒂文·罗斯（Steven Rose）和艾莉森·威尔逊（Allison Wilson）。我的合伙人苏珊·理查森（Susan Richardson）在整个项目进行中一直给予我耐心和支持，布莱恩·理查森（Brian Richardson）在图表处理上给予我很多帮助。

感谢这些朋友，在他们的帮助下，我得以将粗略的草稿变成一部更加顺畅连贯的作品。如果作品还不尽如人意，那责任全在我。

目 录

第四章
基因与智慧的
真面目

第一章

三言两语话潜能

科学与意识形态

　　科学（Science）犹如一个体系完备的公司机构，其主要业务是凭借可经验证的阐释及对宇宙万象的预言营造或组织万千知识。

——维基百科

　　意识形态（Ideology）即一组能反映某个体、组织、阶层乃至某文明体的社会需求及抱负的想法与观点。

——Dictionary.com

　　近千年来，至少自阶级社会诞生以来，学者、哲学心理学家以及政府权威人士便不厌其烦地向民众灌输社会的不平等性是不可避免之常态，个体智识潜能领域难以逾越的差异最终将作用于每个个体。这些信息如今已转化成强有力的固化思维，使诸多不公摇身一变成一种正常现象，更有甚者以此打压抗议的声音，威逼利诱从而获得多数人的服从。

　　时至今日，立法环节还将诉诸超自然之力的形式幻化为某种终极的权威。古希腊时期，柏拉图（*Plato*）所著《理想国》（*Republic*）一书中便有论述，上帝将人分为金人、银人、铜人、愚蠢的女人以及低贱的奴隶。中世纪时期的欧洲创造了"神圣王权"，维多利亚时期的英国穷人在教堂里低声吟唱上帝如何缔造了"高低不等"的人类并"规定了他们的财富"。在帝国主义时期的殖民地，殖民者对当地土著人的征服与镇压仅需影射土著人"生来低等"，"白人的负担"便能被赋予正义的光环。

如今人人皆知查尔斯·达尔文（Charles Darwin）改变了这一切。他引入了一种新的"力量"，一种客观公正的、从物质现实与显然缘由中（而非超自然现象中）获得权威的力量。达尔文证实生物差异的确是物种进化的重要部分。然而比起谨小慎微的达尔文本人，社会达尔文主义者及心理学家却无所畏惧，他们借助达尔文的进化理论将富人及权势阶层的存在合法化，并将社会弱势群体的贫困视作一种自然存在。受制于颇具说服力的概念与表达，更有所谓庄严的客观科学的限制，进化论被赋予更为重要，甚至是更为致命的影响力。

20世纪进化论理论得到反复锤炼，在人类头脑中刻下了不可磨灭的烙印，并逐渐发展成历久弥新的科学正统。不同于柏拉图的金属神话，这一所谓的科学论断告诉我们幸运或不幸的基因排列决定了我们大脑的潜能，并通过儿童养育与教育环节（亦称为"后天环境"）得以体现。如此，科学将那些陈旧老套的、如今更是冗余的意识形态取而代之，从而为崇尚公平机遇而非公平结果的精英社会打下基础。

在过去的一百年间，关乎人类潜能的科学研究在人类社会中扮演了重要角色，对政策制定者与社会机构产生了一定影响，并通过不同方式强化了固有的社会阶层。教育、就业、移民以及其他相关政策都围绕该理念而制定。在家庭中，我们被告知对孩童所抱有的期待应格外谨慎，其中原因则是即便孩童未来的发展轨迹不可预知，但最终结果早已被打上了命运的烙印。于个体而言，关乎个人潜质的自我印象已深深地刻印在我们的灵魂之中，进而迫使我们自然轻松地接受了社会的不公平性，并且间接承认了享受自我劳动的成果应存在相应的限度，从而自然而然地接受了不公平的权力分配与特权阶级。

诚然，此种人类潜能科学在发展进程中并非一帆风顺。批评人士对该理论的盲目自信颇有微词，并对其所鼓吹的宿命论及个人发展的有限可能性持保守态度。长久以来，诸多人士曾试图将该理论改造成颇为怪异的"先天－后天"之争，即个体差异取决于后天环境还是先天基因。究其根本，遗传论者与环境论者都已认可其中基本的概念框架：基因、环境与发展的各自本质，以及普遍的观念——潜能可以如同智力般被测量与评估。因此"先天－后天"之争长久以来亦从未超越"基因与环境谁更重要"这一基本的二元之辩。

因此，该"科学"所历经的发展历史似乎更多是仰仗社会群体对基因逻辑的接受度，而非根本性的学术性挑战（这些挑战更是数量庞大）。正如目前众所周知的，伴随 20 世纪 20 ～ 30 年代对基因理论的狂热迷恋而来的是在纳粹德国以及世界上其他地区所发生的令人发指的恶行。"二战"之后，温和环境派开始逐渐占据上风，但随后遗传论者又带着更为强硬的论点卷土重来。他们声称已经掌握了新型的研究方法与数据，还煞有介事地取了一个新的名号——行为遗传学，虽然仍有一些质疑需要他们做出回答。后来遗传论者声称，这股基因浪潮已经转变成一股直接挑战众人的"大规模袭击"，并伴有更为强大的基因印记与相对温和的基因干预主义理论，可惠及所有群体。行文至此，我不得不感慨，人类潜能科学自古以来便从未乏味过。

本书建议，眼下是重新审视该门科学的绝佳时期。新型技术与新颖的研究视野业已催生了相关领域新的科学论断，并呈现出井喷之势。旧日的质疑现已消退，行为遗传学如今正伴着越显宽容的社会现实驭浪前行。面对日益严峻的社会不公与越加难以弥合的社会矛盾，政府如今正寻觅基本的生物与心理理论以期能抚慰广大民众，更有巨额专项资金用于资助研究社会失公现象（尚未对社会现状带来威胁），为这些现象寻本溯源。

眼下，媒体消息与新闻头条每天不厌其烦地向民众宣传最新且极具影响力的研究发现。然而媒体的轮番信息轰炸并没有太多新意，其中内容大多仍是陈词滥调——不平等已经刻在我们的基因之中并印在了我们的脑子里，正如智商一样，这决定了我们的潜能层级。

然而，眼下的论调呈现出众说纷纭之态。传统的潜能理念面临着令人不悦的不和谐之音。新的研究成果的密度、规模与活跃度也揭示了该门科学一度被过度阐释，研究范围也被过度铺展。研究的不连贯性日益凸显，进而暴露了该科学自身深层的软肋。简而言之，研究成果越多，本门科学的可信度越低；研究论断越是强势，研究结果反而越不可成真。这表明，正如长期以来人们所怀疑的，此类研究一直夹杂了一些纯科学之外的内容。如今许多人类学科学家更是指出该科学及相关领域正面临着严峻的危机与挑战。

科学家自十年前便已表现出担忧之心。约翰·安尼迪斯于2005年在《公共科学图书馆医学》（*PLoS Medicine*）发文指出："学界愈加担心近期发表的研究结果多为虚假结果。"十年后，《生物医学中心》（*BioMed Central*）期刊的一篇评论（2015年9月2日出版）指出："最近几十年间，一些科学研究的重复出现率令人咋舌并已经引起了人们的质疑……越来越多的研究显示大多科学实验均不可复现或复制。"《BMC 神经科学》（*BMC Neuroscience*）发表的一篇论文（2015 年 7 月 23 日出版）亦指出："为数不少的标志性论文实则难以复制。"

心理学界的"实验复制计划"（Reproducibility Project）相比之下更具轰动性。该计划的调查者要求科学家复制一百项现已发表的重点项目的实验成果。调查者发现只有 39% 的复制实验取得成功。[1] 而对研究发现提出质疑的人亦不在少数[2]，然而目前大多数人均已相信针对大脑与基因所做的研究及其研究成果并非如人们预期的那样扎实可靠。在本章后半部分及其他章节，我会继续就这一问题展开论述。这其中的重点则是当下我们应以更为严肃的态度来对待该门科学，并严格审视其深层的社会性研究预设。评论家逐渐意识到，尽管新兴的人类潜能科学号称要取代传统的意识形态，但这门科学本身很可能已经沦落为传统意识形态与思维模式的新型工具。

读者或许会诧异在科学领域也能发生如此变故，在此本书不妨一一解释清楚。我们现已明了意识形态并非简单地大放厥词或公开做一名自我为中心的意识形态拥趸。它同样也可以静悄悄地在学者的学术作品中找到一席之地。一般而言，在科学领域，意识形态会受所在社会和政治环境的影响和塑造，进而化身为微妙且不易察觉的暗流徐徐涌入。科学家如你我一般，也会吸收并映射所处时代的偏见、社会结构及阶级制度。正如前哥白尼时代人们普遍信奉的地心说一样，科学家所构建的理论模型也多符合并适应社会普遍经验，揭示社会中的显然之态。故而意识形态被层层包裹起来，掩身在科学的复杂程序与种种名目之中。

以上为 2015 年 9 月出版的《自然》（*Nature*）杂志中某篇论

文所论述的要旨。[3]该文首先回顾了"科学与意识形态之间模糊的边界",并针对近期潮流警告大众,"若科学界仅关注具有回报性、引人关注且具有相对把握的学术研究,则其所产出的科研成果或许大多是难以复制的"。针对当下越来越多的科学研究以解决社会与政治相关问题为研究目的,该论文表达了担忧之情,并同时敦促科学家要"认识到并坦承二者之间的相互关系"。

这也是我对诸位读者的期待。此外,重新审视科学问题还另有原因。如今所暴露的科学的软肋同时也表明科学中的根本认知存在一些问题。先天与后天之争多年来连绵不断地发展则是其中最好的印证。科学的发展历程揭示了当科学家被局限于某种争论时,一种激进的且新型的认知框架则会横空出世以打破僵局。诺贝尔物理学奖获得者威廉·布拉格(William Bragg)曾说:"科学研究中最重要的事情并不是获得新的数据,而是找到新的思考方式。"

幸运的是,关乎人类潜能的新的思考模式已经在一些相关科学研究领域逐渐浮现出来,例如遗传学与分子生物学、进化理论、大脑研究、环境研究,以及个人发展与智慧的深层次研究。先天－后天之争中的天分与环境只是一枚硬币的正反两面,而我们真正需要的是换一种新的方式。此外,新的思考方式同时受大量新的研究数据和研究结果所激发,而我在本书中提供的恰恰是这样的"多种选择"。

在人类潜能领域,科学与意识形态模糊的边界表现在模糊不清的关键深层概念上。在接下来的文字中我会展开论述,在本章的其他部分及本书其他章节我将逐一解释这种模糊不清如何被现代科学的繁荣所粉饰。本书的第二章与第三章将揭开笼罩在这些陈词固念(令人难以置信的普遍与常见)上的神秘面纱,而其他章节则呈现如何培养新的思考模式。

晦涩的实用性

事实上，人们长久以来所秉持的潜能观恰恰是将意识形态转化为科学的绝佳工具。如今不绝于耳的诸多专门术语（如基因工程、脑网络）能让关于潜能的诸多结论看起来更有说服力。然而，潜能科学可靠的定义要比字典上的解释更加复杂：潜能是一种能转变成其他存在的存在，是能发展成其他存在的一种能力，是能作为或成长为一种隐形素质的可能性。

恰恰是这种模糊性使人类潜能的概念容易沦落成意识形态的填充物和空洞的政治说辞，从而将希望与宿命论同时编织进这个并不公平的社会。也正是这种模糊性告诫我们每个人都能成为一个更好的自己，但是天生之质——那枚叫作基因的命运之骰——规定了所有一切需遵循严格的限度。换言之，此种观念一方面认可了人的天生差异与制约，另一方面又巧妙地表达了当代社会所吹捧的"机会均等""发掘孩童潜能"等浮夸之语，堪称八面玲珑。而这在对智慧、基因、大脑的概念定义中也有相应体现，读者不妨与我一道一探究竟。

G 幻影

当代对智慧的科学解释源自一种信手拈来的模糊性：智慧是某种显然的直觉，披上了科学所特有的严谨语言但又有含混不清的发展历程。

尽管达尔文声称自己"远低于平均智慧水平"（在大学任教期间业绩平庸），他的故事却向我们揭示了遗传与进化过程中生理变化所发挥的巨大作用。达尔文的表亲弗朗西斯·高尔顿（Francis Galton）在英国上层社会地位显赫，并继承了巨额财富。高尔顿经常以此为例来证明他眼中的显然之事，即有利的社会阶层亦是天生所具有的能力。他对达尔文理论的解读直接反击了所有粉饰性的生而平等观 [在 1876 年出版的《遗传的天才》（Hereditary Genius）一书中，高尔顿直抒胸臆]。

高尔顿迅速把新生的遗传生物学升级成一项社会政治使命。他成立了"优生学协会"（Eugenics Society），将生殖繁育严格地限定在最具有发展潜能的社会群体中。为了让研究看起来更加科学与客观，他亟需一套测量潜能的标准，而这套标准将用来"指示高级的族群与气质，允许他们孕育更多的子孙以逐渐代替衰老的一代"。[4]

因此高尔顿将智慧定义成上层社会更占据优势的所有一切特质，在此基础上他秉持特殊的政治目的设计了世界上第一套智力测试。在历史上诸多科学家中，高尔顿是以如此方式开发和利用智慧与潜能埋念的第一人（本书第三章将有详细论述）。

20 世纪初，高尔顿的理念被其他科学家应用，其中包括著名统计学家卡尔·皮尔森（Carl Pearson）。皮尔森认为社会改革并不能清除愚蠢行为，只有具有选择性的孕育项目才能防止社会衰退。他同样也借助极为残酷的智力测试来宣传与推广该观点。在对生活在伦敦东区的犹太人与其他国家移民进行取样测试后，他宣称这些人"在智力与身体素质上均劣于本土英国人"。

达西·德尔泽尔（Darcie Delzell）与凯西·普里奥克（Cathy Poliok）曾对皮尔森的策略进行研究并揭示了皮尔森受到社会阶

层及相关意识形态的影响，在研究方法、数据准确性及阐释方式等方面均存在错误，这些因素也导致他得出一些穿凿附会的结论。两位研究者指出专业素养与名气并不能防止谬误的出现，他们同时还提到"个人观点及偏见对科学的研究结论造成的影响实乃是知识进步的一大威胁"。[5]

意识形态领域对科学的曲解只是一个开端，此后大西洋两岸开始怪象迭生。21世纪初，基因被认定是遗传媒介，高尔顿的追随者随即完善他的测试理论并将其转变成现代的智商测试。该过程中的关键则是基因的不平等性将社会不公取而代之，智商测试为这种定论披上了科学的外衣。

受这些理念的启发，学界掀起了热烈的测试风潮。英语口头表达能力测试创始人刘易斯·推孟（Lewis Terman）宣称该项测试"为某些值得拥有这个国家的群体捍卫了自己的国家"。[6]显然，此举将社会阶层自上而下细化为多个级别，并看起来极富科学性，这为制定社会政策提供了第一批看似科学的工具。

由此带来的社会后果与政治副产品则"蔚为大观"。智商测试迅速风靡美国，并在20世纪20年代取代优生计划与移民政策，成为最具影响力的社会风潮。[7]同时，该测试在大西洋两岸都被用来为当局的教育与人才选拔政策做辩护。20世纪70年代，亚瑟·延森（Arthur Jensen）对当时教育政策的猛烈批判带有鲜明的种族主义烙印，理查德·赫恩斯坦（Richard Herrnstein）与查尔斯·穆雷（Charles Murray）在1994年合著出版的《美丽曲线》（*The Belle Curve*）一书同样带有种族主义倾向，这些在当时都演变成臭名昭著的事件，打破了"二战"之后世界原本风平浪静的局面。

目前关于人类潜能的所有"科学"论断几乎都直接来源于智商测试。但时至今日，智商测试的支持者开始感到迷茫，他们越来越不清楚智商测试的测量对象究竟是什么。在缺乏清晰理论的基础上，他们只能求助于日常体验中的诸多隐喻——他们称之为G（General intelligence，一般智力，简称为G），被认为带有某种普遍性的精神力量或能力。马克·福克斯（Mark Fox）与安斯莉·米彻姆（Ainsley Mitchum）于2014年发表的论文中解释道："几乎所有的心理测试模型都想当然地认为测试结果都能用来作为某一维度的精准替代。"[8]

事实上，查尔斯·斯皮尔曼（Charles Spearman）于1915年提出的设想一直被认为是心理学界最伟大的发现。他率先引入了"一般智力"的概念，然而后来他曾公开承认他对这个概念的定义过于草率。标准教科书《行为遗传学》（*Behavioral Genetics*）长久以来一直是心理学专业学生的必读书，作者罗伯特·普罗明（Robert Plomin）与同事在书中虽未着重强调，但也坦诚直言"难以判断G的真相"。在该领域的一部同样著名的入门作品中，伊安·迪尔瑞（Ian Deary）也表示"世上并没有涉及人类智慧差异的理论，这与物理学或化学等其他成熟学科有所不同"。[9]

只要稍稍涉猎该领域的理论文献，这一论断便不难理解。行为遗传学家倾向于使用"机灵""聪明""有天赋"等词语，但这些都称不上是科学的概念表达。以2011年对《剑桥智慧手册》（*The Cambridge Handbook of Intelligence*）一刊的投稿为例，珍妮特·戴维森（Janet Davidson）与艾瑞丝·肯普（Iris Kemp）指出"人类智慧堪称最神秘且最具争议性的话题"，"目前，就如何解释'某人比其他人更聪明'一题，学界尚未达成共识"。苏珊娜·乌尔维纳（Susana Urbina）回顾了智商测试被赋予的一些"过度而又不妥的含义"。罗伯特·斯滕伯格（Robert Sternberg）与巴利·考夫曼（Barry Kaufman）则直接指出："学界对智慧一词从未达成过任何共识。"[10]

本书第三章中我将用大量笔墨探讨智慧的假象，向诸位读者解释智商测试绝不是适用于任何智商程度的通用测量手段，究其根本它只不过是一门不甚严谨的科学所需的描述手段。但是智商测试的普遍流行则是将打上意识形态烙印的智慧与同样被打上意识形态烙印的基因相互联系起来。

意识形态化基因

如今被奉为人类潜能基础的基因实为极富影响力的物质存在，人们通常难以突出强调其影响力。2014 年 10 月出版的《神经科学与生物行为评论》（*Neuroscience and Biobehavioral Review*）中刊文指出，潜能通常被定义为"基因潜能及其表现方式"。基因组（即每个个体全部的基因构成）现已被普遍认为是人类潜能的首要藏宝库，并被视作任何形式与变异的根源，因此个体差异通常被视作基因差异。

主流科学期刊如今定期发表研究论断，如"基因表现控制并决定了大脑从发育到可塑性乃至到持续进行中的神经形成等诸多环节"[《科学》（*Science*）杂志 2011 年 8 月 30 日出版的编者按]。《心智探奇》（*How the Mind Works*）一书的作者、心理学家史蒂文·平克（Steven Pinker）指出："DNA（脱氧核糖核酸）的线性链条能构成一个复杂且精妙的三维器官，该器官甚至能让我们具备思考、感知与学习的能力。"理查德·道金斯（Richard Dawkins）在《自私的基因》（*The Selfish Gene*）一书中告诫我们"正是基因造就了我们的头脑与身体"。甚至妮莎·卡雷（Nessa

Carey）在《表观遗传学革命》（*The Epigenetics Revolution*）一书中将 DNA——基因的主要构成元素——描述成一种"剧本般的存在"。该书封面宣称卡雷意图颠覆世人对遗传学的理解。"毫无疑问，DNA 蓝图将是这个讨论的基础。"（事实上在很多研究领域学者众说纷纭，本书第二章与第四章将重点论述。）

紧随万能的基因说而来的是当代个人主义，学界开始鼓励人们去认证自己的基因序列以便全面地了解自己。坊间也一直充斥着通过基因工程孕育"定制宝贝"的猜测，也有人猜测是否可以通过基因编谱提升个体智慧。与此同时，精子库引入了更多的排斥标准以应对潜在的认知领域基因混乱，防患于未然（而这又引发了人们对优生学披上新的外衣死灰复燃的担忧）。伦敦的皇家学会表示"如每个个体的身高与血压一样，学习能力也因人而异"，[11] 以期宽慰民众的焦虑之情。

事实上，相当多的人认为基因组犹如潜伏在人们体内的小矮人一般，一直处于动态发展之中，内置能实现自我价值的自我引导程序，并或多或少地受到外在环境的影响。因此基因被设想成"迷你大脑"，附加多种执行功能，似乎基因即个人发展所需的动态命令与引导，而非其本真的非活跃型蛋白质架构模板（本书第四章将有论述）。在用以评估其影响作用的统计模型中，基因被弱化成如同手电筒电池般的独立电荷，仅能通过相互借力才能产生或多或少的亮光。

苏珊·奥雅玛（Susan Oyama）在《信息的个体发育》（*The Ontogeny of Information*）中描述了基因何以演进成为一种准认知能力，乃至成为意识媒介。她将这种几近盲目的观点视作西方文化传统的一部分："传统观念笃定是上帝的意识创造了世间万物，现代观念则赋予基因至高的塑造能力。"[12]

也有学者认同，当下审视基因的视角带有宗教般的色彩。2001年亚历克斯·莫龙（Alex Mauron）于《自然》杂志发表名为"基因组是灵魂的世俗化身？"（Is the Genome the Secular Equivalent of the Soul?）的文章，该文指出基因如今被冠以神旨般的喻指，成了一种包罗万象、无所不能的存在。因此，这也不难理解前总统克林顿何以盛赞基因图谱排序，称之为"破解了上帝创造生命的语言"。事实上，许多生物学家仍然视基因为人类生命之书。BBC（英国广播公司）网站上写道："基因组实为构架一个人的指导手册。"但凡提及人类的耐力，几乎人人都会说"这就是他们的 DNA"。

或许此种万能基因的观点源自人们一些深层次的心理需求，抑或是因为多数人普遍成长于男尊女卑的阶级社会中，崇拜领导力并向往依赖性关系，所以基因被尊为带有控制意图的专断式因子，服务于终极权威的深层次需求。

因此，这些意识形态式基因不仅仅储存密码与蓝图，更有行动、反应、控制、指挥乃至自私等行为表现。发展心理学家让·皮亚杰（Jean Piaget）将此种特质描述为泛灵论形式，常见于低龄儿童中，儿童通常习惯性将无生命物体赋予意识、自由意志与意图等人类特质。此外这种泛灵论形式也常见于前科学时期的文化之中，代指人类与生俱来的本质，储存并展示我们所观察到的诸多人类特质。

意识形态式大脑

历史上也曾有意识形态式大脑的记录。许久以来，基于人脑的人类智商论曾发表大脑体积与人类智慧关系假说（该假说内容浅显易懂但粗糙简陋，经不起推敲）。维多利亚时期的科学家执着于人体测量学，但很快将视野转向头颅测量学以估测大脑体积。科学家起初仅是测量活人的头颅周长，此后又转向颅骨体积的测量，并适时地报告不同社会阶层的脑容量差异及男女脑容量差异。

与此同时，探险家、人类学家与殖民者在各个殖民地针对当地土著人种也进行了同样的测试，并对不同族群的脑容量得出了类似结论。除此之外，还有针对成功人士大脑的后现代监测，其中包括爱因斯坦的大脑。甚至 2015 年有科学家宣称在爱因斯坦的大脑中发现了普通人脑中并不存在的细小褶皱。当然亦有科学家曾无数次指出此种研究方法并不可靠且毫无意义，但是即便时至今日仍有心理学家［如菲利普·拉什顿（Philippe Rushton）］就人脑体积与族群关系发表了大量激进且偏执的观点。

步入 20 世纪后，对人脑的解读开始大量依赖喻指技术的寓言。因此，人脑功能开始与水压、电子器械、时钟、电话拨号盘、网络、计算机、工厂及操控系统以及其他类似系统相关联。当然，关于技术喻指科学领域极为常见并且十分实用。只是这些喻指用于意识形态功能让我颇为不解。

上述喻指在人脑研究中用来指示基因起端，而后者带有人脑表现出的个体差异。詹姆斯·弗林（James Flynn）在专著《智慧与人类发展》（*Intelligence and Human*）（2013）中指出："高认知能力源于基因潜质，并为高性能的大脑服务。"然而他并没有告诉大家，基因如何真正成为打造高性能大脑的工程师。事实上，计算机喻指在 20 世纪 70 年代一直处于支配地位[13]，其他研究则将视线投向社会结构性喻指。在 2009 年出版的《大脑总指挥》（*The Executive Brain*）一书中，艾克纳恩·高德伯格（Elkhonon

Goldberg）直言："前脑叶对大脑而言犹如指挥对管弦乐队的意义，是军队中的统帅、公司中的首席执行官。"

因此社会中的等级观被强加在大脑及基因、智慧理论上。虽然鲜有证据表明人脑中的确存在对应的部位，但这些喻指时至今日在对人类潜能的探讨中依旧普遍。我将在第六章中对此展开重点探讨，此处不再赘述。从更为宏观的角度而言，当下的研究者如在社会阶层（包括性别及族群领域）、受教育程度、雇佣状况、经济竞争力、商业主义、市场营销等语境下开展人脑研究，或许要面对一定的风险，即我们的大脑已经被打上了意识形态的烙印。

令人困惑的遗传力

自私而又独立的基因一直以来都充当着其他意识形态工具的帮手，该种工具用以统计，许多人或许曾听说但少有人了解其中乾坤，即遗传力。遗传力最早于 20 世纪 20 年代被提出，用于指导当时的优育计划并主要作为一个浅显的统计概念，即某一特质的变异比例（如母鸡的产蛋率）。该概念与基因变异的统计数据密切相关（用百分比或 0 ~ 1 小数位表示），是在受控的环境条件下开展培育实验估测得来的。

然而在心理学家的手中，遗传力则遭遇了与潜力概念一样的经历，被研究者有意识或无意识地混淆。遗传力不再是一个统计数据比率，而被做另类解读并向公众和媒体传播，曲解成具有确定意义的可遗传性，即某一特质（如智商）的重要程度，毕竟每一个个体均由其遗传力决定。鉴于在思维领域有如此改变，遗传力遂被解读为不同个体、社会阶层及族群间的差异程度，此种差异经科学验证具备基因性且不可逆转。

人类智慧的遗传力一直通过比对双胞胎的相似性（如智商值）得出。单卵双胞胎变异性基因一致，而异卵双胞胎的变异性基因仅有半数一致。如若单卵双胞胎在外表上更相像则可得出结论：基因变异极其重要。科学家编写了方程式以从相似性中估测遗传力，所得出的评估值通常相对较高。

这种逻辑忽略了一个简单的（但又明显的）可能性，即单卵双胞胎的生活环境更为相似——更容易得到父母、老师及其他人的相同对待（本书第二章将全面讨论孪生研究的软肋）。在孪生研究得出的遗传力报告中，此种可能性均被置于脑后，此种研究的其他不足及假设将在本书第二章中重点讨论。

然而更为重要的事实是，对人类潜能或智商的遗传力估测无论何等完美与精准（这本身也是天方夜谭），此种估测也仅能告知我们个体或成长于差异环境中的亚群体的基因构成。若另辟蹊径则犯了基本错误（个中原因将在第二章与第四章中阐述）。除非是在环境受严格监控的农业育种项目中，此种估测结果可谓是毫无意义的数据（除非做意识形态宣传用）。

除上述问题外，在过去的二三十年间，孪生研究及遗传力估测研究获得多轮资金支持因而又取得了新的发展动态，而新的研究结果则流向毫无判断力的普通大众。"我们不能无视证据，"《展望》（Prospect）杂志中作者吉尔·布彻（Jill Boucher）发文（2013 年 11 月 13 日刊）指出，"基因影响了社会的流动性。"进化论理论家奥利弗·克里（Oliver Curry）告诫大众要警惕"基因上层群体及愚蠢的下层群体的出现"（BBC 网站于 2014 年 4 月 11 日报道）。琳达·戈特弗利得森（Linda Gottfredson）则表示"鉴于学界已经了解了基因的本质与实际重要性，黑、白人种的基因差异则使在智商或个人成就领域实现绝对同等的目标显得不切实际"，然而事实是我们并不了解基因中的黑、白人种基因差异。[14] 无独有偶，类似对遗传力及智商的误解同样也出现在尼古拉斯·韦德（Nicholas Wade）2014 年的作品《棘手的遗传》（*A Troublesome Inheritance*）中。

然而，亚瑟·W. 托加（Arthur W. Toga）与保罗·汤普森（Paul Thompson）在 2005 年出版的《神经学年鉴》（*Annual Review of Neuroscience*）中早已对宿命论逻辑做了简要介绍。[15] "天性从来都是蛮横专断的，"他们宣称，"富足的环境能帮助每个人发挥潜质，但不能实现公平。我们的潜质似乎在很大程度上是预先裁定过的。"

显然，从残酷的科学现实中我们能得出结论，人类的民主精神实则是非常态现象。从更宏观的角度看，此类表达也绝非是益于社会的友好言论。个体及族群的能力饱受所谓科学的质疑，社会政治生活参与度、决策制定及行动措施等诸多领域均受其不利影响，而这反过来影响个人发展，并不利于民主进展，本书第十章、第十一章将重点论述。

此种针对基因、大脑及潜质得出的结论几乎全部基于孪生研究、头颅测量法等传统的研究方法。然而在过去的 20 年间，科学家在不断追寻终极证据的途中研发出新的武器，极大地震撼了媒体、公众以及政策制定者。本章剩余笔墨则主要探讨这些新的发现与论断。

潜能 DNA 序列组

过去的一个世纪，任何关于基因决定潜能差异的论断均未得到任何人的亲眼验证，而关于基因的研究结论也多来自孪生研究，这些研究也大多专注于数据差异而非基因特性。

然而过去的 20 年间，分子生物学研究的突破性进展使描述个体所真实拥有的个别基因或不同基因版本成为可能。这也正是人类基因工程的使命。行为基因学专家很快意识到终于能突破孪生研究面临的制约。如今我们或许也能一对一地描述基因差异与能力差异之间的直接联系。

如今大多数人都已经知道人们的个体特性源自四种分子（核苷酸）以不同的序列方式组成 DNA 条形码上的基因分子，而 DNA 条形码最终构成我们的染色体。新的研究方法不仅能认定每组基因上不同位置的全部基因分子（即 DNA 条形码上的不同单词），还能确定所有核苷酸（即构成每个单词的不同字母）。每个个体之间的差异则被称为单核苷酸多态性（Single Nucleotide Polymorphisms，SNP）。此种排序使人类基因工程成为可能，并于2000 年发表代表性的序列组合。

基因序列工程很快发展成受机器及计算机驱动的工业级规模企划，并受商业产 DNA 微阵列（Microarray）或"DNA 芯片"（Chip）刺激而不断增速扩张。这些序列均是已知的核苷酸成分模板，用来比配并确定未知序列。已知序列使单一染色体组的大样本迅速排序成为可能，并极大地降低了排序成本。

匹配单核苷酸多态性差异与智商差异似乎是一个简单但极富吸引力的环节。简单的几滴血或脸颊内侧的几个细胞就可以提取出 DNA，有了机器和计算机软件的参与，该项工作甚至不需要深奥的知识或精巧的专业技能。因此很快有声音称这当然能确定"智慧基因"或潜能的其他因素。

国际性的大规模基因序列专家及心理学家联盟挂牌成立，并得到了传统资助团体如美国国家健康协会（National Institutes of

Health) 及英国医学研究理事会 (Medical Research Council) 的巨额资金支持。该研究的基础原理在于，认定问题的真正本源能策划出比以往更具有针对性的干预措施。

全基因组关联研究 (Genome-Wide Association Studies，GWAS) 首先将目标定位于多种疾病及机能紊乱的遗传定律。然而其中的研究魅力及简单逻辑吸引了诸多专研人类智商的心理学家，学界则做出种种承诺，要指引人类进入解读人类潜质差异的新时代。早在2000 年，罗伯特·普罗明就已声称婴儿期的基因特性既能预测成年期的认知能力，也能使父母得知孩子能力的基因上限。BBC 将其视为重要发现，在 2000 年 8 月 8 日的广播中报道至少有一个研究小组即将确定"智慧基因"，"科学家很快就能为新生儿测试智慧潜能"。该报道受到其他媒体的热烈响应，《泰晤士报》(*The Times*) 等大西洋两岸的诸多媒体纷纷转载——然而不管是当时还是今日都没有类似的研究成果问世！

15 年后，几个巨额的电脑屏幕继续探索人类潜能基因，搜寻单核苷酸多态性变体与智商或学习成绩之间的联系。该逻辑的典型案例可在史蒂夫·许 (Steve Hsu) 及其他中国科学家领衔的研究中一探究竟，普罗明在英国的研究团队也曾参与其中。研究者从数千名高智商实验对象中锁定一位被试者并从其血样中提取DNA。通过扫描被试者的 DNA，研究者希望发现此类群体身上引人注目的"特别"基因。许曾暗示，其他群体的基因或许因此能改变基因结构，从而培育出更多智慧超群的个体（详见本书第十章）。也有学者表明，此种研究将来能帮助父母选择具有高智商基因特质的胚胎。[16]

另外一个案例则是伦敦帝国理工学院的人脑基因项目。该项目网站声称："人脑基因项目旨在借助下一代群体的基因组序列技术确定与认知能力相关的基因变体。"该网站虽指出"解释人们认知能力的差异非三言两语之所能",但又表明"认知之差异七成与基因因素有关"。然而该项目也承认:"迄今为止,仍然很难确定这些基因的真相。"

2015年圣诞前夕一则消息席卷了世界各地的媒体,帝国理工学院的研究人员宣称已经确定了两组智慧基因网格。该研究论文[于2015年12月21日发表于《自然神经科学》(*Nature Neuroscience*)杂志网站]的第一作者迈克尔·约翰逊(Michael Johnson)在文中指出:"本研究着重强调关乎人类智商的基因,并试图解释基因之间如何互动。""令人兴奋的是,我们即将能控制整个与人类智商相关联的基因组。本研究表明科学家将能够利用基因组改写人类智商,但眼下这还停留在理论假设阶段。"[17]

无数的基因猎获工程在世界各地层出不穷,一些项目甚至还将这其中的逻辑延伸至教育领域。在本书第十一章,我们将就教育界以传统思维作为潜质测试的手段展开讨论。然而一个不可规避的案例是大量学者及研究人员组建社会科学遗传学协会联盟。该协会一直致力于寻找遗传学的单核苷酸多态性与学业成就之间的关联,并受到诸多权威机构的资助。自2013年来该协会的研究成果一直发表于国际权威期刊《科学》杂志。在扫描并研究了数以百亿计的单核苷酸多态性后,研究人员声称已经发现了少量与学习成绩呈数据相关的基因组[18]。

然而媒体报道与媒体发布会中并没有指出的是只有2%的基因差异与学习成绩有关。换言之,即便两者之间的确存在相关性(目前学界对此仍有疑义),也有98%的个体学业差异与基因差异毫无关联。然而具有讽刺意味的是,该协会在媒体发布会上宣称该项研究成果是一项"巨大的进步","研究发现最终将推动对隐藏在学习、记忆、阅读障碍及老年人认知下降等现象背后的生物过程的解读"。

在严谨的科学环境下，如此微小的关联度（请谨记关联性并非因果关系）很大程度上会直接弱化成小概率，乃至在最乐观的情况下至多会处理成间接关系。乔纳森·兰塞姆（Jonathan Latham）于 2013 年 8 月 3 日在《独立科学新闻》（*Independent Science News*）发文，将此种宣传称为"各地发表的科学文献中极其常见的、针对科学发现的惊人的错误描述"。他指出所有声称计划发现相应基因（甚至还未有所突破就已大放厥词）的研究都与生物宿命论中的意识形态及政治目的有关。然而，打着"学业领域分子遗传结构"之类名号的科学研讨会近年来层出不穷。

就在本书创作期间，另有一项研究"问鼎"《自然》杂志。鉴于眼下的研究方法简单且易于上手，毫无疑问将会有更多的类似研究问世，而诸多关联性也无疑将充当"学习性基因"研究的新发现，并能得出诸多影响深远的结论。其中最主要的结论莫过于我们即将能够选定不同的孩童群体为其在学校提供特殊的基因疗法。

这也正是凯瑟琳·阿斯伯里（Kathryn Asbury）及罗伯特·普罗明在《G 乃基因》（*G Is for Genes*）一书中秉持的立场。他们的研究描述了一幅令人诧异的远景，即所有孩童的 DNA 日后都将能在生物数据银行获得，研究者在儿童幼年期便可一窥其未来的命运。在学校中，研究人员告诉我们："该技术即将成熟并投入使用，通过 DNA 芯片便可以预测每个小学生的强项和弱点，并能借助这些信息为学生提供私人定制式发展策略。"似乎每位儿童在进校时都贴有基因条形码，教师针对学生特点提供专项定制的教学策略，正如验光师根据视力测试结果开处方一样。[19]

早在两千年前，柏拉图便在《理想国》中督促人们"精准地发现每个个体天才的特殊癖好"。今天，阿斯伯里与普罗明声称通过确定孩童的基因，柏拉图的理想即将实现。尽管存在根源性缺陷，这一理念仍然让无数政客雀跃不已。普罗明2013年被招至英国下议院教育特别委员会做证，随后又被BBC邀请录制多个专访节目讨论基于基因遗传学的教育前景。

同样引人注目的还有基因决定论者的自信。伊安·迪尔瑞与同事在一篇论文中称，研究结果"毫不含糊"地证实了人类智商表现出的个体差异极大程度上要归因于个体间的基因差异。[20]事实上，"毫不含糊"一词几乎从不用于研究报告中，即便是在高深的科学发表中也极少出现。鉴于迪尔瑞已经告知大家目前尚未有"成熟的智商差异理论"，我们因此有权利抛出我们的疑问："证实"一词究竟做何解呢？

这种夸张表达洗脑大众的方式令人颇为不安，但在《海斯汀中心报告》(*Hastings Center Report*)（2015年9～10月刊）中有相关的详细阐释。这是一个初衷良好的探讨科学领域伦理问题的出版物，其中有一期深刻讨论了基因遗传学与智商领域的道德困境，该讨论基于以下假设：①智力商数是个体智慧的衡量手段；②我们对个体智慧有清晰的了解；③智慧基因现已被研究发现（尽管效果颇微）；④我们可以将该知识用于治疗。

然而，上述假设均不成立。目前研究中并不存在进退两难的窘境，然而研究者在某种程度上倾向于相信这种困境的真实性。

不幸的是，基因狩猎同样也创造了一种"真实科学"的氛围，只不过这一学科明显不具备这一品质，然而众多心理学家却奔走相告且迫不及待地加入了这场狂欢。那些呼吁学界谨慎的研究者被蔑称为"科学否定者"[21]，其他尚未提出批评意见的人多是出于对失去经费和工作的畏惧。而这也表明，这仅是计划性科学，并非纯科学。

基因泡沫的幻灭

事实上，基因研究道路上布满了失败的尝试。数量纷杂的实验项目并没有揭示任何实质性的关联度，一些边际发现亦不能在重复实验中成功复制。到目前为止，尚没有任何基因或单核苷酸被证明与人类的认知能力有联系（更没有任何现象或数据证明基因或单核苷酸是导致认知差异的原因）。

如今，基因研究越做越大，一些研究相互合并变成了斥资无数的联合项目，研究论文也正以不合时宜的速度飞快地出现在各种学术期刊中。然而，这些研究的产出无一不是无效结果或极其微小的发现，将研究对象的关联性解释成因果关系，几乎所有的后续研究均无法复制现有结果以验证其可靠性。

而基因论先前虔诚的信徒如今也陆续开始表现出失望感。在无数大力鼓吹智慧基因的发现预示着未来革命的人中，埃里克·特科海默（Eric Turkheimer）一直都扮演着先锋角色。然而近来他开始意识到："让所有人都诧异的是，基因遗传工程搁浅在进化的复杂性这个浅滩上。"2015 年，他公开承认："科学家目前还没有发现任何基因能够满足相应的标准进而被称为精神分裂症基因、智慧基因、抑郁基因或外向性格基因。"[22]

如今这一困境被广泛描述成"缺失的遗传力"。孪生研究估测，智商及潜能的其他因素存在 50% 的可遗传性。而在行为基因研究人员眼中，这昭示着在每个个体差异下还潜藏着无数的可变基因。那么，这些基因到底身处何地呢？在本书第二章读者能发现，鉴于孪生研究的缺陷以及智商的真正本质，遗传力估测或许本质上就缺乏精准度。

虽然有诸多失望因子，基因狩猎者仍然继续用"令人兴奋的""激动人心的""关键转变"等字眼来修饰其研究报告，并不断地告诉公众研究成果即将问世。通常情况下科学文献中不使用上述修饰字眼，而如今事实与真相更多地表现为一厢情愿的设想而非实证型数据。"我们如今知道了许多能量微小的基因负责智商的遗传力。"尼古拉斯·谢克沙夫特（Nicholas Shakeshaft）及其同事在《智力》（*Intelligence*）杂志（2015 年 2 月）上如是说，虽然时至今日没有证据表明此种"负责"性关系。事实上，许多生物原因恰能证明此种关系为何迟迟尚未被发现。

以人类基因的规模为例。人类的受精卵以及几乎一半的机体细胞中拥有大约两万个基因"单字"。每个基因"单字"又由不同序列的核苷酸双螺旋"字母"组成，即腺嘌呤（Adenine，A）、胸腺嘧啶（Thymine，T）、鸟嘌呤（Guanine，G）和胞嘧啶（Cytosine，C）。每种亚基在一组 DNA 链条的序列中占据一个基因位点，每个位点在不同的族群中又能产生不同的核苷酸（因此便又有了单核苷酸多态性）。

例如，某人所携带的 DNA 序列组或许为 AAGGCTAA 排列，而另一人则是 ATGGCTAA 式排列，即基因替换的结果。其中的问题则是在人体细胞的 23 对染色体中存在超过 60 亿个核苷酸。平均而言，每 300 个核苷酸中才存在 1 个单核苷酸多态性，这意味着在人类基因组中存在至少 1000 万个单核苷酸多态性。

换言之，人类大多数的基因和核苷酸序列相似。在世界各地任意挑选两人，其基因相似性超过 99%。一方面，1000 万个单核苷酸多态仍然意味着无数的差异性；另一方面，我们同样得知，几乎所有的变异对人体机能的影响均为中性，即无论拥有何种版本的基因，它们的工作表现都同样优秀（本书第四章将重点论述）。将带来差异但数量相对较少的单核苷酸多态性与普通多数核苷酸相隔离，在严谨的医学条件下绝非易事。然而，考虑到学界将个体的某一特质随意定义为智商，或将数据关联性简单定性为证据而得出确切结论本身已是幼稚至极。

事实上，将这些不显眼的 DNA 与头脑测试分数相联系的方法本身即是创造大量虚假关联的手段，毕竟这些分数多是来自被精简的测试，通常是孩童在父母的监督下通过电话或网络完成的，并且大多数据被压缩省略因而测试结果多粗糙而失准。但这的确是眼下学界的现状，诸多的数据关联犹如一片困惑之中闪烁的星光。

就学界的困惑而言，一个不可忽视的因素则是其中复杂的生理及心理功能虽互不相同，但是又异于眼睛或头发颜色的差异方式，不是单个基因或少数基因能决定的。教育或认知表型不仅仅是生理特征，与身高体重、奶牛产奶量、母鸡产蛋率等也有本质不同。该表型设计成千上万乃至数十万的基因，后者并不能像电荷一样累计相加。相反，单个基因通常作为组成因子被吸纳进生化网络，在密切的互动中创造不同的变体。

然而多数困惑都萦绕在被测基因周围。研究报告中出现的大部分关联性与智商测试分数相联系，但学界少有共识能清晰地解释智商测试究竟测量何物，现已知的解释亦是同样语焉不详。帝国理工大学的研究小组发布声明表示他们已经将前沿的基因鉴定技术用于找寻与记忆、专注力、处理速率、思辨能力以及执行能力等相关的基因。该声明不乏雄心壮志，似乎上述能力是已被清

晰界定与分类的人类功能。本书将在第三章与第七章力证真相绝
非如此。我能想到的最好的比喻则是：用最为先进的监控设备在
灰暗的树林里猎捕某种我们尚不了解其外表特征的生物，然而待
我们真正有所捕获时却又不清楚手上的猎物究竟为何物。

更为关键的问题是证明此类数据关联实乃偶然，而这要求满
足极其复杂的一系列具体条件。然而，在寻找相关基因的迫切需
求下，这一问题被学界所忽视。因此诸多的科研报告中充斥着
"××基因""基因影响""原因""导致""解释""影响""强
调"等字眼。我不禁要质疑杂志的评审与编辑为何允许作者安全
脱身且未追究其学术责任。"普通基因变体对人类皮层下中枢的
影响"（Common Genetic Variants Influence Human Subcortical Brain
Structures）是 2015 年发表在《自然》杂志上一篇文章的题目，
而该文仅展示了所涵盖的基因变异不足 1% 的数据关联。

老师与教授一直对单纯的学生谆谆教导，提醒其不忘错将相
关性解释为因果性的危险。相关性——或相关的关联措施——实
乃研究人员的陷阱，同时也是意识形态最廉价的武器。相关性仅
是测量两个实体的共变程度，而非 A 实体如何产生 B 实体。冰激
凌销售额或许与白人夏日里暴晒程度相关，但这并不意味着冰激
凌把人们晒成了棕黄色。史蒂芬·杰·古尔德（Stephen Jay
Gould）在 1981 年发表的作品《人类的不当测量》（*The Mismea-
sure of Man*）中将此种对关联性的误解描述为"人类思辨史上最
严重，且最普遍的两个或三个错误之一"。[23] 然而在人类潜能和
智慧领域的探索与解读却倚仗该逻辑并一路高奏凯歌。

鉴于此，科学家如今普遍担忧此类科学与公众之间的关系便
不足为奇。现实与炒作之间的鸿沟越加难以弥合，而研究结果登
上权威期刊或见诸媒体的速度更是有将科学转化成娱乐业的

态势。

因此，迈克尔·希尔齐克（Michael Hiltzik）在《洛杉矶时报》（*Los Angeles Times*）（2013 年 10 月 27 日刊）发文称，"如今学界普遍追逐炫目的研究成果，加之诸多不负责任的后续研究，这都意味着全球各地数以十亿计的资源被投入到一个无尽的'老鼠仓'之中"。《独立科学新闻》在 2013 年 8 月 8 日发表的一项调查报告显示："人类基因组研究如今已临近一个关键节点。遗传倾向领域的研究尚无丰硕成果，然而公众早已坚信遗传恰是影响人类疾病、精神健康和社会不公的关键因素。"

如今的现状实乃一波未平，一波又起。幸运的是，人们开始意识到基因组或许并不承载人们梦寐以求的信息。2009 年《自然》杂志的一篇主题论文指责道："尽管基因组研究取得重要进展，遗传基因如何繁育复杂的人类有机体现在仍是未知数。"分子生物学的研究结果更是惊人地显示，人类基因中根本不含有类似信息！

这恰是如今人们需要努力跨越的认知障碍。帝国理工学院的研究者或许会侃侃而谈：标准模型显示基因产物构成基因调控网络（Gene Regulatory Networks，GRN），后者自上而下地管控人体发育。但如今分子遗传学实验室里不断流出的数据则表明基因调控网络本身要受控于细胞内外其他多种层面的网格。本书第四章与第五章将描述有机体及其变异在人体发育期如何借助基因自我构建，而非受控于基因建构。

现代分子生物学同样显示，参照正常范围的复合函数，内在基因与外在变异之间几乎毫无关联。几乎人人都想了解发育路径的细节，但要求对发育中所涉及的动态多层系统保持高度敏感，该系统的调控路径更多是通过自上而下，而非自下而上的方式实现。现已有研究能证明幽灵式遗传力（"Phantom" heritability）何以从此类互动中衍生——借由数据的人为产物，而非事实的客观所在。[24]

当然，所有的合理化与混淆如今都被用来解释那些隐身不见的基因，尤其是在候选基因数量过于庞大，而对变异产生的个体影响过于渺小时，诸多此类路径则用来查询基因的"下落"。因此似乎又有一种幽灵浮现在我们面前——一种虚构的微小影响基因群，目前并没有科学证据证明该基因群的存在。然而此种观点却又与其他"幽灵"，即潜能、智慧、基因、独立基因、遗传力以及任意关联系数等相关的诸多理念不谋而合。此外，呈现在我们面前的还有另一种模糊的意识形态工具，科学家在毫无科学依据的前提下凭此印证了社会对忠实之人普遍存在的偏见。

当然这并不会阻止基因猎手前进的步伐。如今吸引他们的已不再是某单个基因，具有一定规模的基因群才是其心头所好。[25]我真正担心的是这种要在21世纪将人类潜能"化学化"的研究意图或许会带来灾难性的后果，其危险程度甚至要远超20世纪以医学手段治疗精神错乱的尝试。

后天环境与"先天–后天"情结

无人可以否认环境在带来个体差异和实现个人潜能领域所发挥的巨大作用。人人皆知营养有助于发育，体育锻炼能增强肌肉技能，适当饮食能降低脂肪含量。但是，就智商的个体差异而言，是否存在类似的因果关系呢？

事实上，这一领域的环境模型与前文提到的基因模型几乎同样粗制滥造。后天环境通常被看作影响基因的对应因素。除提供补给资源（营养）外，环境还培育、支持、限制并减弱基因自带的影响因子。许多作者强调环境经历能影响基因性能并能调整基因的运行方式，更有作者大谈基因与环境的互动关系。但基因如暴君一般，一直处于支配地位。

例如，环境对人类智商究竟产生何种影响？研究者对此的解读犹如对基因的解读一般，滞后且零散。现已有探索性研究试图发现家庭、父母、社会阶层以及其他因素与智商或测试成绩之间的数据关联。研究方法则是向父母派发调查问卷，或研究人员实地探访学校和住家观察并访问研究对象。而研究所得的关联性涵盖一些宏观因素，如父母的教育方式、管教风格、家中玩具与书籍数量、家庭收入、居住社区以及房屋特点等。

从此关联性中可推断出真正能影响个体智商的恰恰是其他因素。当这些关联性被用来指导针对孩童的干预项目时，其效果通常微小且不稳定，甚至根本不会产生任何影响（参照本书第十章）。导致同一家庭中不同孩童表现出巨大差异的个体经验差异实则难以确定。在上文提及的评论中，埃里克·特科海默指出："（人们认为）系统性环境因素导致系统性差异，而所有旨在确定此类环境因素的努力均以失望告终。"[26]

换言之，研究人员似乎并没有把握住人类潜能赖以发展的环境究竟是什么。该项研究里充斥着有名无实、未经分析，甚至印象式的描述方式，并不能明确规定对个体差异有重要影响作用的后天环境到底由何具体因素构成。事实上，该论点反复见诸报端。艾伦·乐福（Alan Love）曾指出，我们鼓励"弱化环境的因果因素，以孤立机体内部构成因素对因果关系的意义"。[27]

也就是说，相比此前斥数十亿美元巨资探索不确切的基因要素，人们对该问题的关注相对黯淡。在《剑桥人类发展环境手册》（*Cambridge Handbook of Environment in Human Development*）中，琳达·C. 梅斯（Linda C. Mayes）与迈克尔·刘易斯（Michael Lewis）指出，"人们尚未充分认识环境特征与其多样的产出结果。……我们不禁诧异研究人员为什么没有采取系统性手段一探究竟"。黛尔·戈德哈贝尔（Dale Goldhaber）争辩道："事实上，正是因为缺乏此种确切的环境观，所以人们的先天因素愈加显眼并更具影响力，无论是对个人发展抑或是宏观角度的文明演进而言均是如此。本土主义者一直在挑战经验主义者，后者却鲜有反击。"[28]

无独有偶，研究者在环境问题的喻指上也陷入了过度简单化的僵局。其中最常见的比喻之一则指这反映了农民以何种方式评测土壤质量、喂养或施肥以提高粮食及家畜产量。20 世纪 60 年代，伦敦社会学家巴塞尔·伯恩斯坦（Basil Bernstein）将此种比喻称为园艺的孩童观。而此种比喻构成了许多育婴书籍中关于后天环境的基本理念。在《G 乃基因》一书中，凯瑟琳·阿斯伯里与罗伯特·普罗明向公众宣称，儿童基因的基本知识揭示了"在现实上壤中培育儿童的方式，此种方式将帮助他们在天性允许的前提下获得尽可能全面的发展"。同时还揭示了"以何种方式借助（学校）环境发挥儿童遗传基因的最大潜能"。[29]

环境的另一个喻指与体育锻炼有关，鉴于体育锻炼有助于强身健体，在一篇名为"明亮"（Brightening Up）的文章中，盖伊·克拉克斯顿（Guy Claxton）弱化了内在潜质的概念，然而科学家依旧宣称："大部分研究者如今都相信年轻人的头脑最宜当作正在发育中的肌肉，由无数相互交织的肌带组成，并随着体育锻炼而不断增强。同肌肉组织一样，人类思维也具备遗传因素。不同的人生来带有不同的机体潜能，涉及不同的范畴和秉性。"[30]

在本书第四章及其他章节，我就后天环境提出了截然相反的观点。我意在展示，与基因所获得的关注度相比，后天环境的本质以何种方式被学界漠然忽视（以及此种忽视如何带来诸多对基因本质的误解）。对比过去的十年间基因组学在公众面前的高曝光度，学界迫切需要同样具体且同样经过深思熟虑的"环境组学"。

这同样也意味着从不同的层面解读后天环境，其中包括人类认知能力发展和运行所必须浸染的社会语境。例如，这意味着学界意识到人们要想开发并审视自身潜能必离不开后天环境，而基因宿命理论本身恰是后天环境中的有害因素。基因或大脑中的不足的确会影响儿童认知的发展，并会对其成年后的表现带来不利影响。

大脑与潜能

学界认为，印入基因不同层级中的潜能可在不同程度的人脑神经网络中得以映射。正如上文中提到的，詹姆斯·弗林称智商始于遗传潜能，旨在打造一个功能更为强大的大脑。正如心理学家及教育者最近几年将自己成功变身为半遗传学专家一样，其他相关人士也试图将自己打造成人脑科学家。综合看来，这些潮流趋势带来了一个人们普遍确信不疑的观点，即这是在潜能及行为领域解读个人差异的基本方法。

原则上，认为人脑支撑心理功能的观点并无不妥。但是人脑的实用性取决于自身的形态以及与相应的心理功能之间的关系。

现在一些天花乱坠的报道与不恰当的人脑实验模型不断出现，我想要挑战这些错误的认知基础。正如遗传学一样，学者和从业者，乃至媒体和普通大众一直受制于诸多镶嵌着夸张言辞的"本票"。因此隶属于英国心理学会的《心理学家》（*The Psychologist*）期刊于2013年3月发文指出："强有力的方法论借由崭新的路径产出深邃见解，而新的研究路径势必会带来众多解读。"

同智商遗传基因的经历一样，不断有信誓旦旦的雄心壮志之士号称要破解人脑的奥秘，意欲干预其发展历程，因而吸引了巨额投资源源不断地流向野心勃勃的项目。欧盟的人类大脑工程预算高达12亿欧元。该项目计划开发一个超级计算机，通过模拟人类大脑的工作模式揭示智商的秘密。该项目的负责人称此项研究将为揭开人类的奥秘提供根本性的解读。

过去的20年间，技术进步不断将该研究领域推向新的高度，而其中最受欢迎的工具莫过于人脑扫描技术，更确切地说，即功能性核磁共振成像技术（fMRI）。该技术允许实验者进入一个硕大且布满磁场的圆柱形舱体内，被试者可在舱体内保持放松状态，或被要求完成某些任务。在此过程中，流向大脑不同部位的氧合血的数量则通过X射线图片显示出来，并作为参考数据反映神经系统活动中大脑的区域差异。

不可否认，该项技术将人脑研究引向新的维度，尤其是在医学领域。此外该技术还为人脑活动及连通性提供了直白生动的形象画面。但若将该技术用于研究人类潜能等问题，则不可避免地会引发疑虑。通常而言，人脑研究的目的在于不同个体的多种活动层级或解剖容量与不同的智商水平之间建立某种关联。此种关联用于揭示基因质量差异如何引起脑组织质量不同，而后者又如何导致智商差异。研究的下一步论述则是指导教师认识学龄儿童的何种大脑有助于帮助他们改善针对儿童的教育方式，该逻辑可谓与上文提到的智商研究如出一辙。

理查德·J. 海尔（Richard J. Haier）的研究方法可谓此类研究路径的典型案例。国家早期教育研究所（National Institute for Early Education Research）在对他的一次访谈中称其为"人类智商研究的顶尖专家，他的工作结合了神经影像学，将指引我们步入一个崭新的未来。届时，每个儿童的大脑运行方式将不再是秘密，教师将据此因材施教，为每个儿童定制独特的教育策略"。[31]海尔的研究网站则称："理查德现已发现在大脑不同区域中脑灰质与脑白质的密度与智商测试或其他认知测试成绩相关联。"该网站另有一个耐人寻味的讨论区，里面不乏"脑扫描或能改善职业建议""女性为何难登科学金字塔尖"之类的讨论。

另一个案例则是杨金菊（Jin-Ju Yang）与其同事的研究。杨的团队计划将大脑网格的多种测量维度（包括厚度、褶皱度等其他层面）与智商相关联。[32]而此后，世界各地媒体大肆宣扬对男女大脑的扫描报告显示了"旧时的老生常谈自有一番道理。男性大脑显然更适于感知与协调性行动，而女性大脑则更擅长社交和记忆"［英国《卫报》（The Guardian）2013 年 12 月 3 日报道］。

此后试图发现此种关联的类似研究如雨后春笋般涌现出来，更有诸多与政策制定相关的团体蠢蠢欲动，寻觅人脑构造的其他深奥之道，试图以此解决社会结构中更深层次的问题。

教育基金会（Education Endowment Foundation）便是上述团体中的一员，该基金会致力于"打破家庭收入与教育成就之间的关联，确保来自不同背景的儿童能够实现自身潜能，全面施展自身才华"。2014 年 1 月，该基金会宣布与惠康基金会（Wellcome Trust）合作"发起基金项目，支持在教室中使用神经科学以发展和评估基于神经科学的教育干预措施及其有效性"。

如《心、脑与教育》（*Mind, Brain and Education*）之类的一些专业性期刊数量也开始暴增，并试图"通过神经科学实现自身转型"。早在2003年，《自然》杂志上一篇社论便曾意图"将神经科学带入教室"。《心、脑与教育》发表了一篇名为"小脑袋，大计划"的特写文章，论述教育与认知神经学之间的关系。玛丽安·西格曼（Marian Sigman）与同事合作在《自然神经科学》（2014）发文称"如今是搭建桥梁的黄金时机"。保罗·霍华德-琼斯（Paul Howard-Jones）公开反对"脑扫描教学计划"方案，但又支持开发基于神经科学的学习技术。他曾公开支持研发一款名为Zondle Team Play的网络应用软件，称其"使教师以游戏的方式组织课堂学习，这是神经科学推崇的理念"。[33]

伦敦皇家学会（London Royal Society）也不甘落后，自2011年起该协会便连续发布一系列的脑电波模块，此类模块被用来呈现"神经科学领域取得的重要进展，有望对教育事业做出贡献"。该协会对人脑与基因之间的关联及其对教育和政策的潜在影响寄予厚望："神经科学阐释了除环境因素外，基因组成对个体一生中的学习能力的影响。这使我们能够确定描述教育产出的关键指标，并能为评估不同的教学方法提供科学依据。"[34]此外，该协会还坚信，一个世纪前科学改变了医学的面貌，如今神经科学也可以给教育事业带来翻天覆地的变化。

科学家普罗明及其同事督促教师变身为遗传学家，比如像已逝去的约翰·吉克（John Geake）[《学校的大脑》（*The Brain at School*）一书的作者]这样的善意的教育心理学家早已将教师称为"大脑科学家"。我们还被告知，人脑基因组成的差异要求不同的班级组合，这不免带有一丝柏拉图般的理想主义情怀。家长也受到一股科学乐观主义浪潮的影响，而后者通常在尚未得到正常科学程序验证的前提下，便已被大众媒体广而告之。教师如今每年都会在收件箱里发现几十封不请自来的广告，无一不是宣传"基于大脑科学"的教学体系。

我无意质疑其中动机，但不得不质问此类研究目标与声明所赖以成立的概念架构。虽急于加入这场狂欢，但是此类概念架构显然不具备说服力。以英国心理学学会 2013 年举办的"教育中的神经科学"工作坊为例，其研修目的在于开发一种"基于大脑的"关乎教与学的全新路径。其网站宣称该路径很大程度上取决于"同样的脑功能网格，以尽可能实现最大化奖励并将威胁降到最低，这与人脑网格在满足基本的生存需求时的功能模式几乎一致……换言之，无论是处理社交需求，抑或是满足对水或食物等基本生存所需，人脑的工作模式并无差异"。[35] 而这又抛出另一个问题：为什么人类需要如此硕大的大脑？

政府显然对基因、大脑及潜能等领域表现出浓厚兴趣，这是出于一些更为实用性的原因：满足我们的经济机器对劳动力的需求，维持本地企业在国际市场上的竞争力，以及打造一种"机会均等"的意识形态。在这一社会背景下，以及在人力资源总监的字典里，潜能被模糊但又理想化地定义为"智慧资本"。"神经经济学"自身则变成了一个增长点，甚至还有一本同名期刊出版发行。

然而，大公司同时还关注操控基因与人脑的可能性，其目的则是将我们打造成优秀的消费者。例如，我曾收到一封邮件，发件人是一个名为"神经营销学"（Neuromarketing）的跨国公司。该公司的这封邮件用略显拙劣的文笔邀请我去它们的网站上了解"人脑如何处理信息"，以及"人们如何决定自己的购物车"。网站页面上布满了花花绿绿的人脑、神经系统以及大脑皮层网格图片，此外还有些"研究者在研究人脑的反应以审视大脑对广告的反应"及其他相关话题的宣传。

我想再次强调，我担心的不是此类研究领域取得了真实的发现和进展，而是强加在研究关键词上的仓促且简化的解读（例如，大脑或基因是人类潜能和行为的基础，而非潜能和行为的资源）。向教育领域渗透神经科学被普遍视为功在千秋，但是在其后的章节里我将揭示被许多研究计划视为研究基础的人脑运行模型实则被严重误解了。

大脑泡沫怀疑论

不管会对教师及公众产生何种影响，众多遗传学神经科学家如今已经开始回应那些看起来夸张或不够成熟的声明与研究报告。学术界做了大量杰出的工作，这值得肯定。但是另一个常态则是，技术与方法论通常在发展速度上快于研究视角、理论和解读的发展。我们对大脑功能的理解尚不充分，并且在许多情况下，真实的解读需要基于多种层面（本书后半部分将重点论述该观点）。

一个简单的例证则是对男女脑容量差异的解读，及男女数学成绩差异的原因解释。基于生物学（荷尔蒙）及人脑研究成果，科学家告诫教育者要更多地关注男孩与女孩之间的生理差异。然而在过去的30年间，学龄男女的数学成绩差异几乎已不复存在。在美国大约有30%的博士学位授予女性，个中原因或许涉及多个方面，但是神经网络差异显然不在其中。

　　大多数问题可追溯到学界的普遍倾向，即上文中提到的诉诸大脑的简单喻指或机械模型。这也是萨利·萨特尔（Sally Satel）与斯科特·利林费尔德（Scott Lilienfeld）在《洗脑：无意识神经科学的致命诱惑》（*Brainwashed：The Seductive Appeal of Mindless Neuroscience*）一书中提出的严厉警告。在该书中，两位作者告诫读者要警惕对研究结果做过度的决定论式解读，尤其是当研究结果粉饰研究缺陷或复杂性时，更应加倍谨慎。我本人对保罗·霍华德－琼斯研发的小程序持怀疑态度，但保罗亦不赞成"关于大脑的诸多以讹传讹，即神经谬传，这在中小学与大学里一直经久不衰，甚至被用来验证教育方式的有效性"。[36]

　　其中的主要问题在于，无论人脑扫描的彩色照片何等绚烂，人脑始终都是难以破解的。在本书第六章，我将集中探讨一些问题，其中包括该体系中一些异样的声音、在圆柱形密封空间里接受扫描的体验、展示真实性认知任务并唤起积极反应的难度等。

　　人脑成像更像是当原材料运入工厂或运出成品时，通过观察不同车间的灯光明亮度来判断工厂园区里到底发生了什么。此外，对于磁共振成像（MRI）而言，尽管有几千个不同的窗口（脑组织的微模块），灯光亮度却是彼此均等，而这不能解释在这些不同的窗口背后到底发生了什么，亦不能证明其工作基础或工作结果是什么。马泰奥·卡兰迪尼（Matteo Carandini）在《大脑的未来》（*The Future of the Brain*）一书中提醒读者，认知并不在于多个孤立的循环，而是取决于不同循环之间的互动与运算。[37]

　　克雷格·班尼特（Craig Bennett）与同事在对一条已经死亡的三文鱼做脑部磁共振成像扫描时发现了明显的动态痕迹！有了上文的背景知识，读者便也不觉得奇怪了。克雷格的团队被授予2012年神经科学搞笑诺贝尔奖（IgNobel Prize），获奖原因是其

"证明了大脑研究者借助复杂的工具和简单的数据便可在任意地方发现影响深远的大脑活动——甚至在一条死亡的三文鱼身上也能有所发现"。[38]

这个故事当然很好笑，甚至对科技带给我们的诸多福祉，尤其是医学领域的福利略显不公。出于这种担忧，《认知与情感行为研究》（Cognitive and Affective Behavioral Research）期刊出版了一刊特集，专研认知神经科学研究的可依赖度与可复制性。在出版前言中，迪安娜·巴克（Deanna Barch）与塔尔·雅尔可尼（Tal Yarkoni）强调："我们需要后退一步审视并开发新的策略和方法，以解决复制实验中遇到的一些问题，不管这些问题是现实存在还是推演得来的。"[39]他们还专门提到了对功能性磁共振成像解读的多种分析选择，而后者可以人为地得出研究人员"心仪的"结果。《心理科学视角》（Perspectives on Psychological Science）杂志在一期特刊中也发表了同样的观点，而这一问题尤其能影响将智商与大脑功能及大脑结构的不同面向相联系的诸多努力。

事实上，美国心理学协会下属机构发布的一份报告早已向我们提出警告。该机构于 2012 年召开了特别会议，评估了在智商解读领域取得的进展："人脑领域兼顾理性与持续性的研究极其有限。""针对不同的流体推理任务所需的激活模式各不相同，因表面上相似的推理类别而被激活的大脑区域似乎与任务的内容和语境密切相关。"该组织还指出："两组不同的智商测试显示仅是有限的大脑相交区域可被确定。"不断有研究尝试证明具备较强能力的个体通常是神经层面更为高效的问题解决者，研究人员对此提出质疑，其中原因是"这些研究结果为智商提供了某种不甚连贯的图片，而图片的主角则是神经基础"。[40]迈克尔·鲁特（Michael Rutter）与安德鲁·皮克尔斯（Andrew Pickles）同样也提出警告："尽管人脑成像技术是一项重要工具……目前为止该技术的成就并没有兑现曾做出的诸多许诺。"[41]

神经科学与教育领域的相关承诺也都难逃类似命运。一项重要的评审报告指出，"目前尚没有案例能带来新型且高效的教学方式"，"未来，神经科学不具备提升教学效果的可能性"。该报告更是指出，"认为理论性动机构成教育型神经科学的基础是受到了误导"，而事实上"神经科学家并不能帮助教育者，教育者却能为神经科学家提供有利的信息"。[42]

如此言论表明在宏观概念之外的其他领域，人们对潜能何以与人脑相联系尚未达成共识。这或许是因为尽管现已有充足的具体发现，这些成果却尚未融入解释人脑功能的整体理念之中，亦没有解释人脑在进化过程中何以变得如此复杂。史蒂文·罗斯在《柳叶刀》（*The Lancet*）期刊发文"神经科学的五十年"（50 Years of Neuroscience）称："早期困扰学界的许多问题如今依然没有得到解决。神经科学虽然已发展成一个庞大的产业，并不断有数据从中流出，但是将不同理论系于一体的壮志雄心如今依旧供不应求。"[43]

乔纳森·罗塞尔（Jonathon Roiser）在《心理学家》（2015 年 4 月刊）中同样抱怨："目前，就大脑如何产生意识而言，我们尚缺乏一个可接受的神经科学解释。"盖里·马克斯（Gary Marcus）在《纽约时报》（*New York Times*）（2015 年 6 月 27 日刊）发表文章"直面事实：人脑实乃计算机"（Face It, Your Brain Is a Computer），但此后又转而指出神经科学家仅是专注于"解读狭隘有限、可测量的现象，却又未能解决更为宏大的认知问题，即人脑的功能是什么"。[44]

同基因遗传学的经历一样，我们如今已掌握了人脑中的一些具体结构与运行过程，但在真实的后天环境与社会语境下，这些

结构与功能如何在人脑与智慧的高级功能领域运转又是一个让人
头疼不已的问题。因此，心理学领域上空如今被巨大的谜团所笼
罩——如何将神经科学与心理学相联系，甚至还有观点认为神经
层面的分析最终将使心理学成为一种冗余的存在。[45]

　　在本书第六章，我将阐述眼下一种正在逐步发展壮大的视角。
该视角向人们解释了大脑是如何成为一种动态且相互交织的互动与
联系网络。人脑的运转包含多重层面和程度，这其中有亚细胞分子
集合、突触连接、区域脑回路，甚至连接不同脑区域的大规模神经
网络。同时，人体之中这些高度活跃的网络还被镶嵌在社会关系网
之中，而后者则牵涉不同大脑的多重关系。由此，我们可以得出结
论，潜能在大脑本身的动态运转中得以创造，而非被研究发现。

更为乐观的未来

　　本书的创作意图不仅是敦促学界警惕华而不实的数据与研究
声明，而且意在：①警告学界在人类潜能领域或许存在诸多意识
形态根源；②提供一个完全不同的观察视角。其中，将"先天﹣
后天"之争融入社会与意识形态语境中是至关重要的一步。

　　正如上文《自然》杂志提到的一样，科学家在处理科学证据
时需要更加仔细谨慎，这也意味着他们须确定诸多隐藏在科学概
念下的先入之见，并检验科学数据的可信度与客观性。例如，在
智商基因领域，须证实智商测试的可信度并揭示所谓的关联性即
为因果性。在学界消除眼下的诸多疑问之前，研究者秉持的最安
全的立场应该是承认诸多假说的无效性（这在民主社会当然是适
宜且恰当的）。换言之，眼下所默认的关联度不存在这一立场不

应被否定。[46]研究者秉持的另一个立场应该是理查德·勒纳
（Richard Lerner）的提议："对目前进化科学领域的大多数组织机
构，以及该领域的大多期刊而言，眼下现状为合著研究论文，并
广泛传播共识性的结论，后者多为就过去相关的糟糕科学以及当
代遗传还原论观点。"[47]

　　然而，我们如今处在一个越加强势的位置，可以针对人类潜
能提出更多积极且乐观的选题。许多学者如今对遗传学领域的海
量变化或关键转折点议论纷纷，并表示眼下需要辩证地评估现有
的基本概念。同样与人脑研究经历的路径一样，学界对此的喻指
也经历了一系列转变：从将其比喻为机器或计算机执行内置系
统，到不仅能表现潜能，也能积极创造潜能的互动型动态系统。

　　我的民主型无效设想如下：生物学原因可导致一些形式的残
疾，并影响少数的群体。但是大多数人的生物构造都足够优秀，
发育形式也允许其充分参与到各种程度的社会生活之中。人类潜
能有赖于人体发育遇到的促进或阻碍效果。无论对于生理还是心
理而言，这均是一个可以采纳的合理立场。一个新的涉及基因、
大脑与人类潜能的故事正逐渐浮现在我们眼前，这个故事将更为
精彩且充满希望。

第二章

伪装基因

心理学目击者

大多数人的智商差异显而易见，然而行为遗传学家声称以科学方法测量和解释这些差异则意味着客观性与权威性。同时他们还得出结论，现已测量的智力中一半以上的变异性要归因于基因的差异，而这一结论同样也具备缜密性与科学性。通过揭示初始的科学状态，行为遗传学家在过去相当漫长的一段时间里对数以百万计的人及其生活产生了巨大的、在一些情况下甚至是破坏性的影响。这虽然让人深感不幸，但这是冰冷的事实。

此种影响力要追溯到许久之前。早在1909年，英国心理学家西里尔·伯特（Cyril Burt）便已对当时的政策制定者建议道：基因的差异是与生俱来之事，不同群体与社会阶层之间存在的潜能差异在很大程度上确实是不可改变的。伯特在年纪尚轻之时曾拜访优生学家弗朗西斯·高尔顿，并被高尔顿的观点吸引。此后伯特于1938年加入英国教育咨询委员会担任咨询顾问。该委员会声称："智力的发展与进步受制于一个核心因素，即通常所称的'一般智力'。"此份报告同时指出："心理学目击者证实，在孩童低龄期便可精准地预测其智力上限。"这一论断于学界而言并不新鲜，如今人脑与基因研究提供的新建议则是，"不同孩童所需的教育方式在一些重要方面亦不相同"。

伯特的观点受到美国及欧洲学者的追捧，并不断融合大西洋两岸的社会、家庭、后天环境政策。如今人们普遍相信心理学家可测量个体的天生潜能，其中一个著名案例是一个专门在线出售学习参考资料的私人公司——TheSchoolRun.com——给父母的建议："大部分中学借助 CAT（Cognitive Abilities Tests，认知能力测试）测量学生的一般智力，从而按照学生能力为其分班或安排相应的课程。""CAT 能反映孩童的潜能、日后潜在的成就以及最佳的学习方式。"此外，家长不需要专门培训孩子应对此类测试，"这些测试的设计初衷则是事前不需要任何复习或准备便可评估孩童在逻辑思辨能力方面的潜能。CAT 不同于普通的数学或英语测试，并非测试孩童的知识面或理解能力，因此被测孩童并不能事先练习如何回答此类问题"。该测试的心理学目击者解释道："我认为，任何形式的帮助都不会对孩子在 CAT 中的表现产生任何影响。"

这些网站本意甚好，但是它们被道听途说来的心理学文献所误导，并且对文献的意识形态根源不甚了解。这些文献归根结底不过是在迎合伯特当年提出的警告："遗传基因的不平等性是我们无法逃脱的共同命运。"[1]

如今学界倾向于使用更为温和的术语——"定制化学习"，但究其根本仍是同于以往的基因模型。普罗明在 2013 年 12 月 4 日对英国下议院教育特别委员会提出建议，他认为："50% 的个体差异源于遗传基因的不同，这已是众所周知的事实。"父母、教师及其他人通常并不质疑心理学家何以如此博闻强识，但本章要一探究竟。

基因真相

伯特对智商的论述与当代行为遗传学家对智商的定义在时间上相隔多年，但两组论述的立足点基本相同：同样的关于基因的狭隘概念，以及同样错误的假说——基因如何步入成形与变异的发展阶段。这其中基本的问题则是对智商的推断并不基于客观存在的基因（或后天环境），而是基于基因的假想模型。没有人曾目睹伯特或其学术追随者所吹捧的基因，我们不能清点其数量，亦不能测量其重量，更不能估测其电流量或对其评级。同样我们无从得知某个体的基因序列如何排列，带有何种效果（除非在个别错乱失衡的情况下）。无人能证明基因在一个监控得当的实验环境中所得出的因果关系（而其他领域的顶尖科学研究却能有所收获）。

行为遗传学家只得另辟蹊径求助于统计数据模型。当然模型研究法可适用于几乎各个科学领域（我本人也曾多次使用模型法）。但是从此类模型实验中得出的结论与实验前做的假说并无差别。学界有一个老套的笑话（一说"天马"，一说"天牛"，版本众多），其中一个版本如下：一个物理学家大声地宣布自己能精准地预测任何赛马比赛的冠军，但同时又小声地说预测的前提是这匹马必须是极其灵活的天马，并且有固定的重量，能够在平地上以固定的速度跃过一定距离。

行为心理学家为证明基因对人类潜能的重要影响，都选用诸多的基因模型进行研究，而这些模型大同小异，本身即存在巨大的争议：它们大多基于高度精练的假设，涉及基因、后天环境、智力的本质及发展路径，以及如何描述并测量个体基因的差异。证伪这些假说并非难事，但这些假说带来的后果致使诸多研究模型远离现实，对现实智力个体差异的演进及其形态的发展置若罔闻。

由此不难发现，检验这些模型所提出的假说与期望值至关重要。本章先从其中一个基因模型开始谈起。

孟德尔遗传学

查尔斯·达尔文强调遗传性在人类变异和进化中扮演的重要角色，但是他同时并不了解由父母遗传给后代并影响其变异的遗传物质究竟是什么。达尔文曾将其模糊地定义为某种由精子与卵子融合而成的胚质。这意味着大多数基因变异在自然环境下会持续进行，与体重或身高的变化有异曲同工之妙。

从 19 世纪 60 年代格雷戈尔·孟德尔（Gregor Mendel）的豌豆实验开始一直到 1915 年左右，遗传学领域的后续研究发现却衍生出了异样的声音。这些研究显示遗传物质以颗粒性而非准流体或生殖质的形式流向下一代。起初的研究似乎暗示基因与身体的某种机能发展呈一一对应关系。例如，某基因的不同变化形式会决定眼睛的颜色，而另外某个基因的变化会决定头发的颜色。但事实上，真相要更为复杂。

孟德尔选择豌豆做实验研究有其特殊原因。豌豆呈现出的诸多特质于类别上带有显著的变异特征，而每种类别均容易逐一分离计数。此外，彼时豌豆种子易于购买，繁殖能力强，且繁殖速度快。更重要的是，豌豆可自花授粉，并能在同类或杂交植物间实现异花授粉。事实上，孟德尔早在研究的头两年便已确立了带有特定特征且可繁殖的豌豆纯系种。例如，豌豆有红花与白花、圆粒或皱粒、绿豆荚与黄豆荚，以及长茎与短茎之分，这些都是性状变异（Phenotypic variation）中的不同性状/表现型（Phenotype）。

孟德尔的研究发现如下：将红花豌豆与白花豌豆相杂交仅能培育出红花豌豆，而非混合色或中间色的后代。然而，一代植株（F1）自花授粉所培育的二代植株（F2）中红白花的比率为3:1，与其他性状杂交后的F2植株红白颜色分布也呈现类似比例。

由此引出一个问题：隐性性状何以在杂种一代中完全被显性性状遮盖，而又在杂种二代中重新显现？尽管一代植株为红色花朵，植株本身显然仍然携带着白色花朵的隐性性状，而融合遗传并不能解释这一现象。

孟德尔继续于杂种二代植株中借助杂交与回交杂种技术展开育种与计数研究。当然如今人们已经知道了每个后代均有遗传基因的两种形式（一对等位基因），分别来自父亲和母亲，并分别呈现显性性状与隐性性状，每对等位基因或完全相同或根本相异。将这些结论综合分析有助于解释特定的性状比率，并能确定孟德尔遗传学的基本定律。值得注意的是，在孟德尔的实验研究中，后天环境并没有被纳入他的考量体系，因为该因素并不会导致实验结果的差异。

非孟德尔式性状

孟德尔式遗传性状在人类身上亦有显现，人们的眼睛颜色、发色、血型、额头是否有"V"形发尖、是否为色盲，乃至一些疾病（例如，亨廷顿舞蹈病或肌肉萎缩症）等均与其有关。然而，人们最终发现大部分的遗传性状不同于孟德尔的发现，后人研究发现的性状类别更为清晰（甚至上文所述孟德尔发现的性状如今经研究证明亦受制于其他因素）。

例如，1908 年瑞典植物育种专家赫曼·尼尔森-厄勒（Herman Nilsson-Ehle）以红、白两种颜色的小麦种子为实验对象展开研究。他所培育的后代并没有简单地呈现非红即白两种类别，而是呈现出从深红到浅白的递进式色泽；而色调比率也并不支持前人得出的基因与遗传特征一一对应的结论，相反，尼尔森-厄勒的研究结果表明有三对基因变体（等位基因）同时控制着小麦种子颜色的遗传，并且它们各自产生的影响似乎以不同的比例相互叠加。随后的研究又证明环境因素也会影响种子颜色，故而使其呈现出递进式的颜色排列。

事实上，学界早已明确诸如身高、体重之类的身体特征是通过连续值而非离散值得以体现的，其中涉及数量庞大的基因变体，而遗传性状的变异显然受环境的影响更为明显。质量性状（Qualitative traits）与数量性状（Quantitative traits）通过研究被区分开来，前者指个体呈现不连续变异的遗传性状（孟德尔式性状），而后者则指一个群体内的各个个体可被测量或评级的连续变异的性状（非孟德尔式性状），亦被称为多基因性状（Polygenic traits）或生物统计学性状（Biometric traits）。心理学家很快纷纷将人类潜能或智力假定为一种延续性性状，并具有同样的排列方式。

确定突变之因

20 世纪 20 年代，农业研究领域也开始对遗传学表现出浓厚的兴趣。研究者意识到了解某特定性状的多种变异形式有助于了解基因突变，进而指导农作物和牲畜的育种，从而实现产能的最大化。假设奶牛的产奶量与基因突变有关（高遗传力），因此挑选高产奶量的奶牛育种或许能提升后代奶牛的平均产奶量。如果基因突变主要受制于环境差异（低遗传力），选种育种则对产奶量并无太大影响。

然而对于延续性性状而言，估测其遗传力的难度要远高于孟德尔式性状。选择一组孟德尔式性状不同的个体并仔细研究，不难发现每个个体究竟拥有何种基因。多基因性状则不具备这种优势，原因有三：①该性状涉及多种基因；②该性状为连续变异；③该性状的部分构成受制于不同的基因，另有部分构成受制于不同的后天环境，而研究者无法区分基因或环境的不同而产生的影响力。

随后登场的另一位巨匠是统计学家罗纳德·费希尔（Ronald Fisher）。费希尔设想自己的想法或许是解决上述矛盾的可行之道。费希尔对遗传学的兴趣源于他对人类优生学的兴趣。1918 年他发表了针对多基因性状与连续性状的研究成果。费希尔就基因突变引入了新的数据分析方法，并提议区分先天因素与后天因素对计量变异的不同影响。

费希尔首先承认了基因的多样性。但假若基因对个体的影响互不干扰（如孟德尔式基因的随机组合一样）并相互叠加，那么则可以推断个体的多种差异仅是个体基因总和的差异，即基因对突变的整体影响——亦称为遗传力——可以认为是这种综合的随机变异，该推论的立足点是基因因素和环境因素的各自影响力能被区分开来。事实上，遗传力能在已知的亲缘物种中产生可供观察的相似性范式，因此这一推论绝非痴人说梦。如若基因影响力庞大，则同卵双胞胎在外表上高度相似，异卵双胞胎或直系兄弟姐妹次之，再次之为表亲，而任意个体在外表上的相似度应最低。

因此，遗传力最终应具备可统计性（费希尔的论文原题为"孟德尔遗传假设中亲属关系的研究"）。费希尔对人类的研究得出了著名的结论："对目前可获得的最优秀的人体的测量研究表明非遗传性因素的影响极其微小，乃至毫无影响。""孟德尔的因素累积假说似乎与现实精准匹配。"[2]

然而，费希尔又在论文中称："本文将不再涉及任何可以避免的困难或难题。"他提到的其中一个难题实为一种可能性，即基因的影响因素或许并不如体重或重量一般相互叠加，而是相互作用、彼此影响（又称"基因交互作用"）。同时，基因间的相互影响或许因所处的后天环境的不同而彼此相异——学界定义为"基因 – 环境交互作用"。任何一个可能性均能毁掉整个实验公式。

另一难题是环境影响力在动物实验中实则可控，在实际操作中，这通常意味着随机分配实验环境，因此每个基因型（Geno-type）都有同样的机会经历不同的环境。对田野里的牛群、鸡舍里的母鸡而言，这无可厚非，然而对于人类而言这显然不具备实际操作性。在不同的亲戚间，环境影响的同质性有待考量，本章下文将有详细论述。放眼如今的科学界，此类精简过的假说比比皆是，并且经常被使用。然而，费希尔晚年似乎意识到自己所设计的解决之道更像是"天马理论"，他坦言："遗传力研究源自生物测量学，但是缺乏对数据的透彻分析。该研究和其他所有的捷径式研究一样均为不幸的存在。"[3]

无论如何，这篇发表于 1918 年的论文对学界产生了巨大的影响，很快就被心理学家和行为遗传学家与其他假说融合，并用于人体心理的研究。如今致力于智商遗传研究的科学家仍在无视这些难题，并沿用这些"不幸的捷径式研究"。

行为遗传学的崛起

西里尔·伯特将费希尔的解决之道引入人类精神心理的研究中。伯特在 1956 年发表的论文中解释，他的研究目的是揭示人类智力变异的真正原因。他将智力定义为与生俱来的认知能力，可通过智力测试测量体现。伯特的错误在于，在对智商测试成绩差异的分析中将遗传因素与环境影响孤立开来。

严格受控的育种实验并不适用于人类实验研究，尤其是对诸如认知能力等人类复杂功能的研究实验更是如此。除不了解个体的基因遗传背景或环境因素外，人体实验研究还存在道德性问题。然而，正如费希尔（高尔顿甚至也有论述）所言，亲属间已知的基因相似性（尤其是双胞胎）表明研究人员应采用自然实验。同卵双胞胎的特征基因相同，源于他们共同孕育于同一个卵子，因而为单卵（同卵）孪生（Monozygotic，MZ）；异卵双胞胎平均而言只有半数特征基因相同，原因则是他们孕育于两个不同的卵子，因而为双卵（异卵）孪生（Dizygotic，DZ）。同理，父母与子女间，或兄弟姐妹间的相似性亦可用同样的理论解释。表亲之间的特征基因仅有 1/4 的相似性，而从人群中随机挑选的两人基因相似性则为零。事实上，比对亲属间的相似性或许能将遗传因素与环境影响分离开来，而潜力或智力的遗传力或许亦能以同样的方式估量。至少，伯特和他的后继者对此深信不疑。

最简单的研究方法莫过于比对在不同环境中被抚养成人的单卵孪生胎。此举似乎能控制环境因素对基因相似性的影响力，并能使基因差异得以充分体现。单卵孪生胎之间的相关度能直接估测遗传力。

在一系列极具影响力的论文中，伯特声称已经完成了此类比对并且已经测量了成长于不同后天环境中的双胞胎的智商，从而得出评估结论：智商的遗传力为 0.83（83%），这意味着 83% 的智力差异与基因差异有关，只有 17% 的智力差异受到后天经验的影响。

然而，异地成长的单卵双胞胎毕竟为数不多，伯特似乎靠着非凡的运气才能聚集如此规模的被试群体。另一种研究路径为比对单卵孪生胎与双卵孪生胎的平均相似度，彼此的相似度与基因相似度的对应值则为遗传力指数（研究人员如此声称）——此种策略被称为"经典孪生胎研究方法"。

两种研究路径自 20 世纪 50 年代以来便受到了热烈的追捧，虽然技术上更为完善，但仍是沿用相同的基本逻辑和研究步骤。然而出于多种原因，这些方法饱受质疑与争议，早已被学界弃之不用。伯特去世后，研究数据造假的传闻甚嚣尘上，因此如今的心理学家与科学家亦用怀疑的眼光审视伯特的研究成果。在里昂·卡明（Leon Kamin）用法医的手段验证伯特的实验数据后[4]，学界意识到此种比对单卵孪生胎与双卵孪生胎的经典方法易受到环境因素影响。

在审视研究方法的问题之前，我们还需审视研究方法本身的理论缺陷。这些研究方法大多基于诸多简化的假设，后者多用来获得预测值与孪生胎关联性做比对。伯特在发表于 1956 年的论

文中共使用了六十余次"假定""假说"等字眼，并以一段不甚
充分的论述结尾："本文所引假说或许不能完全免予责难。"[5]

纷纭假说

行为遗传学家用来测算个体差异所受基因影响的公式算不上
简单直白。鉴于测量值为人口的不同方面，呈现统计性，如平均
值和突变性，而非某特定范畴里的个体数量，此外，实验测量结
果多来自某一人口群体的样本，而非来自每个个体，因此科学家
在使用统计公式之前尚需综合考量诸多事宜。在民意调查盛行的
年代，大多数人对这些困境和不足尚有模糊的意识。然而当时的
研究逻辑多围绕着研究结果（即双胞胎的关联性）展开（如果生
来即有基因突变）。纷纭的假说孕育了一个模型，而研究步骤则
被称为"模型拟合"（Model fitting）。下文中我们将重点探讨彼时
的基本模型。

基本模型

该模型假定智力是一项普通的定量特征，这也意味着智力的
发展和变化无异于奶牛的产奶量、猪崽的背膘，抑或是人类的身
高。我将在本书第三章及其他章节里纠正这一极其错误的观点。
此外该模型还假定，所有与某一特征（包括智力）相关的基因如
同手电筒电池里的正负电荷（G＋或G－）一般，仅是数量要比
电荷更为庞大。统计模型还需假定这些电荷被随机分配到不同的
个体，以组建每个个体的全部"遗传电荷"（即基因型，见图
2.1）。同理，所谓的每个个体的智力"电量"则存在于由等位基

因构成的或强或弱的特定组合之中。因此行为遗传学家言必称
"提升智力的等位基因"和"妨碍智力的等位基因"。

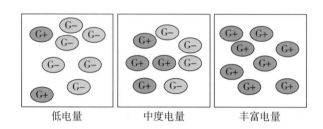

低电量　　　　中度电量　　　　丰富电量

图 2.1　行为遗传模型中，基因影响力对三种不同个体的影响

　　在学界看来，个体特征揭示了相应的遗传电荷多多少少会受
环境因素的影响而减弱（我将在本章后面章节继续展开论述）。
我们甚至不需要成为一个统计达人便可明白，在庞大的随机性基
因组合中，人体特征的分配如同一个正态曲线：大多数的个体拥
有中间值，曲线的两极人数相对较少。这即是著名的钟形曲线。
图 2.2 即人类身高分布的具体表现。行为遗传学家需假定人类智
力的组成和分布与此图高度吻合，唯有如此，他们所设计的统计
模型才能适用于数据分析。我们现已知道人类身高呈正态分布，
然而这同样也适用于智力曲线的分布吗？

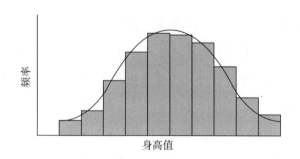

图 2.2　身高测量值正态分布曲线
注：身高值自左而右递增。

钟形曲线与独角兽

如若人口未能呈钟形分布，例如，呈现偏斜递增或递减排列，遗传力估测则存在严重缺陷。行为遗传学家常常忽略一个事实，即智商测试是人为设计的结果，因此测试成绩亦将呈现抛物线式的分布格局。智商测试通常首先设计测试题目并组织事先预测。正答率在 50% 以上的题目得以保留，同时保留的还有一些特例题目，这些题目所占比例相对较小，被试者的正答率凸显出极高或极低的两极化状态。"通常的做法是分析测试题目并只选择那些偏向中间值的题目。"[6]

然而事实则是，自然生物特征很少以这种方式排列分布，几乎所有的基本心理过程测试值（包括视敏度、静息心律、基础代谢率等）均不呈现均态分布。比之身体特征，无数的人类特征因每人所处的文化层面不同而呈现出全然不同的变化，比如语言变化、着装品位与饮食口味、使用技术与工具、实践知识以及思维方式等特征便是如此。20 世纪 80 年代，西奥多·米科利（Theodore Micceri）撰写了一篇与该领域相关的评论文章，文章的题目为"独角兽、正态曲线与其他不可思议的生物"（The Unicorn, the Normal Curve, and Other Improbable Creatures）。

然而极具讽刺意味的是，这些对人类生存至关重要的特征恰恰并没有正态分布之说。自然选择本身所缔造的性状越来越呈现出高于此前平均值的态势。这当然也是对农作物与牲畜采取人工育种的目的。

人类潜能的诸多不同方面都可以归纳到同一范畴，即"对生存至关重要"。事实上捷尔吉·布萨基（György Buzsáki）和水关健司（Kenji Mizuseki）等人所做的人脑研究曾得出如下结论："对大脑的诸多生理和结构层面的研究所得出的参数多呈斜线式分布，这表明斜线式布局是大脑结构和功能组织的根本表象。这一认识有助于我们日后收集并分析相关数据。"[7]

布萨基和水关健司进一步审视繁杂的实验数据后发现，这些数据无一例外均不支持生理功能的钟形分布态势。从感官敏度到反应时间、单词用法与句子长度记忆，个体的差异均未能呈现钟形的正态分布。

本章后文将继续就分布态势展开论述。然而我必须强调，人体上述特征呈钟形分布是长久以来以讹传讹之谬说，行为遗传学家所使用的研究模型则是重要嫌犯，其所统计的数据无信度可言，而所估测的突变之因更是大错特错。

叠加的基因电荷

与钟形分布携手而来的还有第二种猜测。还记得费希尔论文的副标题吗？——"孟德尔遗传学猜想"。换言之，费希尔的论文假定基因对个体差异的全部影响包括所有孟德尔式基因，即对性状存在非连续性影响的基因（这些影响多为增加或减少定量特质，而非改变其范畴属性）。

另一种表达方式则是单个基因相互之间并无互动，彼此不会施加任何影响。而无论等位基因中的配对基因是什么、基因产品是什么，个体基因的产物对个体产生的影响都几近相同。因此，此前的研究模型方才假定，个体差异直接反映了潜在的基因差异。

另有相关假说认为，无论现有后天环境怎样，任意基因产生的影响都完全相同。换言之，基因与环境之间并无互动之说。行为遗传学家的统计型研究方法即是在基因互动或基因–环境互动缺失的前提下展开的，下文将论述的孪生胎研究方法亦以此假说为前提。

怪异的基因

尽管计算方法简单方便，人们却认为此种基因模型过于怪异。人类潜能的发展和变异或许会涉及数以万计的基因，为何有人认为这些基因之间不存在直接或间接的协作、融合或影响呢？

智力行为遗传学的标准书籍对 DNA 结构细节、DNA 转化成 RNA（核糖核酸）及蛋白质等细节的描述达到了一种极其夸张的程度，但是对基因在人体成长及变异的过程中如何发挥作用等问题鲜有涉及。

而后者恰恰是关键节点。如若基因变异与性状变异（如眼睛颜色）之间存在直接关联，这个构造简单的研究模型尚可发挥作用。然而，此种浅显且互不相干的关联性并不能解释高级复杂的人体特征所历经的发展与变异阶段，读者可在本书第四章、第五章中一探究竟。

假设千足虫的挪动是由每条腿独自完成，其他腿或周边环境对其不存在任何影响，这样的场景诸位读者能想象吗？事实上，没有相应的协调功能，再多的腿也只是枉然。然而行为遗传学家的计算方式却显示，在精神机能领域，人类大部分的个体差异是由数以千计乃至数以万计的基因各自发挥作用的结果。

或许行为遗传学家的这种计算方式存在严重缺陷。约翰·道（John Daw）及同事于 2015 年在《社会科学研究》（*Social Science Research*）一刊发文指出："这些结论大错特错，错误的主要原因在于行为遗传研究方法中所使用的叠加性假说，这些假说认为遗传因素与环境变异互不影响且互不相关，这有悖于常理。"[8]

这其实并不值得大惊小怪。协调力引领机能发展，千足虫如果没有协调力亦不会进一步进化发展。同理，基因亦非单打独斗，而是处在不断发展之中，并且通过复杂的协调机能发挥作用。仅是少数几条"不听指挥"的腿独立行动并不会促进或阻碍千足虫的表现，更不会使其呈现出钟形分布。如果科学家的假说成真，千足虫的整个身体系统将会受到严重影响，进而导致其步履蹒跚甚至寸步难行。

在本书第四章与第五章中，我将证明复杂机体功能的发展涉及联动协调的动力系统中包括基因影响在内的多种因素。当对不断变化的后天环境做出反应时，人体的诸多复杂特征并不存在所谓的基因独立性。任何基因的产物都会自动转化成其他基因的共存环境。在这一过程中，基因大环境亦随之变动，并不断吸收接纳其他基因参与其中。一些基因的影响效果甚至会限制其自身功能，基因甚至以这种方式创造了自己的周边环境。故而，变异源于此种互动。以团队合作或协作小组为例，在一张静止的照片上，团队成员看起来或许是单枪匹马，各自为政，然而他们真正的工作状态是密切的合作与互动。

此前研究所采用的统计性模型并不能应对此种互动关系。行为遗传学家或许会就互动一题侃侃而谈，但往往是以最浅显的方式大放厥词（见图 2.3）。相反地，这种互动型的变异通常被简单地解读为基因叠加的效果，并冠以"遗传力"之名。奥尔·祖克（Or Zuk）及同事最近做的一项研究即典型案例。他们把研究结果称为"幽灵遗传力"，解释了采取定量研究的遗传学家为何在早就清楚基因互动能够影响遗传力计算方式的前提下，选择了视而不见。祖克的研究显示，幽灵式的遗传力会伴随着互动型输入的增多而获得稳固增长，因此，"鉴于目前对遗传性缺失（Missing heritability）的研究均忽视了基因互动的存在，这些研究结论及估测并无实际意义"。[9]

鉴于我们现已掌握的信息，以往的研究结果误导了几代心理

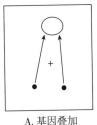 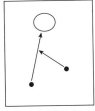 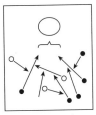

A. 基因叠加　　　　B. 表层互动　　　　C. 深层互动

图 2.3　基因对性状的影响

注：① 基因叠加；② 表层互动，单个基因影响力调节其他基因的影响力；③ 深层互动，不同基因影响之间互相调节并包含后天环境因素（基因 – 环境互动）。

学家与学生，并带来了严重的后果。例如，即便一组数据适用于某个统计模型，这也并不意味着该模型完美无缺。同样，试图从基因型中预测性状的努力也因多种类别的互动而自动失效——例如，以父母的成就或某 DNA "样本"预测孩子的潜力。

然而怪异的是，借助此类实验模型评估人类潜能遗传力的研究者对其中的缺陷心知肚明。他们认可此种互动关系的高度可能性，曾涉足基因 – 环境的互动关系研究，甚至还承认基因并不能自行决断，而是需要被激活或搁置一旁——这也意味着另有其他因素负责这个工作。

学界萌生此种怀疑早已有数十年之久。顶级遗传学家休厄尔·赖特（Sewall Wright）早在 20 世纪 30 年代便已指出基因产物之间的互动无处不在："现有对生物化学与生理学的知识储备已经清晰地向我们揭示了基因之间的相互作用实乃是无处不在、无时不在。"在一篇发表于近期的研究文献中，邵红霞（Hongxia Shao）与同事揭示了"基因产物与其他细胞成分之间在细胞的各个层面如何以极其复杂的方式互动"。[10]

但是专研智力的行为遗传学家并非出于无知而无视研究模型

中的互动影响，他们的出发点实则为实用主义，我担心的是，实用主义有可能将科学引入意识形态的领域，即混淆细节，甚至忽略研究的细微之处，从而毁掉一项研究，使其陷入固有的社会认知之中。

后天环境

人人关注环境的作用。对于基因研究而言，研究者则从一种特别乃至理想的角度阐释环境因素，从而使其所设计的行为遗传模型经得起考验。在学界的引导下，我们一度认为在个体差异形成的过程中，环境仅仅是为基因提供所需资源，或刺激、妨碍乃至减弱基因自带特征。环境因素通常被用"其他因素"等模糊字眼所代指，且诸多影响因素间互不影响，从而使研究者得出的研究结果呈钟形曲线分布，所做数据统计亦轻松简单。

诸多日常"迷信"中都暗含着一个观点，即"基因决定潜能，后天环境决定潜能"。行为遗传学家承认基因与环境间的互动影响即意味着接受了这个观点。诸如"先天和后天因素可以解释大多数现象""基因和环境相互依存、相互影响"之类的观点处处可见。对于二者究竟谁处于支配地位，我们如今似乎已经找到了答案。然而在比对多组双胞胎时，所谓的多样的环境因素并没有在实验中得以确认或测量，反而被粗暴地当作双胞胎差异性的组成成分。

在现实状况面前，此类实验模型不堪一击。几百项研究表明，环境因素不可以被拆分成多项独立因素以分别对形态或变异产生影响。诸多环境因素之间彼此以非线性的方式互相关联并互相依赖。然而，正如我在第一章中所描述的，先天－后天论辩中持不同观点的双方对环境因素都秉持模棱两可的态度，双方对其都颇有微词，认为环境因素难以辨认，至少认为对人们行为举止产生影响的环境因素至今还"未见其形"。在一篇发表于1997年的论文中，双胞胎研究顶尖专家托马斯·布沙尔（Thomas Bouchard）哀叹道："尽管心理学家多年协力合作，但目前人们对影响智商的环境因素依旧知之甚少。"[11] 在人类行为的其他领域如学习成绩等方面，这一问题同样存在。

因此，双胞胎研究中的环境影响仅是以模糊的字眼被泛泛定义。或许，现已有无数报告详述原生家庭环境对个体差异所产生的影响极为有限。在本书第一章中我亦论述了对环境影响的探索如何以失望而告终。然而学界至今仍鲜有人尝试界定环境因素的特征范畴，大多数研究者对环境的认知依然还停留在园艺学层面。

在下一章中，我将着力展示环境因素的复杂性，并且揭示其深层的潜在范式与结构。事实上，正是其结构（而非具体因素）为发展与变异提供了具体环境。在生物的进化系统中，环境结构在多个不同层面运转，并能产生不可预知的结果，而大多数环境结构并不受基因影响的限制。

其他猜想

上文所述是标准的行为遗传模型提出的最为关键的猜想。除此之外，学界还有多种其他猜想。这些猜想无一例外均是不证自明的错误表述，甚至在某种程度上会严重误导遗传力估测研究。下文稍做举例。

数据统计模型要求研究人员必须预设随机配对（Randomized mating）的现实可能性。简而言之，父母孕育孩子并非通过已感知的精神特征的相容性或其他手段（亦称为选择性配对，Assortative mating）得以实现。相反，孕育孩子是一个随机的过程，其随机性可媲美取名字的过程。然而这一假说显然并不准确。2015年罗伯特·普罗明与伊安·迪尔瑞（Ian Deary）在《分子心理学》一刊发表的文章中指出夫妻间的智商关联性约为0.4，相比于其他行为特征，该关联性对智力（主要指智商测试成绩或类似测试的成绩）的影响最大。[12]

数据统计模型同时还假定人类潜能不存在自然选择一说，这意味着相当数量的可变基因被任意分配到物种的不同个体之中。事实上，对生存至关重要的特征通常都历经了高强度的遴选过程，这亦是符合自然选择逻辑的必然结果。同时这也意味着因有害基因被抹除（原因则是基因继承者未能在体内复制此种基因），不同世代间的遗传力与基因变异亦逐步递减。

另有猜想指出，基因在遗传过程中随机累积独立的遗传单位。然而现有事实已证明这一过程纯属臆测，对受制于自然选择或构成相应组别，乃至于染色体中位置邻近的基因而言，这更是痴人说梦。

天真的错误

上述猜想在事实面前均不堪一击。因此，基于此类猜想的遗传力估测难免漏洞百出。然而学界的怪象却是那些大力推崇智力遗传的学者其实早已心知肚明自己的假说不具备任何准确性，偶有学者扭扭捏捏地表示赞同。如上文所引用的伯特与霍华德在研究论文中略有陈述。温迪·约翰逊（Wendy Johnson）在2007年的论文中坦言，在其研究中，个别的模型配对猜想（随机配对）

"与事实不符"，而其他的猜想大多都是"对实际情况的简化处理，而违背事实的猜想却能带来系统性的误解与估测"。[13]

总之，科学家、政府乃至公众就基因的重要性所公开发表的几乎所有声明均以这些互相独立/叠加的模型为基础。表面看来，这些模型似乎为另一种的"天马"矛盾提供了解决之道，也恰因如此，斯蒂格·奥姆霍尔特（Stig Omholt）对"数量遗传学理论与生物学之间存在的无限深渊"[14]甚是不满。唯一合理的结论则是如果行为遗传学数据与这些极不可靠的模型相匹配，那么这些数据或者对数据的解读就存在着严重的不足与缺陷。我们将在下文审视这些数据。

遗传数据

行为遗传学的逻辑表明最理想的实验数据或来自双胞胎。就智商而言，行为遗传学的理论逻辑认为双胞胎的智商相似度能指示基因相似的重要性，因而亦能指示基因差异的重要性（前提是智商测试能恰当地体现人类智力，本书第三章将有论述）。目前学界的研究主要分为两部分。

异地双胞胎

异地同卵双胞胎被当作自然实验所能拥有的最便利的因素，可以直接用来估测人类遗传力。这些异地抚养长大的双胞胎成长于不同的环境中，每对手足之间的相似度能反映他们之间的共同基因——至少研究者对此深信不疑。

自 20 世纪 30 年代以来此类研究便陆续见诸报端。上文中我已经提及伯特的研究何以因伪造实验数据而被学界弃之不用。目前学界最著名的研究莫过于 20 世纪 70 年代以来进行的"明尼苏达异地双胞胎研究"（Minnesota Study of Twins Reared Apart，MIS-TRA），该研究由托马斯·布沙尔及其同事主导。1990 年他们在《科学》杂志发表了第一篇具有影响力的论文。该论文开篇即指出："早年便开始于异地抚养长大的同卵双胞胎（MZA）与异卵双胞胎（DZA）是大自然主导的实验，魅力十足。在人类特征实验中，他们为区分自然因素与基因因素的影响提供了最简单但最有力的实验方法。"伯特与其同事得出结论："同卵双胞胎的关联性能直接估定遗传力。"[15]

当然，异地成长的同卵双胞胎毕竟为数不多。布沙尔与同事随着研究的推进聚集了相当数量的研究群体，到 2000 年他们的研究样本一度高达 81 对双胞胎。在智商测试和其他测试中，该团队的研究报告不断显示出相当高的平均关联度，他们声称这都证明了智商的遗传力可界定在 0.75 左右（即不同个体间 75% 的智商差异取决于基因差异）。不断有权威期刊和书籍收录该团队的研究报告，而浅显易懂的结论更是吸引了全球各地的媒体不断长篇累牍地报道。

对围绕着人类潜能展开的先天－后天之争而言，如今已经很难夸大这些研究成果对此类论辩所产生的巨大影响。美国心理学会主席桑德拉·斯卡尔（Sandra Scarr）在 1993 年即指出"对成长于不同家庭中的同卵双胞胎的研究挑战了发展心理学领域诸多早已根深蒂固的理念与观点"。1993 年罗伯特·普罗明亦发文指出"异地双胞胎的对比结果显示基因的遗传力高达 80%"。[16]

然而，无论这些理论猜想正确与否，这些数据本身都仍有许多值得怀疑的方面。其中之一则是这些数据大多依赖于诸如里昂·卡明与杰伊·约瑟夫（Jay Joseph）等研究者的医学解剖。本章碍于笔墨，不再一一列举他们的研究，仅是重点陈述其研究所揭示的主要问题。[17]

研究样本并非异地双胞胎

此类研究要求实验对象必须是成长于不同环境中的双胞胎。该实验条件有诸多混淆点，其中之一即任何一对双胞胎在出生之前都孕育于同样的环境——同一个子宫。我们现已知晓母胎中的经历与体验将会对孩童一生的成长带来持续性影响（本书第十章将对此展开论述），这能解释在认知及其他潜能领域已知的相似性，并能因此质疑该研究方法的可信度。

然而即便在出生之后，"异地"一词的普遍意义经人为处理，也颇有些令人难以置信。毕竟，对双胞胎的安置通常取决于家庭环境与便利性等因素，而非出于精密的实验设计之目的。因此，早期研究中的大多双胞胎仅是被安置到同一大家庭中的不同小氛围之中，如被祖父母、姑姑/阿姨，或是堂兄/姐们抚养长大。他们通常住在同一个社区，彼此关系亲密，甚至在学校中互为同桌，等等。一些实验样本双胞胎在成年之后甚至还住在一起。

鉴于MISTRA实验从未发布具体实验细节，该实验的被测双胞胎如何在异地长大，我们如今已无从得知。早期的报告中研究人员的确谈及"有些领养环境并不符合严格意义上的要求"，双胞胎"分离前的共处时间"为0～48个月，这意味着实验样本中的双胞胎在分离之前共同度过了长达4年的时间。我们同样还知道一些异地长大的双胞胎后来重新团聚，并在相当长的一段时间内共同成长。[18]

这项所谓客观的研究所产生的实验结果有目共睹。无论心理学家对后天环境的态度如何模糊，人们都可以怀疑该环境因素中包含家庭、社区、学校及沟通时间等诸多因素。除此之外，此类研究还存在其他诸多问题。

实验样本不具备代表性

对于涵盖所有的环境因素及诸多可能的影响因素而言，作为实验样本的双胞胎或许是普通大众中最具典型性的群体。然而真正意义上分离的缺失违背了实验的前提条件，而综观 MISTRA 实验的其他特征，违背实验条件的现象不在少数。在双胞胎实验研究中，实验被测者多是毛遂自荐。他们或是回复了研究人员的广告，或是由家人/朋友推荐，而回应或推荐的前提无一不是"他们长得很像"。读者须谨记，至少一些实验被测者在参与研究之前就已互相认识。杰伊·约瑟夫曾指出，相比于未能参与该研究的其他双胞胎，参与该研究的双胞胎在外貌上更为相近，而这很难让人们信服该研究的结论适用于普通大众。

研究结论未能全部公开

该实验临近尾声时，研究结论仅是部分或经精选后被公布于众。例如，MISTRA 实验所监控的两组智商测试仅公布了其中一组监控结果，另一组实验结果则被研究人员雪藏，且从未公开原因。这有没有可能是因为另一组测试产生了不同的结果？

不仅如此，MISTRA 实验样本亦包括异卵双胞胎，研究人员亦曾承认比对同卵双胞胎与异卵双胞胎之间的关联性将会是一项重要的参照实验。但是研究人员显然拒绝公开这些比对结果。此外，他们还严格限制实验数据的公开性，拒绝向包括杰伊·约瑟夫在内的诸多对此提出质疑声音的研究者公开数据，这无疑违背了科学研究的关键前提。然而，这有没有可能是因为异卵双胞胎间显示出异常的高关联度（甚至可以媲美同卵双胞胎），进而能彰显研究取样的不完美，乃至表明研究所寻觅的差异性根本不存在？事实上，结合目前已公开的部分实验报告以及一些不完整的数据统计，第二种推测存在的可能性极高。[19]

这其中最非比寻常的就是这些或许会存在缺陷的研究如今均已对外公开，研究结果也在各种权威杂志被反复提及，并且已被心理学家、教师、父母乃至躁动的媒体、公众以及决策者接受和利用。这一状况自研究结果发表以来便一直如此并延续至今，杰伊·约瑟夫近期的分析报告亦有所呈现。[20] 目前似乎可以断定，此类异地双胞胎研究存在严重缺陷（甚至该研究本质上就是错误的尝试）。

同卵双胞胎与异卵双胞胎比对

研究的另一种路径为比对共同成长的同卵双胞胎与共同成长的异卵双胞胎之间的平均相似度。如果相互独立/叠加的实验模型秉持的逻辑准确无误，异卵双胞胎的相似度应为同卵双胞胎相似度的 1/2。换言之，同卵双胞胎间的相似度几近为 1，而异卵双胞胎间的关联性约为 0.5。其中差异性的比例即人体特征遗传力的比率。因此遗传力估测通常将使 MZ 与 DZ 间关联性的差异翻倍，或使用基于同样假设的其他模型配对式统计手段。

大部分关于人类认知潜能遗传力的研究结论都源于此种"经典双胞胎模型"。普罗明团队也正是借助这一手段于 1994 年开启了大规模的双胞胎早期发展研究，涉及实验样本达 12000 人次之多。然而，普罗明团队的研究路径同样也存在严重缺陷，使研究结果难以解析。

同等环境假设

在此类假说的诸多不足之中，首要的便是致命且不可逾越的错误：仅仅将同卵双胞胎与异卵双胞胎关联性的差异当作基因影响力指数并肆意提出假设。事实上，同卵双胞胎体验的环境并不同于异卵双胞胎成长期经历的环境。学界将此种假说称为"同等环境假说"（Equal Environments Assumption，EEA），该假说不具备正当性，原因如下：

出生之前同卵双胞胎身处的子宫环境的相似性要远超异卵双胞胎，大多同卵双胞胎同处一个胎盘，而异卵双胞胎则各自身处不同胎盘。该研究成果源于对不同的双胞胎所带有的表现遗传学印记的研究。该表现遗传学印记是母亲赠予孩子的生物标识，出生前便被刻印在胚胎中的特殊基因上，反映了早期受精卵或母亲此前经历的后天环境体验，并能极大地影响日后成长之中基因的发展方式（本书第四章将重点论述）。相比于同卵双胞胎，此种标识在异卵双胞胎中更具多样性。[21]而相比于同卵双胞胎，母亲或受精卵所经历的环境因素更能降低异卵双胞胎间的关联性。然而在盲目的统计模型中，这些因素被错误地认定为基因影响。

更为显著的是家庭及其他经历中的环境因素更能为同卵双胞胎带来相似影响。例如，父母通常用同样的方式对待同卵双胞胎，他们的着装风格更为相似，交际圈相同，共用卧室，共同参加活动等。在2000年发表的一篇论文中，行为遗传学家大卫·伊万斯（David Evans）与尼古拉斯·马丁（Nicholas Martin）写道："大量证据表明，相比于异卵双胞胎，同卵双胞胎得到了更为相似的对待方式。"[22]

在另一篇论文中，杰伊·约瑟夫引述调查问卷研究指出，在一些体验上，同卵双胞胎与异卵双胞胎间存在巨大差异，如身份认同（91%：10%）、作为一个整体共同成长（72%：19%）、童年期彼此密不可分（73%：19%）、拥有强烈的亲密感（65%：19%）。问卷还表明，父母对同卵双胞胎怀有的期待更为相近。[23]

换言之，显然正是环境的相似性——至少是部分环境的高度相似——使同卵双胞胎在诸如智商测试等实验测量中表现出更多的相似性。换言之，双胞胎研究方法并不适用于此种研究目的。

由此，致力于双胞胎研究的人何以能坚持认为自己区分环境与基因影响的方法准确有效？普罗明团队何以能继续论证"同等环境假说已借助不同方式得以验证，并且对于大部分特征的研究而言似乎是合理的"？[24]

我与萨拉·诺各特（Sarah Norgate）曾仔细审视发表于《英国教育心理学杂志》（*British Journal of Educational Psychology*）上的一篇论文[25]，精研其中所谓的测试及研究发现。该研究领域中所蔓延的应付式的实证文化极大地影响了该论文的实验。后者绝非基于对相关环境因素清晰认识的精密受控型实验，而仅仅试图查看体表外貌特征的差异是否与智商差异或学习成绩差异之间存在关联性（参加问卷调查的父母大多持肯定态度，而外貌差异被认为能反映出双胞胎曾以何种类似的方式被父母对待）。这些研究同样也被选择性公开研究结果及不准确的研究数据等问题所困扰。

对同等环境假说深信不疑的诸多努力亦借助多种间接且扭曲的策略不断推进。与之相关的最新的一篇论文发表于 2014 年的《行为遗传学》杂志，作者为道尔顿·康利（Dalton Conley）及其同事。[26]在我看来，这其中的关联性更像散射图而非一个连贯的整体。事实上，论文作者已在多处承认其数据缺乏说服力（尤其是实验被试人数不足），难以支撑高信度的实验比对。然而论文作者仍然得出结论，同等环境假说充分可信且双胞胎研究如今依然适用。究其根本而言，如今的环境相似性并非由实验测量直接得出（并且不可能得出），我将在下文解释具体原因。

我们并不知道相关环境究竟是什么

若要测试同等环境假说的准确性，我们首先需要明确何种环境与创造人类特征的相似性/差异相关。其他诸多理念皆不过是猜想。当然，人们对智商测试或其他所谓的潜能测试究竟测试何种能力也有诸多猜想。然而，托马斯·布沙尔此前的声明——"目前人们对影响智商且与人类特征相关的环境因素知之甚少"——依旧回荡在耳畔。罗伯特·斯滕伯格在1995年的论文中总结道："心理学家并不完全了解影响智商的诸多因素。无独有偶，其他人也并不了解。"[27] 如今这一情形并没有任何实质性改变。

换言之，此种非直接的研究作为同等环境假说测试尚存在严重不足，原因则是其规避了科学研究中的基本要求。下文所列措施或许有所帮助。第一，确定并详述形状特征，使人们了解并认同实验对象。第二，确保研究所用实验手段的确能测量被试者（例如，能如血压测量或酒精呼吸测试一样具备相当的实验信度）。第三，用细节描述具体的环境因素，且该环境因素已被证明确实会对个体特征差异带来影响。第四，于互动之便，能与各影响因素之间相互评估，并能与不同的基因型相互评估（该项规定要求极高）。第五，也是最重要的，综合评估在不同的双胞胎群体中，此种与特征相关的环境影响因素是否基本持平。

在未能满足这些基本条件之前，我们尚没有权力就 EEA 得出确切的结论，亦不能确定双胞胎研究的可信度。那些之前就存在的粗略估测值并不适用于研究语境，尤其是当存在大量事实性证据证明同卵双胞胎所经历的环境因素更为相近时，估测值更是毫无立足之地。此外，鉴于该研究结论或许将对无数的孩童产生巨大影响，任何毫无科学依据的估测值更应无条件摒弃。

缔造不同的异卵双胞胎

实验研究中尚有其他诸多方式，所以简单地比对同卵双胞胎与异卵双胞胎的关联度并没有想象中那么简单。其中一种方式就是父母强化同卵双胞胎间的相似性，并与此同时弱化异卵双胞胎间的共同特征，即将差异扩大化（然而颇具讽刺意味的是，父母之所以会执行此种操作，是因为行为遗传学家大力宣传遗传基因的支配性）。亚瑟·布莱恩特（Arthur Bryant）在 1992 年的双胞胎研究中指出，"父母经常性地拿孩子做比较，这一点不可避免。因此，对差别的关注通常会导致夸大性格特征，而事实上，不同个体间的性格特征差异都在正常范围之内。父母很快会得知这些陈规旧习并且或许会无意识地对此做出反应。然而，更为严峻的事实却是，孩子或许会倾向于满足父母对他的期待，成为一个'乖''淘气''安静''爱吵闹'的孩子"。[28]

事实上，与此相关的还有很多异卵双胞胎一直在努力将自己与对方区别开来。这更像是一个积极主动（而不仅是被动接受）的过程，在这期间双胞胎有意识地塑造不同的身份。现已有研究显示，相比于同卵双胞胎，异卵双胞胎更早地形成个体身份感，且彼此间的合作概念更为淡薄。身份两极化的进一步发展则能转移个体的驱动力，使其不再局限于读写、算数、学术等其他与测试相关的学习领域。[29]

此种社会与认知动力少有机会被纳入双胞胎研究者的考量范畴，却能很好地解释双胞胎研究中一些令人不解的关联性。与同卵双胞胎相比，这种创造型环境因素差异对异卵双胞胎的影响更大，且效力会随着年龄的增长而加强。因此，同卵双胞胎与异卵双胞胎间的平均关联性差异亦会随着年龄的增长而越加明显。然而，双胞胎研究者却将此种不断扩大化的差异当作事实证据，将其阐释为基因影响力（即遗传力）随着年龄的增长而不断加强。

这恰是典型的对模糊性数据的倾向性解读。另一个研究方法的典型案例则是行为遗传学家拒绝接受不对等的后天环境对经典双胞胎研究存在致命性影响，转而认为恰是同卵双胞胎的相似性基因缔造（或招致）相似的后天环境。显然并没有直接证据证明行为遗传学家的观点。鉴于这并非严谨科学，人们对双胞胎研究所得的大部分结论仅抱着将信将疑的态度。

领养儿童研究

行为遗传学家还试图用其他方式证明基因差异能多方位影响人类潜能的变异，即研究领养儿童并估测他们的智商与领养妈妈智商之间的相关性。随后研究人员继续将孩子的智商与亲生母亲的智商相比对，如若与亲生母亲间的相关性较高，则能证明基因较于环境在遗传中发挥更重要的作用。

然而这些研究同样也难逃以往研究的套路，所做的比对观察多是粗制滥造或先入之见，而绝非是严格监控的实验研究。在我与萨拉·诺各特合作的论义中，我曾指出多个原因可以解释被领养儿童智力为何更接近他们的生母而非养母。[30]

领养机构通常以非随机的方式将孩子送去各个领养家庭。他们习惯性挑选那些所谓"合适"——与生母的社会阶层一致——的家庭作为收养家庭。相比之下，领养父母的社会阶层相对受限，而阶层的局限则会降低领养人与被领养人之间的预测相关度。还有其他多种原因致使儿童与亲生父母关联度更高，概述如下：

（1）被测儿童的平均年龄使其与亲生父母相处时间长于领养家庭父母（测试成绩将随着年龄的变化而变化）。

（2）儿童出生前在亲生母亲子宫中感受到极其强烈的环境影响，该影响具有持久性。

（3）母亲所受的强烈的环境影响（如压力等）可以改变孩童所要遗传的基因表象，进而影响孩童的行为举止。例如，在测试环境中的紧张焦虑感。本书第四章将描述此类影响，虽然这些影响均为环境因素，却被学界误认为是基因影响。

（4）领养父母通常会获知亲生父母信息，这有可能导致养父母对孩童的偏见或影响对孩童的期待。

（5）亲生母亲（因其计划外的怀孕）与被领养儿童通常会降低自我尊严并更易于受到挑战性环境的影响（如参加智商测试），因此母子双方实际为共享环境。

（6）家庭亲子氛围中一些有意或无意的因素或许能使被领养孩童在举止上异于其他家庭成员。自领养生效的那一刻起，养父母即开始担心被领养孩子的性格、身体条件及其亲生父母的社会背景，并且关注这些因素如何影响父母与孩子之间的关系。有研究报告显示，养父母比其他父母更容易相信遗传所发挥的作用，这能影响被领养人的成长轨迹与发展目标。亦有报告显示，承担领养任务的夫妇选择扩大自己与被领养儿童之间的差异性，以确保被领养儿童获得自由发展。此后，处于青春期的被领养儿童则能对自己的身份保持高度清醒的认知，并能配合养父母的价值观，且能达到养父母的期待和标准。

（7）被领养儿童通常与亲生父母间存在更多相似性，人们亦以此为取向选择相应方式对待被领养儿童。[31]

在所有的此类影响以及其他因素的共同作用下，领养儿童研究作为区分基因因素与环境因素的方法尝试被弱化，进而受到诸多质疑。现有唯一能避免此类质疑的领养研究是在新生儿中随机挑选被领养人，并为其随机安置领养家庭。这要求被领养人与领养人均不了解现实情况（即双方均不知道此婴儿为被领养状态），并尽可能地严格控制亲子环境。除此之外，其他的研究不过是臆想而已。

数据标杆

大众媒体乃至科学期刊中对所谓基因研究的论述与报道会给普通读者留下一种印象，即研究人员所从事的是高度精准的研究，所以他们得出的实验结果是高度可靠的。事实上，这一领域内充满了敷衍了事的实证型文化，读者们需要对此类实验得出的数据报告保持高度谨慎。

诚然，这种实证型文化最突出的特质莫过于心理学家之间就智商测试或其他潜能测试的测试对象从未达成一致意见。此外，正如本章此前所论述的，研究人员需经常性地做出妥协以获得被测的双胞胎实验对象，或试图甚至假做随机分配/均衡处理后天环境。但这同时也意味着此类研究多为投机取巧而非细致严谨的科学设计。除此之外，该项研究的场域本质同时还要求临时即兴的测试、多种简化的测量途径以及点对点式的单一测量标准。这些方法无一不是以牺牲精准度而屈从的权宜之计。

该种方法的典型案例莫过于罗伯特·普罗明与其同事从事的双胞胎早期成长研究，普罗明的研究旨在就基因与潜能问题为人们提供指导意见，该研究基于简化测试（由标准测试简化得来），通过电话访问、邮寄测试问题、网络问卷以及父母提问等方式而实现。测量标准的信度通过与标准化测试结果（针对数量相对较小的被试儿童）的关联度得以实现。然而比对所得的关联值并不乐观，大多介于0.5~0.6，这表明测量的极度不可信性。而测量所得结果则意味着超过七成的测试没有完成既定目标。

事实上，实验通常选择以便利为前提，而非基于真正的实验精准度。更有甚者，一些研究中诸多测试方式迥然不同，因此研究人员只得从实际操作的汇总结果中提取一个普遍因素（智力或G）。这种做法被称为荟萃分析（Meta-analysis），并假定鉴于不同测试的结果通常在某种程度上互相关联，实验结果则必定是智力的一种表现方式——这只不过是表明不精准的科学实验炮制精准结论的另一种证据而已。

然而统计数据中的普遍因素或许并不能测量同样的"事物"，或许这些因素本身即是不可被认知的（本书第三章将重点论述）。凯文·墨菲（Kevin Murphy）曾指出，此类测量方式属性各异、重点不同，然而仅仅假定这些测量方式均描述统一的单一变量，并以此基础将其统一整合，这在荟萃分析中可谓有百害而无一利，其中包括"人口参数的测量角度缺乏相应的清晰度"。同理，存在此类缺陷的研究很难得出强有力的实验结论。[32]

双胞胎研究中的荣耀：怪异的遗传力

双胞胎研究的这些固有缺陷或许解释了为什么此类研究所测量的几乎全部的人类特征能有如此庞大的遗传力估测。根据双胞胎研究，如下的个体差异很大程度或绝大程度上取决于基因差异：

（1）政治党派喜好；

（2）政治参与度；

（3）对同性恋及同性恋者权利的态度；

（4）成年后的教派选择；

（5）怀疑与羞愧的经历；

（6）枪支所有权；

（7）孤独；

（8）烟草上瘾；

（9）幸福；

（10）酗酒；

（11）犯罪行为；

（12）泡泡浴喜好度；

（13）变为重生基督徒的可能度；

（14）对茶或咖啡的选择；

（15）初夜的年纪。

这些信息逐渐渗透到单纯的公众和学生的意识体系之中。无论人们的行为差异如何，似乎双胞胎研究都能发觉其中的基因基石。《纽约时报》于 2015 年发表了一篇文章，该文章善意地指出："过去 50 年间，根据荟萃分析数据，学界研究了大约 17000种人类特质。几乎无论研究人员做何研究，他们均发现同卵双胞胎的测试结果相比于异卵双胞胎要更为相近。研究指出基因所带来的影响能触及人类的方方面面（如此结论过于泛化，在一些科学家看来得出如此结论的研究方法必定存在致命缺陷）。"[33]

读者或许认为对此种遗传力心怀期待无可厚非。一些变异基因显然能对一些人体特征的研究数据产生质变式的影响，孟德尔此前的研究已对此有所论述。然而，此类特征并非构造复杂、高度发达的人体机能（如智力）的典型代表，他们或许需要数以千计的基因彼此配合，并且对人类的生存至关重要。

费舍尔亦注意到人体的重要特征遗传力相对较低，这本身即为自然选择的一部分。事实上，在诸多合理控制的动物实验和场域研究中，这一结论已经得到反复证明。

表 2.1　家燕多种不同特征的遗传力

特征	遗传力
羽翼长度	0.156
跗骨长度	0.079
体重	0.000
免疫球蛋白	0.051
T 细胞反应	0.007
白细胞数量	0.059

表 2.1 所示的遗传力估测并非由传统上错误百出的双胞胎研究得出，其研究手段亦非常见之态。这个实验出自菲利普·克里斯蒂及其团队之手，他们对家燕的育种研究及其研究环境严格把关，才得出这一结论。[34]

读者可以看到，该研究的估测值相对前文借助双胞胎研究所得出的人类潜能遗传力估值（0.5 ~ 0.8）来说可谓微乎其微。难怪彼得·史纳曼（Peter Schönemann）不无讽刺地警告学界："智商的遗传力估测值现已超过了动物王国所能发现的任何物种。"[35]任何客观的观察人员都能得出结论——人类潜能再普通不过，而正是学界的研究方式使这一个估测显示出如此异常之态。

我将在本书的第四章中进一步强调如此低的遗传力并不必然意味着微弱的基因变异。遗传力仅仅意味着基因变异与性状变异之间的关联度较低而已。为什么智力会成为其中的意外元素？我们或许能从不同的客观角度推演这一逻辑。双胞胎研究似乎昭示着行为遗传学家手中掌握大量基因能支撑他们对遗传力的"信仰"，或许批评人士亦掌握大量基因作为他们的质疑之据。在当今这个言必称基因的世界中，客观科学显得有些不切实际，其中原因或许就是人们对数据的客观鉴定如今被自身的基因研究所误导！

问题的底线在于，如果人们确实想发现人类潜能呈现千变万化的原因，双胞胎研究及潜能估测则必须被永远地抛弃。此类研究均以虚假的基因和环境假设为前提，在方法论上更是不乏致命错误！

双胞胎研究的替代品？

本书第一章即已谈及，基因序列组研究并未在基因变异（单核苷酸多态性，SNP）与智力测量方式之间发现可信关联，因此学界目前普遍弥漫着一种沮丧情绪，哀叹此种缺失的遗传力。行为遗传学家非但没有认真审视此种可能性，即这是双胞胎研究中所犯错误的矫作物，反而不遗余力地寻求其他方式以挽救自己的先入之见。

学界的争论主要围绕基因并未真正缺失而展开。研究人员表示，遗传力是数以千计乃至万计的基因共同作用的结果，单个基因的功效过于微小而无法为 DNA 序列方法研究所感知。此外，研究人员还指出单个基因对个体潜力差异的影响微乎其微，几乎可以忽略不计，然而所有基因的共同影响不容小觑，此前的双胞胎研究对此亦有所发现。

因此学界随后又策划出一个新颖但又让人颇为费解的研究方法来支持自己的观点。尽管涉及无数的统计策略，乃至更多的假说，行为遗传学家对此依然热情高涨。一些研究者更是深信此种新型研究方法完美无瑕，例如，伊安·迪尔瑞与其同事宣称此种方法确定并极其清晰地验证了此前的研究结果。[36]然而，科学研究领域并不常用（且不推荐）此种表达方式。

此种新型研究方法要求对数万名个体的基因组排序，此举很难确定每个个体所携带的可变型单核苷酸多态性（比如，基因词中的组成字母）的版本。每对被试基因之间的关联度均一一被测量统计，同时被测量的还有他们的智商关联性。此外，基因关联性与智商关联性之间的关联性亦被纳入测量体系，并由此得出遗传力估值。这种方法被称为全基因组复杂性状分析（Genome-wide Complex Trait Analysis，GCTA）。

然而美中不足的是，这一研究方法基于大量的假设情形、数据修正以及统计策略。其中的假说之一则认定基因（以及单核苷酸多态性）为独立的组合群体，另有假说认为所有的关联性均呈现任意性。然而，即便我们仅凭字面意义接受此种假说，尚有更为严肃的问题亟待解决。随着双胞胎研究中遗传力的热度与日俱增，现有的研究发现似乎是自然而然的结果，而这不过是因为研究者将基因研究与环境因素混为一谈。

研究中最大的问题是所谓的“人口结构”。看起来毫无关系的两个人所拥有的基因相似性或许超过大多数普通人，背后的原因则是二人的祖辈拥有亲缘关系（即便两人不来自同一个大家庭）且二人的社会阶层相似。由此推演，研究者亦有可能将基因相似性与人体的后天养育环境相混淆。全基因组复杂性状分析研究试图修正此类错误，但是也只是浅尝辄止而已。埃文·查尼

（Evan Charney）在其发表于《独立科学新闻》一刊的文章中指出，另有神秘的基因关联几乎存在于所有群体中，此种关联性造成了"相关"假说与"无关"假说间的诸多混乱，使任何统计方式对此都无计可施。[37]

该问题的产生在很大程度上源于另一个致命性的假说，即人类社会为随机孕育的人口集合，在随机分配的环境中，基因物质亦被随机分配到不同个体。然而所有人因迫害或工作机遇而处在不断的搬入与迁出的过程之中。具有相关基因背景的移民在目标社会中通常不会任意散居，而是倾向于与智商水平千姿百态的不同社会阶层接触融合。这其中的案例包括：历史上著名的胡格诺派教徒涌入英格兰南部从事编织工作；爱尔兰人因工作大量迁入诺森比亚成为矿工，或搬去约克郡和曼彻斯特以便在当地工厂做工；苏格兰人迁入英国中部地区，进入钢铁厂与汽车行业工作；更有大量俄罗斯人与欧洲犹太人为免受当地的政治与种族迫害而背井离乡成为裁缝或零售商人。

诚然，这些基因均与认知能力毫不相关（与其他重要的人体特征亦是毫无关联），但是此种巧合恰恰在社会阶层和基因背景之间创造了一种完全非任意性的关联。此外，因社会阶层的移动性多受限且处于监控之中，不同基因、社会阶层、区域及认知特性之间的关联性将会在不同世代之间不断传承。最终，鉴于智商测试被设计成联系不同社会群体的工具（详见第三章），全基因组复杂性状分析研究中的智商与单核苷酸多态性之间的关联不需要外部助力便可自我实现（见图 2.4）。

为了证明自己的观点，查尼开始关注维康基金会所绘制的"英国基因地图"，该地图清晰地标明了英国境内不同区域的居民具备明显不同的基因构成。事实上，通过分析多种实验数据，道

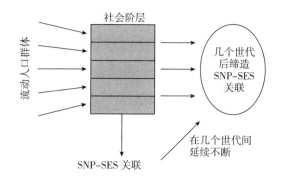

**图 2.4　非随机性基因分配如何通过不同世代缔造
单核苷酸多态性与社会经济环境（SES）之间的关联性**

尔顿·康利与同事在多组被试群体中发现了持续且强韧的关联性，该组被试的诸多个体间彼此毫无关联，却在基因上拥有多种相关性。此外研究人员深挖被试个体的背景，发现即便追溯到他们25代之前的祖先，且无论其居住于城市或是乡村地区，此种关联性依旧存在。[38]同理，对社会阶层所做的初步测量与基因相似性之间亦存在某种联系，而该种联系恰与双胞胎早期成长研究的研究成果相互吻合（这种吻合令人极其不安，但又是可预测的。社会阶层与基因相似性之间的关联通常会被解读为影响社会地位的基因变异）。[39]

　　最近的研究证实了查尼的猜测。韩国科学家金容多（Youngdoe Kim）与其同事测试了诸多不同假说的实验模型，并得出结论：“遗传力的渐强态势不可小觑，这同时表明对遗传力的估测需格外谨慎。”[40]克里希纳·库玛（Krishna Kumar）与其同事同样告诫学界，如今众多假设当头，“任何估测都势必会被误导”。库玛团队得出结论，“学界需对全基因组复杂性状分析得出的实验结论，及对结论的定性分析保持高度谨慎”。[41]

　　换言之，此种研究方法似乎仅适用于重述社会阶级分层的历史。正如查尼所言："眼下情形（不仅限于英国）俨然已是创造谬误百出的遗传力估测的沃土。"查尼在该篇论文中总结道："以全基因组复杂性状分析寻觅影响微小的基因变异体实为这一范式的最后一搏，无奈该范式天生即有重大缺陷，难逃一败涂地的命运。"[42]

然而如今，这种错误依然存在。研究人员并没有谨慎审视研究假设，转而投向与此类似但规模更大、经费投入更多的研究项目。本书的下一章节将以更为深刻的视角考察学界存在的问题。在本章完结之前，我愿意与读者一道厘清几个相对浅显的误解。

对遗传力的误解及误导性术语

行为遗传学家挂在嘴边的遗传力通常指可塑性（Malleability）的对立面。例如，遗传力较高的人体特征表现出的个体差异通常较为固定，且其基因影响在任何后天环境下均能发挥作用。这不免让人回忆起本书第一章中提到的就人类潜能所弥漫的宿命论与悲观主义情绪。例如，道尔顿·康利团队曾期待遗传力估测研究的数量缩减或许意味着"相比于以往的研究结果，如今人们的许多特质能在社会环境中被逐步塑造"。[43]

这恰恰是眼下被广泛散布的一种误解，原因是人类特质的遗传力与可塑性之间并无半点关系。在不同的社会环境中，遗传力不存在所谓的等级之说，而仅是不同变异之间的相关度，绝非个性与因果关系之间的相关度。诸如苯丙酮尿症之类的机体特征，其遗传力为1（此时基因变异与性状变异之间存在绝对关联），然而借助简单的环境治疗（饮食中避免摄入苯丙氨酸），此种境况便可得到极大的改观。同理，零遗传力并不意味着基因不参与个体发育或性状变异，而仅是表明个体成长与相关基因之间的关系较小。因此，某一特征的遗传力并不能预测个体潜能——例如，人们其实无法通过家长的智商预测孩童的智力——且不能预测外部干预能否成功。

事实上，言必称基因的心理学家偶尔也会认可这一事实（此类事实均可被证明）——但是很快就被抛诸脑后。在《G 乃基因》一书中，凯瑟琳·阿斯伯里与罗伯特·普罗明就遗传力概念的局限性提出警告，但与此同时又将自己的作品副标题命名为"基因对教育的影响"——而这完全是由遗传力估算推演而来的！只有在伪装基因的世界中才有可能得出此种结论。同时我们尚需自问：我们究竟为什么要盲目追求此种毫无意义的遗传力估测呢？

同样需要我们注意的还有遗传力估算所延伸出的诸多结论，这些结论宣称基因变异引起多种特征变异。"基因影响""致使""由于"之类的术语通常用于属于关联的语境之中。例如，在《G 乃基因》一书中，阿斯伯里与普罗明使用了如下表述——"我们通过双胞胎估算不同个体间多少数量的差异由基因导致"。我在第一章中已指出此种措辞极具误导性。

当科学领域中的潜在概念具有模糊性或可渗透性时，意识形态则已悄然潜入其中。我在本章内集中阐释了当前人们普遍认为基因决定智商，基于此种基因的个体差异研究模型所提出的假设均错误百出。此种模型内置的诸多自由与回旋空间似乎导致了一种拼凑型的实证文化，从而影响了试图证明其准确性的研究方法。智商测试不仅缺乏信度，测试结果也多通过简化过的题目而得出，测试过程更远非理想状态。更严重的是，双胞胎研究（尤其是 EEA 研究）及领养儿童研究中的固有缺陷使大量的（伪）遗传力遍布于几乎所有的被测特征之中。其他试图通过统计方式估测智商遗传力的尝试均有自身的不足。我已充分论证遗传力这一概念何以被误解，且对于人类研究而言毫无意义。

最后，请诸位读者谨记，所有的这些努力在进行时均没有关于人类智慧或潜能的理论共识。我将在本书第四章论述该问题，但鉴于数量庞大的先天–后天之争均是以清晰明了的人类潜能测试（诸如智商测试）为基础，下文将就此一探究竟。

第三章

伪装智慧

区分不同人群

发达国家中的大多数人在生命的某个阶段或许都参加过智商测试。他们或许曾为"几个问题和谜语如何能真正测量他们作为人所拥有的潜质"而困惑不已，他们也很好奇这种测试能指引他们做出何种决定。但是他们从未质疑过这些"致命"的裁决，而这恰恰是关乎智商的意识形态所拥有的强大力量。

我至今对我的第一场智力测试记忆犹新。尽管当时的我并不清楚那是什么，也不知道这种东西居然能测量我的潜力并为我日后的学习提供指导意见。我还记得当时的我随意地回答了一些带有陷阱的问题和谜语，而在此之前我从来没有见过这些问题。但是我并不孤单，在我度过童年时期的那个矿村，几乎没有小朋友能通过英国的"11＋"测试。事实上，在 6 年的小学期间，我共有 8 位同学，而只有两位顺利通过这个测试。

因此，在小学毕业的时候，我们都去了二等中学。到了 15 岁，等待我们的是煤矿和工厂。当时的老师对我们的学习束手无策，甚至让我们坚信自己的水平有限（偶尔我们也会听到"笨胚子""劣种""对这帮人还能有什么期待呢"之类的评价）。

如今，我开始怀疑此种对孩童职业和财富投入的分类与科学

无关，而更多的是关乎社会阶级背景。当时为班级分类而用的
"聪慧"与"愚笨"等术语（且如今依旧在使用）与科学毫无关
系，但是在一个号称民主的社会里，此种分类必须披上公平与正
义的外衣。

为解决该问题，能测量个体脑力的科学手段且能反映生理不
平等性的智商测试发挥了重要作用。大多数的先天－后天之争，
乃至近来备受关注的搜寻智商基因的诸多努力无一不受到智商测
试的影响。因此，我将在本章中指出智商测试究竟是何方神圣。
在阅读本章之后，我亦希望诸位读者能知晓当代学界对人类智力
的诠释是何等的狡猾，并且知道这一概念固有的模糊性如何滋生
了本书第一章中所讨论的意识形态"填充物"。

这是心理学的一个侧面，却常被大多数人所忽略。学界斥巨
资搜寻掌控智慧的基因，公共媒体亦对此穷追不舍，这似乎都给
公众留下了深刻的印象。负责提供研究经费的财团与政府顾问似
乎也已坚信这些测量手段能为我们解释人类潜能的差异。然而即
便如此，目前学界却尚未达成共识，不能够回答智商测试的测试
主体为何、潜能的本质究竟是什么等问题。

例如，在写给英国心理学协会出版的期刊《心理学家》的一
封信中（2013 年 3 月），著名的理论家迈克·安德森（Mike An-
derson）谴责道："学界无视此类测试的信度所仰仗的理论基础，
这令人不齿！"他指出，"使用智商测试一直都是心理学研究中的
一个污点"，因此"诸多智慧超群的同僚未能专注于解决'何为
智力'等根本性问题，反而在此种无聊事务中浪费才华，实在令
人痛心疾首"。

约翰·瑞文（John Raven）（著名的瑞文标准推理测试的设计
者之子）隔月在该杂志发文指出："实际操作中大多数智商测试

不符合伦理规范，原因在于他们促成甚至巩固了这个在环境中具有破坏力的阶级社会。"本书前面章节亦有提及，伊安·迪尔瑞正在努力界定掌控智力的基因，但同时他又告诉我们目前尚未有成熟的理论模型来界定个体的智力差异。在第一章中我曾列举了众多《剑桥智慧手册》投稿人的类似结论。[1]

无效测量

事实上，在对实验主体缺乏共识的前提下，智商在科学探寻领域表现出了强烈的独特性。智商测试的虔诚支持者毫无疑问拒绝承认这一事实，并坚持声称自己所研究的是成人与儿童间的认知差异。他们力图揭示认知与学习成绩表现、工作状况、收入等因素之间的差异。但是事实上，智商测试仅是另一种游戏方式，与常见的科学实验方式略有不同而已。

在科学及医学领域，研究人员的确需要在一些可观测变量中挑取或推测差异以测量身体内部技能。然而此举的前提为研究人员能在不同差异之间建立关联。例如，学界可以证明血压计中的水银高度（或电子血压计的电子显示）会随着动脉中血压的不同而变动。同样，我们现已知道白细胞含量是指示身体感染的指标，红细胞是监测组织炎症的有效工具，而呼吸中的酒精含量能相对精准地指示本人饮酒量。

在人们眼中，这都是有效可信的测量手段，因为它们是基于已被广泛接受、注重细节的理论模型而产生的。在其研究案例中，测量结果所表现出的差异恰与身体内部机能差异相吻合，而差异原因已被研究人员所发现。然而，对人类智力的研究却缺乏相关的理论基础，对其中的所谓个人差异之本质更是众说纷纭。不同个体表现出的智商差异与所谓的身体内部技能并不存在可靠关联。学界却对此置若罔闻，转而将智商差异与其他诸多个体差异做比对，企图以此反映个体的智慧差异。而这恰恰也是智商测试得以开展之道。

我们如何能借助智商测试测量其他重要的认知功能？如果智商测试并非在测量认知功能，那么它的测试对象又是什么呢？为了回答这些问题，我们首先要回顾一段很长的历史。

意识形态起源

这一表达最早在维多利亚晚期由弗朗西斯·高尔顿爵士提出，他还是查尔斯·达尔文的表亲。在第一章中我已指出高尔顿提出的优生学理论（亦称选育理论），以此为社会智识的长久发展之计。优生理论则需要科学的能力测量方法，"以指示更为优越的血统或族群"。但是高尔顿同时亦有困惑，在并不清楚"智识"究竟为何物的前提下，我们又该如何测量这一能力？

他所采取的解决措施则自此成为智力测试的标杆。高尔顿首先设计了一些浅显的小测试，以期能揭示不同个体的脑力活动，其中包括感官辨别力、记忆力、认知判断、反应时间以及其他能力。他招募了一些志愿者，以志愿者为被测体并记录每个人的不同表现。但他又将如何证明这些个体差异即是智力差别呢？他指出"这些测量内容需要结合对个人能力的客观估测，并与之相比对"。然而，高尔顿所能想到的唯一的对认知能力的客观估测却是社会声誉或所处的社会阶层。他进而自问："社会声誉是能反映自然能力的公平测试吗？"但又得出结论——"这的确是目前我能使用的唯一公正的方式"，似乎略有怀疑这或许仅是第二佳选择。[2]

这种做法显然本末倒置，这表明我们可以用一个人在社会中的地位为客观基准来判断此人的能力，而以他所参加的测试成绩为手段来反推其社会地位（鉴于测试成绩有此功效）。如果测试成绩与本人所处的社会地位基本吻合，则该测试可称为是反映智力水平的智商测试。厄尔·亨特（Earl Hunt）在1983年指出："我们必定能知道谁为聪颖之人，并且接受以测试为测量智力的手段，前提是该测试的确能鉴定出这些聪颖之人。"[3]

事实上，高尔顿的逻辑极为简单，即现行社会阶层与社会威望的差异是一个人智慧的反映，任何能复制此种社会阶层秩序的测试（或与之相关的测试）都可以被冠名为智力测试。他似乎并没有意识到，个体所处社会阶层或许是不平等的财富与权力分配的结果，而非智慧的作用结果。

然而，这一缺乏事实根据的理论逻辑确实是并且一直是智力测试运动所采取的基本策略，围绕着该测试信度的众多光环长久以来一直困扰着智商测试及其衍生工作。当然，测试成绩的量性特征激发了心理学家为荣耀和体面寻求科学的表现方式。然而不幸的是，高尔顿所研发的测试及其成绩未能如其所想一般，与社会阶层之间建立起必然联系。然而他的策略在日后发展升级成了另外一项成功的测试，其中涉及诸多不同的测试项目。

阿尔弗雷德·比奈测试

　　此处需强调智商测量一直以实际的社会用途为主导动机，理论用途仅能屈居其后。20 世纪早期的许多社会压力对此种动机亦有煽风点火之功效，其中最显著的是欧洲几百年来努力推行的义务教育体系。智商测试手段的出现让学校里多了无数名适龄学童，他们出于各种原因对学校课程的掌握速度慢于其他学童。此种学习差异自然而然地引发了无数担忧。1904 年，法国公共教育部部长委派一个特殊委员会研究如何在早期就能指认出"迟缓"儿童（Retarded children，在当时这些儿童被冠以这个名字），以对其采取医疗措施。此后又有建议指出在未进行"医疗教学法"测试（以确定其在普通学校学习中的收获）之前，任何学童不得被送到特殊学校。但是，这种医疗教学法测试究竟如何操作呢？

　　该委员会成员之一即心理学家阿尔弗雷德·比奈（Alfred Binet）。比奈与其助手在十几年来致力于心理发展及评估手段的研究。鉴于其专业背景，委员会指派他为现行的测试提供专业意见。然而，比奈的视野从未局限于某单个能力的测试，他说心仪的测试方式是通过多种简短测试或测试条目衡量多面向的人体机能。乔治·米勒（George Miller）在 1962 年出版的关于心理学历史的书中将比奈及其助手西奥多·西蒙（Theodore Simon）描述为"在学校及学生身上投注了无数时间，观察、询问、测试并记录学生的一举一动。每项试行测试需要大量的学生被测群体，如果测试不能区分聪颖与迟钝的学生，或不能区分高年级与低年级，该测试即被比奈抛弃。记忆测试效果良好，理解力测试效果也非常乐观。但是比奈出于理论原因并没有在测试系统里保留这两种测试。他认为被测的言谈举止决定了什么测试是有效测试，什么测试是无关测试"。[4]

比奈的测试与高尔顿的设计不同。比奈的测试衡量标准不是社会阶层而是学生的学业表现，由教师评估及其年龄状况所共同决定。然而，比奈同样缺乏相关理论指导被试的选择，只能靠其他附属旁系测量作为衡量标准，实验条目的标准进而成为个体表现是否会随着年龄的增长而进步，以及个体变现与学校教师对其评估是否吻合。

在此基础上，比奈与西蒙于 1905 年出台了第一套"比奈 – 西蒙智力量表"。该智力量表共有 30 个条目，针对 3 ~ 12 岁儿童设计，题目难度呈梯度排列。比奈团队根据不同年龄段的表现及教师的评定将实验题目分组，下为详例：

（1）模仿手势及遵从简单的命令；

（2）描述图画中物件；

（3）复述数字；

（4）为常见单词下定义；

（5）根据记忆绘制图案；

（6）描述物品的相似点（找相同）；

（7）比较两条长度不同的线；

（8）用三个名词/动词组句。

智力量表中还包括一些抽象的（理解性）问题，例如：①"如果有人冒犯了你，随后又向你道歉，你会怎么做？"②界定一个抽象的词（描述诸如"无聊"与"疲倦"或"尊严"与"友谊"之类的词之间的差异）。

实验人员根据智力量表题目对每一位被试儿童提问，直到后者不知道答案为止。被试儿童的表现随即与其所类属的年龄组的平均成绩做比对。如果被试儿童的表现高于六岁儿童组的平均值，则该儿童的心智年龄会被认定为六岁。比奈以心智年龄与实际年龄差作为评估被试儿童是否心智发育迟缓的指数。如果这一差异指数超过两岁，那么该儿童就会被认定为有严重缺陷。

现代智力测试由此正式登台，短短几年的时间里世界各地都有了"比奈－西蒙智力量表"的翻译版本。1912年威廉·斯坦恩（William Stern）提议以心智年龄与实际年龄的比例系数来表示如今众所周知的智力商数（智商）：

$$智商 = \frac{心理年龄}{生理年龄} \times 100\%$$

智商测试由此而来。

于何处迟缓？

从一个纯粹现实的视角来看，比奈的智力量表显然是一个巨大成功，操作简单快捷，并能清晰明了地测试目标个体。当然，此种测试是否能比教师依据与学生的接触而得出的结论更为可靠还令人怀疑（毕竟，对测试条目而言这是除去年龄评估之外唯一的标准）。此种测量手段看起来更具系统性，并且更能快速地实现同年龄层或不同年龄层间的比对，因此发育迟缓现象似乎也能得以彰显。

但是，于何处测量迟缓是另一个完全不同的话题。要知道，这个量表的测试结果并没有提供任何新的心理学信息，也没有关于被测儿童的任何未知新信息。这究竟为什么？乔治·米勒指出："比奈对科学纯度并不是特别关心。他面临的是一个亟待解决的现实问题，因此采取了一切必要的措施来解决这些问题。"[5]
比奈本人坚持声称此测试仅是区分不同的儿童而非测量根本
潜能。

比奈测试的陨灭

比奈显然对任何号称能测量个体智慧的方法都嗤之以鼻，但其
他学者很快就有了不同意见。新的测试不断问世并要求测试成绩与
学生的学业表现相联系。此外，这些测试还与社会阶层和种族背景
相联系（只是与高尔顿的做法略有不同）。这并不稀奇。在描述适
龄儿童为进校读书所做的准备时，我们对其社会和家庭背景，乃至
某种程度上整个社会的社会结构都有所反思。然而高尔顿的美国追
随者（其实是祖籍英国的美国人）却对测试成绩差异的解读存在不
同看法，在他们眼中，测试成绩即智力及所谓优越的血统与种族的
表征（高尔顿此前曾希望对此进行科学解读）。

如今美国在该领域的研究进步最为显著，鉴于所谓的"低能
儿"现象已成为当地亟待解决的社会问题，而此种现象在 20 世
纪早期移民至此的新美国人中尤为突出，这将对教育和国家社会
安全产生重要影响。针对此种社会现实，众多科学家纷纷提出对
策。其中之一是亨利·H. 戈达德（Henry H. Goddard），1910 年他
将比奈的智力量表翻译成英文。此时戈达德供职于新泽西州一家
为智力迟缓儿童创办的学校并担任学校校长一职。他坚信个人能
力与潜质由生理条件决定，而比奈测试量表能衡量个体潜能并为
被测儿童提供培养意见。

戈达德及其同事把目光专注于当时刚刚踏上美国大陆的新移

民，而戈达德团队的测试研究则逐步演变成耸人听闻的悲喜剧。在臭名昭著的埃利斯岛移民检查站，在一派压抑沉闷的氛围中，他坚持让每位移民，无论男女老少都要在登陆后接受智商测试。戈达德推行智商测试的过程漫长且充满艰辛，最初只能通过口译员将英语测试题目逐一翻译给移民。通过这一方式得出的统计数据显示，83%的犹太人、80%的匈牙利人、79%的意大利人以及87%的俄罗斯人智力发育迟缓。状况同样不容乐观的还有爱尔兰人与波兰人，而处于名单最底部的是黑人。只有斯堪的纳维亚人以及盎格鲁－撒克逊人侥幸过关。

毫无疑问，如此调查结果只是助长了20世纪20年代美国各地蔓延的仇外情绪，并直接导致了1924年《移民法案》的出台，开始对进入美国的移民实行配额制度。此外，心理学家开始热切呼吁政府采取相应的优生措施，移民中智力"迟缓"的各种族数量不断被媒体披露，优生计划也被逐渐升级成相关法案。此后的一段时间，外科节育手术数量呈井喷式增长。许多专注于科学史研究的专家指出，这段时期之后智商测试公然堕落成种族歧视的工具。比奈亦提出严正抗议，抗议当地学者对其量表的颠覆式解读，反对研究人员武断地判定测量结果直接指示了个体身上的固有特点，并抗议围绕智力量表弥漫的残忍的悲观主义。

盎格鲁－撒克逊心理学家不断在期刊及杂志中发表研究文章，进而将智商测试作为测试人们自身基因价值的手段。此后又有学者预测此种测试对于个人及社会的巨大意义。1916年，刘易斯·推孟——全球最著名的智商测试发明人声称，智商测试"最终将抑制智力低下与迟缓的人的繁衍，并能消除大量的犯罪、贫困，以及产业效率低下"。同时他还指出，作为一个有益的额外作用，"整个社会因此还能为值得拥有这片土地的人捍卫我们的国家"。[6]

这让我们不得不感慨，一套简单的测试问题和谜语却能引申出如此众多的结论。而这些问题之所以能被纳入测量体系，是因为它们无一不反映了在特定社会阶层中相对更具典型性的知识学习。然而，在测量成绩中叠加推测结果使个体差异看起来具备科学性与生理性，并且呈现出社会公正的政治准确性。其实，恰恰是心理学之类的新型学科迫切需要科学的实验信度。此后的智商测试逐渐由针对个体转向了以团体为主，并且开始以纸笔答题的方式推广开来，因而能大量应用于学校、工作选拔及军人招募中。

智商测试的发展

高尔顿的追随者以生理事实为武器激发了无数颇具影响力的运动，而 20 世纪早期大洋两岸的优生协会也如雨后春笋般涌现出来。在发现工人阶级生育率相对较高后，优生协会的会员开始在著名的研讨会、杂志、全国性报纸上告诫全社会警惕种族退化，他们同时还呼吁全社会认可智力的先天性本质。1919 年著名的统计学家卡尔·皮尔森（他将自己视作社会主义者及优生学家）在《大英百科全书》（*Encyclopaedia Britannica*）中写道："智力测试对个体至关重要，却不具备任何社会意义，它并不能将一个资质平庸的人由体力劳作递进至脑力劳动行列。"[7]

在伯特空前的影响下，该逻辑逐渐贯穿于整个教育政策。而在美国之外——尤其以德国为盛——这一假设影响了千千万万人的生活，使其人生演变成一场悲剧。

编纂智商测试，反映预设差异

推孟的测试（1916 年推孟本人将该测试命名为斯坦福－比奈测试）随即成为其他测试效仿的样板，在历经多次修改之后该测试如今依旧是大西洋两岸使用频率最高的测试方式之一。斯坦福－比奈测试本质上依旧沿袭比奈设计的研究方法。推孟则用其他更多的条目（共计 90 条）扩充测试内容，且所用条目范畴更加广泛多样。测试中的一部分内容为学校型的普通常识测试（例如，成吉思汗是谁？水的沸点为多少度?)，其他部分则为记忆测试，范围从复述口授数字，考查词汇量、词汇定义，到常识、理解等不同难度的内容。

其他测试最终也效仿推孟的做法，甚至如今依旧在完善之中。然而尽管测试的设计环节在不断精进，其基本型根基却从未改变。首先，大量的测试条目由测试开发者设计而来，并在相应年龄阶段的被测样本人群中初步测试。测试结果显示哪些条目可入选测试最终版本，或被直接摒弃，以此使测试成绩呈现出理想的分布态势。

例如，研究人员曾一度设想（且如今依旧如此认为）大规模测试成绩应呈正态分布，本书第二章已对此有相应阐述。智商测试中通过加入相对较多的条目，使测试组的人员普遍通过测试，而比较组人员只有一部分人或少部分人通过测试。此种实验结果赋予智商测试准生物学的权威性与可信度。

本书第二章同样还谈到极少的自然（生理）机能符合此种简单的分布模式，而在智力研究的论文中这种可能性基本上已经被完全排除。如今这一领域面临的事实是，几乎所有的智商测试（包括所谓的遗传分析测试）统计数据都恰好以此种简单的分布模式为基础而设计。因此此种假设的错误性必然会给研究带来严重问题。

研究人员设计智商测试时采用的另一个假设是，作为一种生理机能测量方式（无异于体力测试之类），智力状况会随着年龄的增长而逐渐改善，并在青春期之后进入平稳期。而在挑选测试项目时，这一特质也被适时地架构进了智商测试之中，借由这些测试项目，越来越多的处于不同年龄阶段的被测主体得以通过测试。

诚然，真正的智力（不管我们如何定义）出于诸多原因并不会以此种路径发展。对于智商测试而言，此种假设仅是创造了大量不切实际且不受欢迎的实验结果，使被测者的测试成绩在 18 岁左右达到顶峰，并随后呈逐步递减的态势。

当然此处我还想再重申一次，这与此前的测试项目选择有关。通过增加高龄被测者更擅长的测试条目，并缩减低龄被测者擅长的题目，这一结果便可被轻松逆转。但是关于智商与年龄的大型遗传基因研究误以为智商测试成绩的分布态势就是真正的智力，并没有看清其本身是人为设计与经验累积的结果。

同样，借由这种方式，不同组别差异的特定模式被涵盖进或剔除出测试结果统计，而其中的标准是此前的研究预设。例如，男孩在一些测试题目上表现突出，而女孩另有专长，但是整体统计结果显示男女在测试中的表现基本持平。因此研究人员得出结论，即个体差异均由经验与反复训练所致，而与天生能力无关。因此，推孟与梅里尔在 1937 年推出斯坦福－比奈测试的修订版，并在其中指出带来大量性别差异的测试条目会被逐一删除，原因是此类条目的存在或许会导致测试的不公平性。

正是在此种语境下我们需要评估智商测试中对社会阶层及种族差异的评述。这些评述或许能以同样的方式在测试中被放大功效、减少份额，甚至直接从测试条目中被删除。事实上，对社会阶层及种族差异的评述能长久存在于智商测试之中是一种社会事实，而绝非科学事实。综上所述，我们能发现智商测试的发展运动并非仅仅描述人们的属性特质，智商测试实则缔造了我们口中的人类属性。

一些忠实的拥趸或许会提出抗议，在他们看来，随着科技的进步及统计方式的复杂化发展，智商测试如今正变得越来越科学，测试条目相比于以往更加客观。然而此种论调亦是基于事先的预设，即在测试开展之前已假定潜在的聪慧或迟钝人群，并以此选择测试条目。测试开发者自行设计测试条目，或将其转发给其他心理学家、教育者或其他专家以征询意见与灵感。本书此前即已指出，这一现象的本质实则是，最初的测试项目于后期被修订与完善，而其中的理论基础被细化成了一些直觉式的指导理念。

伪基因理论

高尔顿一直有种直觉，智力实则是遍及各方面的生来既有的能力，与体力等其他机体特征一样千变万化，但是又能对我们所做的任何脑力努力起决定作用。然而高尔顿并没有在此基础上有所突破，因而也无从知晓智力的真正属性。其他研究者亦放弃了对智力功用进行简单描述，而试图通过统计方法克服这一问题。1904 年英国心理学家查尔斯·斯皮尔曼指出在学校某一科目考试中表现突出或不尽如人意的孩子通常在其他科目的测试中有同样的表现。换言之，不同科目之间的成绩彼此呼应。

表 3.1　斯皮尔曼研究报告中学业测试与情感测试关联度

科目	1	2	3	4	5
法语	0.83				
英语	0.78	0.67			
数学	0.70	0.67	0.64		
体育	0.66	0.65	0.54	0.45	
音乐	0.63	0.57	0.51	0.51	0.40

　　表 3.1 是斯皮尔曼早期的研究结果，他的研究对象为 22 名就读于预科学校的男孩。斯皮尔曼假定学业成绩本身为智力的考量方式，并且指出关联度如此之高的学业成绩或许能印证高尔顿此前提出的类似现象背后的潜在影响因素。本书第一章亦指出，关联度仅是衡量两个独立实体之间共同变化的尺度，而非显现背后的主导因素。然而，斯皮尔曼却直接由此得出结论——"人类之中存在普遍智慧"。他甚至声称这原本就已刻印在人们生来即有的能量或可变能力之中，能提升或降低人们学习各种科目的能力，并且斯皮尔曼把这种神奇的存在定义为 G。如今，心理学家把这项发现标榜为心理学界迄今为止最伟大的发现。[8]

　　斯皮尔曼推论背后的逻辑，即相互关联的测试成绩反映了某一个普通能力，如今依旧备受追捧，尽管这些关联性背后的真正原因恐怕要归结于多方面因素，抑或是此种关联毫无依据可言。例如，有推论声称咖啡的价格和哈雷彗星与地球之间的距离的远近存在某种关联。这其中的错误在于假定这些相关性显示了隐藏于其后的独立实体，而这些实体又不断引发诸多的实验观察与研究，这实则是一种被称为"物化"（Reification）的思维习惯。基因由此化身成隐形的幽灵，可由诸多意识形态任意渲染"塑造"。

　　然而，这种思维习惯似乎是研究人员所无法抗拒的，并且进一步驱使着他们从相互关联的附属成绩中推测基因结构。因此如今我们知道了所谓的言语基因、数字基因等诸多让人摸不着头脑的描述。这其中的错误则是假定此种关联指示智力的真正结构，而事实上它们仅仅反映测试成绩分布模式中的重叠部分，诸多的关联本身即是测试内容的直接结果。

这其中最引人注目的或许是被测人员在诸多测试中表现出明显的关联性，这让研究人员诧异不已。毕竟智商测试的设计者是在相对狭隘的社会阶层与文化中规划出所有的测试条目，这些条目的架构基础是对智力及其诸多变化方式的直觉性感受，当然这其中还有条目选择的科学手段以收集所需程度的测试表现样本，此外，测试条目的选择尚还依据一些相对统一的标准。

智商测试：无可遁寻的信度

我们不能确定智商测试是测量智力的有效的科学手段。智商测试本是测量认知能力的一种手段，但直到如今我们并不能证明正是认知机能中的差异导致了测试表现的差异，个中原因则不免是目前我们还没有就智力的本质或智商测试的模型达成共识。

因此所有关于智商测试信度的言论与逻辑都是基于一种假设，即其他的标准诸如社会阶层或教育背景乃至职业成就等同样也是测量智力水平的方式与手段。因此不断有各种类型的测试研发问世，再现被测群体所处的社会阶层。然而不幸的是，如今这一逻辑却被因果颠倒，智商测试转而成了衡量智力的手段，因为他们预测了实验被测者的学业成就及其未来的职业高度。此种范式绝非科学的证实推演，亦非能自圆其说的公式条例。

例如，罗伯特·普罗明的团队曾努力搜寻掌控智商的基因，并孜孜不倦地努力为此正名，他们指出智慧的个体差异与许多重要的人生成就密切相关，其中包括教育成就与职业成就。无独有偶，盖尔·戴维斯、伊安·迪尔瑞及团队同事（本书第一章已有论述）指出："智慧的个体差异与许多重要的人生成就紧密关联，其中包括教育成就与职业成就、收入水平、健康状况以及寿命长度。"2012 年美国心理学会成立的基因研究特别小组指出："鉴于智力测试能相对充分地预测被测者未来的学业成绩、工作表现，以及在生活中其他方面的成就，因此它对智慧的衡量与考察具备实用性价值，而此前实现这一预测的主要手段是智商测试。"[9]

然而这种相关性的准确度与意义又有多少呢？

自给自足的信度

智商测试能较为准确地预测被测者的学业成绩，二者之间的关联度约为 0.5，这一点不容置疑，而美中不足的是这一预测的自给自足性。智商测试中包含的某些测试题目涵盖学校所学基本知识，例如，"埃及在地球的哪个洲？""谁创作了《哈姆雷特》？""水的沸点是多少度？"以及其他知识。另有一些测试题目借鉴了大量文本式的规定或类比，因此毫无疑问，被测者回答问题的方式受到了学校学习的影响。罗伯特·L. 桑代克（Robert L. Thorndike）与伊丽莎白·P. 哈根（Elizabeth P. Hagen）在他们著名的《教育与心理测量》（*Educational and Psychological Measurement*）一书中指出："参照此类测试的组织方式即可推断，如此关联势必存在。"[10]

智商测试绝非能界定潜在认知能力或认知潜能的独立测量方式，相反，智商测试和学校的诸多测试一样只是对学习能力的不同衡量手段。正因如此，智商与测试成绩之间的关联性会随着年龄的增长而增强，同理，父母的鼓励和督促，加之学生在学校的诸多努力，也能提高学生的智商测试成绩（美国心理学会研究小组如是报告）。[11]

而这又如多米诺骨牌般引发另一个问题：如果我们仅是需要真正的预测力，为何不选择相信老师的判断呢？学界早已证实教师能更为精准地预测学生在未来一段时间里所取得的成就。甚至有研究暗示，教师预测与学生成就之间的关联度高达 0.66，这一数字要远超智商测试的预测力。[12] 而比教师预测更具诱惑力的则是披着科学的外衣但又弥漫着神秘气息的"一般智力"测试。

人们对戴维斯－迪尔瑞团队以所谓的职业成就、收入水平为信度标准同样提出质疑。学生的学业成绩很大程度上决定了其进入职场的高度，不断有研究报告显示，智商与职业成就之间的关联度为 0.5（因此，与收入水平之间的关联度亦是类似指数），这可能只是学界自说自话而已。原因是此种测量方式同样并不独立客观。

因此，在职场业绩这种相对更具独立性的衡量方式中，智商测试能否预测个体差异？事实上，智商研究中的最具关键性的因素正是围绕着该问题展开的。我将在下文揭开其真相。

智商与工作业绩

智商测试的结果值得信赖，因为它能预测被测者日后的工作表现。这一观点经过长时间的渲染，如今已在人们的意识里根深蒂固。艾德里安·富恩汉姆（Adrian Furnham）反思了学界现存的大多数观点，并指出："有大量且令人信服的研究文本显示智力不失为一个优秀的指标，可以指示日后的工作业绩与技术娴熟度。"弗里兹·德拉斯哥（Fritz Drasgow）将此种关联描述为不容置疑之存在。约翰·亨特（John Hunter）与弗兰克·施密特（Frank Schmidt）在20世纪80年代就声称智商测试还具有经济效益。如果全美境内工作招录全部以智商测试为基础，则美国经济每年能因此节省800亿美元。[13]

然而这其中也不乏问题，研究人员所引述的"事实"尚不能让人完全信服。20世纪70年代以前的大量研究显示，智商与工作业绩之间的直接关联度非常低（在0.2~0.3之间）。显然，这一数值让智商测试的拥趸大为失望。随后两位统计学家约翰·亨特与弗兰克·施密特提出一种可能性，即这些研究结果很可能带有致命错误。他们指出这些错误源于三大主要途径：关联性较小或许是因样本采样过小，正如小样本范围内的民意测验所得结论通常都带有偏见。此外，在研究中常常使用的简陋马虎的测量方式在不同的境况下给出的测试结果也不同，因此大多数情况下并不值得信赖，而这势必会弱化真正的相关度。同时，小样本测试或许会使测试结果的范围区间（智商测试结果，或工作业绩表现统计，或两者兼而有之）相对集中。此种相对受限的区间亦会降低二者之间的关联性。

亨特与施密特这些论点不失理性与逻辑，因此他们计划通过统计学方法与聚拢测试成绩纠正此前研究中最初的关联性。最终在新的方法下，智商与工作业绩间关联值翻倍达到0.5~0.6。几乎本书提及的所有相信智商测试信度的研究均被施密特与亨特的荟萃分析所吸引，或被二人设计的其他纠正型研究方法所吸引。

在其他一些领域，二人的研究路径也常被赞叹与效仿，毕竟荟萃分析的确是一种前无古人的创新。然而，金无足赤，荟萃分析自问世以来一直颇具争议，甚至还引发了猛烈的批评。研究纠错阶段所萌生的大量的研究假设以及原始数据和报告的低劣质量恐怕要为这些争议与批评承担责任。行文至此，我想恳请诸位读者与我一道回顾其中的典型争议，以期你们能够明白如今这一领域已变得非常混乱不堪。

将就而为的测试

亨特与施密特的信度研究面临的主要问题在于原始研究中过于随意性且多样化的实验测试，例如，记忆测试、阅读测试、学术能力评估测试（SAT）、大学入学测试、特殊雇佣选择测试，以及其他大量的专家技术测试。事实上，几乎任何能带来结果数字的测试都被亨特与施密特纳入测试体系之中，并冠以"普通能力测试"之名。此举犹如将大量的血清计数检查粗略地称为"查血"。此外大名鼎鼎的荟萃分析所融合的众多测试大多时代久远，有的测试发生在 20 世纪 20 年代，而大部分的测试都是在 20 世纪 70 年代以前已结项完成。

诚然，这些数量庞大的多样化测试用来针对不同的个体差异考量不同的能力，因而测试结果分布也各有千秋。事实上，时至今日，不同的能力测试之间亦没有表现出明显的互相关联性。例如，2008 年美国大学委员会的报告指出，学术能力评估测试成绩与高中成绩之间的关联性仅为 0.28，而二者任意一方与智商测试之间的关联性仅是 0.2。单方面认为此类测试是对同样"基本能力"的不同表达方式，进而将这些数据整合收纳"一锅烩"似乎无异于随意武断的主观猜测。凯文·墨菲本人即为荟萃分析专家，他曾在论文中指出："在分析样本参数之时，此举缺乏清晰性。"[14]

工作业绩？

不同于多样化的智力测试，多年来对工作业绩的单一评估模式在多数研究中盛行不衰，这一模式即为主管的评定。然而此种评定却存在大量的问题。

其中主要的问题在于主管很难就良好/不尽如人意的工作业绩达成共识。在一篇发表于 1991 年的文章中，琳达·戈特弗里德森指出："人们只需要询问从事同样工作的不同人员就能知道评估这一工作的具体标准。由此人们便可知就界定业绩表现与合理的评估业绩达成共识是何等困难。"[15]

因此，基于缺乏连贯性的衡量标准，评估工作业绩备显主观性。此外，这些评估标准均带有强烈的主观偏见：其中包括年龄效应、光环效应，身高与面容的吸引力不同也使评判标准飘忽不定，而无意识的道德偏见也同样存在。主管对更为客观的评价标准（如工作质量或工作产出）难以达成共识，由此可见上级的业绩评定是何等不可信。一些研究甚至得出相关度几乎为零的结论。

另一个问题则是大多数所谓的对关联性的纠正都以纠正测量错误为基础——而对身体机能的测量方式实则视具体情况而变化。然而对于业绩评定而言，所谓的"测量错误"或许并不是错误，而只是正常的波动。

　　毕竟没有人能时刻保持工作的巅峰状态，人人都有在最优表现与普通业绩之间徘徊的阶段。事实上，个体所表现出的业绩差异要比不同个体之间的差异波动幅度更大。然而，为假定的测量错误而纠正此类差异能极大地激发其中的相关性。罗伯特·盖恩（Robert Guion）以自身经验为依据，回顾自己此前在各种各样的工作中找寻客观的主管评定标准，他在描述这些困境时建议学界应摒弃业绩评估中所谓的客观、真实或硬性的评价标准。[16]

　　换言之，工作业绩的测量并不能证实智商测试的有效性，且无益于其他关于智商测试的众多观点。工作业绩的测量本身即是不准确且不可信的存在。接下来我将邀请读者把目光转向纠错行为本身，我们可以从中汲取无数重要经验。

可疑的修正

　　学界所采取的诸多修正与纠错措施也都面临着同样的问题，即这些行为无一例外都需要从原始研究中获得关键数据，然而这些数据大多都已流失。亨特与施密特曾发表研究报告（此报告恰好是二人研究信度所赖以仰仗的基础）承认研究人员并不能充分掌握诸如测试信度与测试范围控制等关键信息点。后来研究人员根据现已掌握的测试成绩总结归纳共同点，以期弥补这些关键的信息缺口，而此种半估测半猜想式的做法显然具有严重隐患。

　　此种数据缺失的问题如今看来早已不值得大惊小怪了，毕竟这些"遍体鳞伤"的研究均是在1920—1970年完成的。1989年，美国国家科学院成立专门委员会就亨特与施密特之后的研究开展新的荟萃分析。新的分析所得关联值要远低于此前的研究所得。此份报告的撰写人约翰·哈蒂根（John Hartigan）与亚历山德拉·韦格诺（Alexandra Wignor）（二人也都是顶尖的统计学家）指出："通过分析 1972 年之后的诸多新研究，最引人注目的发现莫过于信度的明显下降（例如，智商与工作业绩之间的关联度）。"修正过的二者关联值大约为 0.25，而非此前大量引述的 0.50，而该数值亦是源于亨特与施密特修正后的关联值。[17]

该委员会认为这种差异"令人颇为困惑并令人担忧"。但他们同时指出数据的质量或许能对此做出解释。例如，264 项新研究中使用的平均被测样本数量更为庞大（与此前研究相比，二者平均值之比为 146∶75）。更大的样本群体能保证相对较小的取样错误与相对较小的样本范围局限，同时日后所需的修正工作也相对更少（原因是样本越大，虚假刺激抬高关联性的可能性越低）。此外，大样本实验中研究人员无须再做额外估测以弥补数据缺失之憾。因此，时至 1989 年，这些更为近期的研究数据表明了此前常被引用的数据的不可靠性。然而这些早期的测试结果在智商测试研究中依然风头不减。

如今看来，智商与工作业绩之间的关联性并非欧美地区研究所揭示的那样呈现出较低的关联值。例如，在 2010 年的一项研究中，伊莱扎·拜因顿（Eliza Byington）与威尔·费尔普斯（Will Felps）发现，在欧美以外的地区，智商与工作业绩之间的关联极其微弱。其中在中国与中东一些国家，个体在学校与工作中的业绩表现与个体本身的努力和激励机制密切相关，而个体天生的认知能力相比之下并不重要。[18]

这些事实与反思似乎都印证了过多的猜测与臆断极大地影响了此前的智商与工作业绩关联性研究，而此类测试得出的过于热情的报告与论断也未能幸免于难。

要知道，此前曾有学者推测不同职业培训与智商之间的关联，但是此类关联都受制于一些反对意见（工作业绩研究也曾受到类似的反对），反映二者关联的数值极低（大约仅有 0.2），通过修正研究，在荟萃分析中所揭示的数值是这一数值的两倍乃至更多。此后的研究最喜欢引用的实验则是面向现役军人的测试，而所有的荟萃分析则包括多种有不同心理测量标准的测试以及一些极其老旧的研究，有的研究甚至要追溯到 20 世纪 20 年代。

与这些具有令人质疑的实验信度的研究形成鲜明对比的是一些发生在真实的工作场景中的各种真正的认知研究。这些研究显示智商测试成绩与个体在工作中的业绩表现之间几乎不存在明显关联。罗伯特·斯滕伯格与其同事发现，在对管理人员、销售人员以及大学教授的研究中这一数字几乎为零。而类似的研究报告还有很多。如果智商与工作业绩之间的确存在关联，则可能出现在医学行业。但是一项在 2013 年发表于《BMC 医学》（*BMC Medicine*）期刊中的研究报告显示，医生在医学领域内的表现（例如，提拔至主任医师）与其智商没有明显关系。[19]

这或许能解释为什么门萨等高智商群体俱乐部会员承担的职场工作并未比其他人的工作更为困难或棘手。某位门萨会员曾说道："我肯定比大多数人聪明，这是一个事实。我知道我的智商有多高（164）。但是我从来都没有做过任何所谓位高权重的工作。我也没有一堆所谓的从业资格证，我做的事情不需要太聪明……虽然我有一份收入不错的工作，但是我绝对没有资格说我做过什么惊天动地的事情。"最后她还总结道："门萨只不过是一群聪明人的聚会，会员仅是聪明人而已，却不是睿智的人！"

难怪时至今日学界依旧在热烈讨论智商测试究竟以什么为测

量对象。接下来，我将与读者一道审视一些其他的可能性。

基本神经处理环节中的差异?

本书在前面章节提到高尔顿以思维的速度区分人们精神思维能力的差异。他将反应时间（Reaction Time，RT）纳入自己的测试条目之中，而高尔顿之后的研究人员亦效仿此举。尽管此种测试条目并没有为学界带来兴奋点（不同社会背景的被测人员基本表现并无明显差异），然而近来这一观点又迎来自己的"小阳春"，只是此次人们的研究目标锁定在了反应时间与智商之间的关联性上，研究人员希望以此支持此前的结论——智商的确是衡量心理或神经性能的重要手段。例如，20 世纪 90 年代亚瑟·延森（高尔顿的忠实拥趸）曾谈及"个体的反应速度或性能在不同的基元过程中的差异"，以及"这些差异如何引领了个体在心理测量测试中的不同表现"。[20]此种言论又使学界萌生了新的希望，即在心理学这一金矿中寻觅到主矿脉。

起初学界常用的两种研究范式都传出了一些激动人心的新闻。在智商与修订过的 RT 测试之间发现了一些微弱的关联（为 0.2~0.3），参加该实验的被测者需要在四种不同选项中做出适当的选择（例如，不同的信号灯指示不同的按钮）。在此种所谓的选择与反应时间中个体的表现同样存在各种差异，而此种差异与智商同样存在相应关联。

这其中也不乏问题：对此种实验结果应做何解？与此前其他研究一样，在缺乏实验对照组的前提下，我们不能认为此种关联存在有效意义。数值如此小的关联性表明在实验测试中众多其他因素可能会带来有差异的结果，而此种差异的源头或许与认知无关。道格拉斯·迪特曼（Douglas Detterman）曾验证除翻译效率外，反应时间还包括其他多种因素。[21] 个体的差异或许源于对实验说明的理解存在偏差、对实验器材熟悉度不一、参与实验动机不同、感觉准确度不同、反应策略不同、感官处理时间与运动神经动作时间不同等，而非仅是研究人员简单罗列的决策时间、专注力、爆发力、任务导向、自信、焦虑等因素。由此看来，学界研究至此似乎又走入另一个死胡同。然而就像那些常因现实而沮丧担忧却永远心怀希望的探路者一样，智商测试的虔诚信徒总是会适时地回归到 RT 研究之中。

复杂认知的能力？

当然，学界最钟爱的还是如下观点，即智商在某种程度上能反映个体在复杂认知能力上的差异，而所谓的复杂认知能力则是指推理能力、思维能力以及解决问题的能力等诸多能力。2007 年琳达·戈特弗利德森发文声称："智商测试中的活跃因素实为测试题目的复杂性，此种复杂性使某些题目要比其他一些题目更难回答（更加抽象，干扰信息更多，或是需要借鉴其他信息）。"戈特弗利德森罗列了一些具体案例以解释测试题目中的复杂性。例如，瑞文标准推理测试（以下简称"瑞文测试"）中常会出现九宫格形式的推测题目（见图 3.1），而回答此类题目所需的认知能力或许要复杂于四宫格之类的题目，尽管有时我们或许并不知道该如何描述此种差异。但是，绘制一个九宫格要比一个四宫格更为困难，描述种子与鸡蛋之间的共同性显然要比描述梨子与苹果之间的共同性更为复杂。[22]

然而此种论断面临的困难是，日常生活中大部分儿童和成人需要维持正常的社交生活或参加其他活动，此种活动所需的认知能力远比智商测试所要求的认知能力更为复杂。

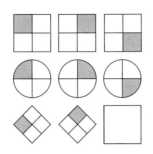

图 3.1　瑞文测试的经典题目——九宫格

注：被测者需要从给定的四个选项中为图中的空白处选出恰当的图案。

例如，大多数测试题目对被测人员的要求仅是一些机械的事实性知识，这些知识大多可在现实生活或学校中学到。比起普通的工人阶级家庭，中产阶级家庭更有可能甚至施加更多的压力要求孩童习得此类珍贵的知识与信息，而孩童的习得途径受家庭藏书、父母个人兴趣或父母受教育水平等多种因素影响。因此，认知能力的不同由学习机会差异所导致。

该逻辑同样适用于智商测试中其他常见测试题目，例如，"词汇测试"（或单词定义）、"相似性测试"（描述两个物品有何相似之处）、"理解测试"（解释一些常见现象，如医生为何需要更多的训练）。此种测试同样有助于解释为什么学生家庭背景的差异与其学习成绩之间有如此高的关联性，而此种现象也绝非偶然。事实上，类似的智商测试题目可以轻而易举地反映出此类题目所需的具体知识，而并非是对普通认知能力的考察与检测。

智商测试的追随者或许会抗议说："在这些看似简单的测试题目背后是不易察觉但又极为深沉的存在。"例如，琳达·戈特弗利德森曾经指出众人眼中简单的词汇测试是"理解及掌握信息所必需的基本能力，对信息的处理过程即是对不同概念进行区分

117

与归纳总结的过程"。[23] 然而，此种论调必须适用于所有的词汇定义型题目方能站得住脚，仅从特定的文化中抽取一些词汇做测试之用并不能支持这一观点。要知道，大受学界追捧的智商测试题目并不是基于认知复杂性的理论模型设计得来，而是基于如何能缔造出研究人员所需的成绩分布这一前提设计所得。

以苏格兰词汇中的狡猾（Canny）一词为例。英格兰东北部人民对该词的定义与苏格兰人略有不同（英格兰人将其定义为"温和的"）。在这些不同的语境中，孩子吸收同样复杂的认知意义，然而作为智商测试中的一道题目，有的回答被认定为准确，而有的回答被判定为错误。因此，本书不得不再次重复此前的结论——引发差异真正的原因实为具体的学习内容，而非普通的认知能力。

诚然，智商测试题目看起来或许不无合理之处，毕竟正是因为它们看起来行得通，诸多学界专家长久以来才一直在他们的头脑中设计此类测试，全然无视任何认知功能的理论模型。智商测试中格外受欢迎且备受重视的一类题目非类比性推理莫属，例如，"外交官都非常机敏，正如演奏家都很_____"［被测者需要在所给出的四个不同选项中选出正确答案，即灵巧（Skill）一词］。

此类题目如果回答错误是否就意味着被测者的类比推理能力不容乐观呢（或是基因较差）？伍莎·高斯瓦米（Usha Goswami）自 20 世纪 90 年代起开始陆续发表研究报告，她指出此类测试题目回答错误仅是因为被测者缺乏对特定关系的训练经验。她建议，针对此类问题的改善之道是以被测者所普遍熟悉的关系为基础来设计测试题目。由此我们便可知，此类题目是以测试认知的复杂性为目的，而非意在考察对不同文化的体验与经历。只有满足如此条件，测试所得结果才能解释为低龄儿童亦具备复杂的类比推理能力。[24]

相关题目因能带来理想的成绩分布态势而被研究人员选入智商测试之中，因此仅依据这些题目便对其中复杂性下结论绝非理想之举。

无文化（无学习）背景测试？

针对语言测试题目所面临的诸多问题，在此后的测试中设计不受固有知识储备所干扰的非语言类测试似乎便可使这些难题迎刃而解。如今世界上使用最为广泛的韦克斯勒智力测试〔由大卫·韦克斯勒（David Wechsler）设计〕为实现这一目的，在设计之初便涵盖了五种不同的行为分测试。斯坦福－比奈儿童智力测试也沿用了这一做法，而瑞文测试则是其中最具代表性的案例。

智商测试的忠实捍卫者亚瑟·延森称瑞文测试为一项"纯粹的基因测试"，仅是依赖于对既有信息的归纳能力，与被测儿童此前所学知识无任何关联。图3.1以例证解释如想准确地回答图中问题，被测者需要在每行总结出其中的规律，但同时又需考虑其他行列间的规则。综合考量不同规则要求就能确定准确答案。此种思维方式被称为"条件式推理"（Conditional reasoning）。不同规则的本质属性因题目不同而各有千秋，更多的因素根据更为复杂的条件而不断变化，由此决定了测试题目的不同复杂程度。

大部分心理学家似乎坚信瑞文测试的可信度，认为其准确度几乎无懈可击。然而，学界对于瑞文测试的态度并无异于其他智

商测试，且对其认知需求并没有任何成形的深度分析。测试题目
中的规则——每行需递增或递减图案中的一个元素——仅描述了
该题目中相应元素的分布规律，而无关真正的认知过程。

事实上，没有此类分析恰恰表明瑞文测试就认知需求分析领
域毫无复杂性可言。瑞文测试的题目或许形式新颖，但是其中的
认知需求考察极其简单，远逊于成人与儿童在社会生活中用以解
决日常烦恼所需的认知能力。仅想象一下煮饭、育儿、在拥挤的
道路上开车、工作或游戏中的团队合作以及其他生活中的诸多细
节，其中的考验便让人不寒而栗！在或许是目前最为透彻的分析
中，帕特里夏·卡朋特（Patricia Carpenter）与其同事发现几乎没
有证据能够证明不同的抽象程度以及不同复杂程度的游戏规则能
够影响题目的难度。[25]

卡朋特与其他研究人员指出工作记忆所表现出的差异是真正
的"命门"。所谓工作记忆是指能够在头脑中铭记不同信息的能
力，例如，牢记某一条规则，并且能结合其他规则解决难题。经
常同时处理多重任务的人（例如，需要照看婴儿的父母）通常对
此比较熟悉，并且非常擅长处理此类问题。但是以此为例便试图
证明工作记忆便是测试差异的基础似乎并不能让人信服。此外，
美国心理学协会委派的研究团队曾得出结论，对工作记忆的概念
界定如今尚无明确定论（本书第七章将有论述），而其与智商之
间的关系并不确定。[26]因此，无论何种原因让不同人群对瑞文测
试的难度做出不同评价，题目本身的难度似乎与此并无关系。下
文，我们将回答这个问题。

现实生活中的复杂认知

如今人们不需要花太多力气便可审视智商测试中的谜语并深信此类测试的确能衡量人们的思维能力，但是此时人们也忽视了在日常生活中所展示出的思维力量。一些心理学家已经注意到在认知测试中表现并不理想的人在现实生活中完全可以处理各种高难度的复杂问题。迈克尔·艾森克（Micheal Eysenck）在《心理学》（*Psychology*）一书中指出："通常人们在日常生活中能高效处理诸多问题，在实验性的推理任务中却未能有令人满意的表现，似乎这两者之间存在明显出入。"[27]智商测试也面临同样的问题。

诚然，相当数量的认识测试研究显示多数人在日常生活中（尤其是在需要互动的情形下）所面临的问题要比智商测试中的题目更为复杂。相比静态的测试题目，人们所体验的现实环境一直处于复杂的动态变化之中，而现实生活中所面临的问题融合了更多的可变因素，且后者会随着时间的变迁而不断变化并与外部世界不断互动。似乎，如智商测试般以纸笔的方式（乃至通过电脑）解决假想问题的能力本身即是可后天习得（虽然并不十分复杂）的一种技能。

约翰·瑞文企图以自己的推理测试考察"关联教育"，后者在查尔斯·斯皮尔曼的眼中则是认知的精华所在。然而研究显示，在一些构造相对简单的大脑中也会呈现出如此认知能力，如蜜蜂与果蝇便表现出明显特征。乌鸦在实验中表现出极其抢眼的推理论证能力，而在人类的社会生活中，瞬息万变的现实状况不断抛出新鲜的挑战，而这都要求人们以极其复杂的认知能力——

应对，以逢凶化吉。[28]

正因如此，多维度的认知能力是人们日常生活中所不可或缺的必备技能，从出生之日起人们的这项技能便开始快速发展进化。艾莉森·高普尼克（Alison Gopnik）与其同事的研究显示，事实上婴儿已表现出明显的复杂认知能力，而低龄儿童甚至能够从高阶关系中举一反三并用以指导自己日后的行为举止，甚至还能由此带来令人出乎意料的结果。[29]

对成人更为直接的研究则显示，个体的智商测试成绩与其在现实状况中解决复杂问题的能力之间并无直接联系。史蒂芬·塞西（Stephen Ceci）与杰弗里·莱克（Jeffrey Liker）针对赌徒下注赛马做了一项有趣的实验，而实验论文更是轻率地以"赛马一日"（A Day at the Races）为题。二人发现下注的赌徒对赔率的预测绝非轻率，事实上，这些预测涉及深奥的认知过程，需要综合衡量多种变量，包括赛程距离、马场条件、赛马负重、赛马年龄、往期赢率等。这些变量不同于本书第二章所提到的"天马"问题，它们并不是仅仅在累加或删减之后的简单求和，相反，在预测时人们需要考虑不同变量之间的互动以及非线性的影响关系。例如，赛马负重会随着距离的增加而不断加重，而相对湿润的赛场条件会使负重加剧（相比于相对干燥的赛场）。同理，这些变化均是由可变量之间的互动关系导致的，即本书第二章所提及的深层互动影响。研究人员发现，赛马人士所做预测的准确率与智商测试成绩无关。[30]

在职场等日常环境中，此种认知创造性被心理学家全盘忽视。西尔维亚·斯克里布纳（Sylvia Scribner）在一项研究中记录了奶牛场工人在日常工作中的量性认知策略：接收并管理订单、库存调货、清查盘点、运输定价等。奶牛场与知名公司一样都已具备一整套完备的管理规定、经营理念、工作环节以及设备设施，然而服务于其中的工人与机械的机器人不同，他们在日常解决问题的过程中展现出了优秀的适应力与变通力。事实上，恰恰是这些被埋没的认知力提高了商业速度与效率，完美地完成了具体订单与派送任务所提出的各项要求。[31]

任何有工作经验的人都对此种创造性认知谙熟于心，并将其视作基本准则。事实上，人们甚至还能在其他情形中找到此类具体案例，例如，从事公共服务项目，或是管理一组儿童，并且不分场合（在家中或是在工作中）地满足他们复杂多变的各种需求。

如果能遇到两三个儿童在沙堆旁或者水边玩耍，我建议读者不妨静心观察其中奥妙，留心这一过程中儿童的内心变化、彼此间的相互沟通，以及需要其做何思考。在一些诸如共同移走障碍物的简单任务中，每人均需要亲自动手，并考虑其他人的观点、想法及感受。儿童甚至还要提前预想他人的反应，并组织自己的思维与行动以配合团队中的其他人，而这一切都发生在仅仅几秒内，甚至是几毫秒。即便是同样优秀的儿童——都是思维缜密且具备在社会生活中学习的能力——在智商测试中的表现也迥然不同。

弗林效应

另有观点认为智商测试考量固定的潜能或认知复杂性，针对这一观点学界表示有另一种"奇特的"发现：长江后浪推前浪，人类的平均智商正在稳步上升。首先报告这一现象的研究者詹姆斯·弗林提醒人们，英国人民的瑞文测试的平均成绩（最高曾为60分）在1947—2002年的56年中上涨了27.5分。这一现象同样也出现在斯坦福－比奈测试、韦克斯勒智力测试等其他类似测试中，且在各个有成绩记录的国家中都表现出如此态势。

然而在智商测试研究人员的眼中，这一现象却让人颇为费解，因为这与基因变异或其他生理变化之间无任何联系。正如弗林所言："一个人智商测试成绩的提高并不代表其在现实世界中认知能力的提升，也并不意味着其从迟钝变为正常，或从正常变为聪慧。"[32]

换言之，这实则是人们的智商测试表现有所进步，但智力情况却未必如此。从一个不同的角度审视智力或许能解开这一悖论。我们将在下文中考察一些不同的可能性。

学习的认知结构

人类的认知功能就像行走能力或视觉感受能力一样，并不是由内向外发展升级的生理机能。我将在本书第九章中详细阐述这点。事实上，认知功能是社会进化的思维工具，个体可以从外向内发展这一生理机能。诸如言语类功能的发展强烈表现出了这一特点，而认知功能亦同样如此。据此观点，智商测试所真正测量的并非普遍的认知能力，而是被测者在特定情况下所掌握的技能与知识结构。

言语测试与非言语测试题目莫不如此。鉴于瑞文测试现已被普遍认为是衡量纯基因的手段，所以我将以其为例展开论述。该测试内容包括在二维排列的符号中总结出相应规律（见图3.1），因此心理学家称之为绝对抽象的考量方式（即回答问题时不需要任何已知经验的辅助，而仅依靠认知技能）。但是，事实上一些具体的规则在某些社会的亚文化中甚为普遍（例如，更常见于中产阶级家庭，而工人阶级家庭则较为罕见）。因此成长于此种亚文化家庭的儿童更易习得这一技能，而习得过程与他们的精神智力潜能毫无关联。

例如，瑞文测试要求所有的被测者以顺时针方向阅读量表中的具体图案，这恰是阅读西方文本的方式。但是这些测试题目还暗含其他深层规则，即这些题目实则是模仿文字记录、表格、时间表或其他兼具行列特征且带有计数或分列计数的表格中所常见布局，而绝非"无经验干扰"。瑞文测试中的规律总结类问题要求被测者在不同列与行之间进行加减运算，或替代其中相应符号，并通过已知符号推演归纳未知信息。

此种排列与规则显然更有可能出现在父母均从事白领工作的中产阶级家庭，而处理此类排列与规则需要借助已有的思维能力，正如借助某种工具使四肢和肌肉呈现出某种图案。如理查德·尼斯比特（Richard Nisbett）在《思维的地理》（*The Geography of Thought*）一书中所言："思维方式的差异源于社会经验的不同。"[33]

如今人们已经知悉不同的家庭和亚文化环境使用文学、数字，以及思维方式等工具的手段与方式也不同，因此儿童也会因成长环境不同而对此类工具表现出多样化的运用方式。大脑成像与其他研究显示每个人的成长经验以及使用文字、数字等具体文化工具的不同方式可以在大脑思维网络的变化中得以体现（本书第七章与第九章将有论述）。这则解释了社会文化背景对于认知需求的重要性，但是并不能对个体潜能做出具体阐释。

换言之，瑞文测试中的题目暗含着隐晦的结构，使这类测试题目比其他智商测试沾染了更多的文化特征，而此种文化特殊性并不令人诧异，因为正如前文所讲，人类长期沉浸在具体的文化氛围之中，因此这些测试题目本身即是人类认知的产物。

因此，前人研究中将文字言语性测试题目定义为知识型工具，而将瑞文测试之类的非言语性题目认定为非知识型工具，这是一种极其错误的观点。事实上，这两类题目均是基于现有知识储备的测试类型。然而极具讽刺意味的是，如此明显的文化依赖在某种程度上却被测试研究者集体性地默许。例如，2006 年在借助瑞文测试对科威特地区的儿童进行测验时，艾哈迈德·艾比戴尔－哈莱克（Ahmed Abdel-Khalek）与约翰·瑞文将每道题的阅读方式变换成"依据阿拉伯书写习惯，自右向左阅读"。[34]

这表明智商测试并不能考量带有神秘气息的认知能力，而仅是反映成长于不同（亚）文化地区的儿童的不同学习方式。换言之，智商测试仅是测量学习方式的工具，而非学者所强调的所谓衡量儿童学习能力的工具。而且智商测试仅是对社会阶级结构的再描述，而不是导致社会阶级结构分层的工具。出身于下层阶级的儿童若被中产阶级或上层社会家庭领养，其智商测试成绩将在短时间内突飞猛进，甚至能提升 12 ~ 18 分。

除此之外，"经验促进认知"这一观点还令人难以置信。许多心理学家——甚至琳达·戈特弗里德森与弗兰克·施密特也在其列——认为智力或 G 仅代表学习能力。但若只以某一特定文化之中的学习经验作为工具来测量此种能力，则毫无信度可言。我们或许可以把此种论断称为 G 悖论，或普遍的测量悖论，但是智商测试研究者或许会因此而噩梦连连。

智商测试亦测试非认知因素

智商测试成绩中的差异显然并非由认知能力所导致。上文中已提及，G 或者普通智商的概念源于高尔顿所谓的直觉力，或斯皮尔曼此前所做的观察——擅长某一科目的学生必然擅长其他科目。而智商测试成绩的千差万别使这一概念变为既定事实。正如尼古拉斯·麦金托什（Nicholas Machintosh）在其作品《智商与人类智慧》（*IQ and Human Intelligence*）中所言："该如何解释此种多重且复杂的联系，我们其实一无所知。"

诸多调查不断显示影响学生学习成绩的最重要因素实为父母的支持。不同家庭间父母与孩子的关系由于多种原因而各有千秋，这其中包括他们对儿童发育成长的兴趣与支持、父母本人的教育与职业追求、对儿童游戏的参与度、能否为儿童提供不同的学习机会，以及父母对适宜的文化工具的熟悉度。这些因素与儿童的智商之间存在高度关联性（关联值为 0.6~0.7）。一个经常受父母督促与鼓励的儿童要比普通儿童更愿意在学校课业中花费更多的精力。而缺乏父母督促的儿童则会有截然不同的举动。该现象自身即可解释不同课题之间的关联性，研究人员为什么还要如此大费周章地设计出一个神秘但又无人可以证明其存在的精神智力因素呢？

其他的非认知因素同样也能解释智商测试中的差异。大卫·韦克斯勒承认性格因素，如竞争意识、服从意识在智商测试中所发挥的作用。但是不同程度的自信、压力、鞭策力、焦虑以及体力和精神活力同样都会影响测试者在认知测试中的表现。不仅如此，这些因素能影响被测者在任何测试中的表现，由此不同测试成绩之间方能存在相互关联性。

如果被测者对自己在社会阶层中的自我认知较为负面，存在低人一等的感觉，或被测者认为其他人瞧不起自己，乃至相信这种测试将暴露自己不如别人的一面，此种感觉将对其测试表现产生灾难性的影响。这被学界称为模式化威胁（Stereotype threat），并且主要会对中下阶层、少数族裔、女性、高龄群体以及其他边缘性群体产生影响。例如，告知被测者要在一个评估环境中参加智商测试与在一个非评估环境（如以游戏的方式）中参加智商测试，将导致被测者的测试成绩出现巨大差异。[35] 既然如此，何必要用一个令人摸不着头脑的 G 概念将简单问题复杂化呢？

在另一个学术前线，研究证明压力所导致的生理变化作用于父母时能改变其基因表现方式，即通过一种分子标记或抑制 DNA 中的某一部分（本书第四章与第五章将有论述），这些标记随后与父母的 DNA 一道被遗传到儿童体内，进而影响儿童的生理压力承受能力。而这所导致的最终结果则是后代儿童在压力情形中将表现得力不从心。这似乎是基因遗传所致，而本源实则为环境影响所致。

不完整的社会，而非不完整的身体

智商测试虽然仅是对社会权利分配的一种再描述，但其还会影响人的思维、感受以及自信心等其他诸多方面。而智商测试在不同社会思维环境中的复制品同样也解释了智商与此权利结构所导致的其他后果之间的关联性。这些所谓的权利结构后果不仅包括社会阶层本身，同时还有健康、寿命、犯罪率以及诸多因社会不公而导致的现象。

琳达·戈特弗里德森、伊安·迪尔瑞等智商测试研究者已得出了太多此类关联。例如，他们曾在缺乏任何逻辑证据的前提下暗示自己验证了智商测试的合理性（例如，他们的确测量了人类的潜能）。但是他们又在研究发现的基础上做出大胆设想，认为智商反映了生理系统的完整性或"整体的生理适宜性"。[36]

诚然，这些观点均反映了智商测试运动中常态性视角：将社会阶层弱化为不可变更的生理力量。然而错综复杂的关联性网络仅是重新描述了社会结构、社会历史加之其所招致的诸多不幸的后果。

"固定不变"的智商？

此种宿命论观点将智商假定为一种稳定且持久的特征，认为其代表了个体的认知力或智力水平。智商水平则被认为如同血型或身高一般是人类体征中固定不变的存在。但是，假设我们要测量人类个体所携带的一个真实的、稳定的生理功能，而该生理功能在不同时期会有不同变化，或许诸位读者会疑惑，这究竟是一个什么怪异的测试。那么所谓的智商就是此种怪异的存在？

诚然，某一年龄阶段的智商与其他年龄阶段的智商之间的确存在某种关联，但这取决于两个智商测试之间的间隔时间，甚至这或许仅是对个体所处环境是否存在重大变化的测试。不仅智商测试如此，方言、抗体谱莫不如此。纵向研究不仅能显示不同世代之间的智商有何种变化（正如弗林效应一般），同时也能表明个体在不同年龄阶段的智商如何发展。

卡罗尔·希格尔曼（Carol Sigelman）与伊丽莎白·莱德（E-lizabeth Rider）选取了一组 2～17 岁儿童作为研究对象，并以固定时间为间隔来测试这组儿童的智商，研究结果显示其中一个被测儿童的智商最高值与最低值之间的值差为 28.5 分，而几乎 1/3 的被测儿童的智商值浮动均超过 30 分（而智商测试的满分为 100 分）。这一差值足以将一个儿童的智商从底层带入金字塔的顶端，反之亦然。苏·拉姆斯丹（Sue Ramsden）在 2011 年的研究报告显示，被测者在青春期所测得的智商成绩在平均值附近徘徊（介于 18～21），而 39% 的被测者的实验数据在不同时间段表现出了巨大差异。这个测试实在诡异！[37]

与此类观察结果一致的则是针对智商的可训练性所做的反复论证。被测者的表现会因反复练习而不断进步，甚至对所谓的纯智力测试（如瑞文测试），即所谓的最不受已知经验影响故而最为稳定的智力测试而言，重复练习亦能提升测试成绩。例如，苏珊娜·杰基（Susanne Jaeggi）与其同事一起训练成年人的记忆能力，他们要求被测者要具备在短时间内记忆信息并加工信息的能力。杰基的研究团队发现训练"剂量"直接影响被测者的测试表现（诸如瑞文测试）。

埃里森·麦基（Allyson Mackey）和其同事在 2011 年于《发育科学》（Developmental Science）期刊中发表了一篇研究文章，文章中表示，他们通过对 7～9 岁儿童进行反复训练，使这些儿童的智商测试成绩平均提高了 10 分。蒂莫西·索尔特豪斯（Timothy Salthouse）的研究则显示无论被测者在何年龄（18～80 岁）参加认知测试，这一经验绝对能在日后提升其测试成绩。西勒韦·莫雷诺（Sylvain Moreno）团队则发现针对幼儿园儿童的音乐领域展开在线培训亦能提高他们的智商成绩。而其他研究人员的结论则显示，诸如体育锻炼之类的能提升幸福感的因素有助于提升个体的记忆力与认知测试成绩。所有结果都表明，若借助适当的文化工具，或提升自信心，甚至借助其他有助于提升幸福感的手段来丰富个人经验，都能改善并增进个体的应试能力。[38]

如此结果同样也证明，在未进行清晰明确的实验前提下，我们根本无法确定个体的生理差异。事实上，此种实验是不可能完成的任务，鉴于研究人员首先需要将出身于下层社会与上层社会的儿童对调，同时对调他们生来即已带有的父母财富、性格特征、经济压力、对社会的自我认知感等，并且对其进行追踪研究，而此种研究将不仅是持续几年或是几十年那么简单，而是要延续到不同的世代（正如上文所提到的父母自身的压力感对孩童的影响）。进行这种研究，要基于恰当的认知理论以及客观公正的测试题目，这两者都是不可或缺的。

阐释弗林效应

正如上文所述，专门从事智力研究的理论家如今尚未能厘清何种因素导致测试成绩不断提升。虽然近几年间学界专家们发表了很多相关的研究论文，并编织了一个复杂的阐释网络，但是他们确未能达成任何共识。

然而，弗林效应现已得到合理解释，因此我们能够接受并承认智商测试仅是衡量被测社会阶层及文化附属性的手段，而非测试人类固有能力的有效途径。在实验研究期间，个体测试成绩的提升与中产阶层群体不断扩大这一事实相呼应，即在这期间有越来越多的个体在社会权利结构中不断上升至新的高度。一方面，越来越多的阶级"跃进"意味着越来越多的家庭进入了与测试相关的文化圈中，并使用了与之相联系的学习方式，如在思维领域或文学、数学等方面不断精进。另一方面，这也意味着个体在权利结构中的自我意识与自我定位不断提升，并因此而具备更优越的自尊心、自信以及自我效能感。

弗林效应还进一步验证了此前的观点，即智商测试成绩仅是能指示被测者在某一背景下学习能力的指数，而非衡量某种神秘的 G 所带有的所谓认知能力的工具。无独有偶，其他学者的研究发现亦能支持这一论证。发展中国家的被测者的成绩提升更为显著，而在发展中国家，人口变化的速度要更为迅速且庞大。相比之下，某些发达国家的被测者的成绩呈现某种程度的持平，这或许是因为在这些国家中，新自由主义的经济政策降低了社会人口的流动性。最后，正如上文所提到的，底层社会儿童被中产阶级家庭领养，使其智商测试成绩有了大幅提升。

智商测试：虚假的潜力衡量手段

智力被认为是人类潜能中最重要的构成因素。然而目前尚没有任何共识性理论模型能解释智力究竟为何物（目前已有模型能研究其他机体功能）。心理学家采用生理性隐喻来指代这一特征，例如，思维速度、思维能量、思维能力等，另有学者设计出了简单的遗传模型以演示该种能力何以在社会中分布流传。智商测试以测试成绩为手段与此种隐喻遥相呼应，而测试成绩的分布排列在测试设计之初便已被研究人员做了事先预设。

　　如今智商测试的普遍流行决定了学界绝不能忽视或全然无视它的存在。科学家根据酒精在血液中的代谢规律而设计出了酒精测试仪，相比之下智商测试却是无本之木、无源之水，因而并不具备研究者口中所谓的扎实的信度与效度。而研究者所谓的理论基础不过是带有主观偏见的经验预设，即哪类人更聪明、哪类人较迟钝。但是通过创造大量社会阶级体系的替代物，科学家所缔造的研究体系披上了生理学的外衣，进而掩盖了其社会性的本质属性。如此观点危险至极，因为这将使大多数人明珠暗投，他们在日常生活中所真正具备的思维能力被遮盖，才华被埋没。

　　综上所述，智商研究中所真正缺失的是能解释智力的有效理论模型，在接下来的几章中我将竭力构建此种模型。

第四章

基因与智慧的真面目

关于基因用途的假象

如今学界对个体智力差异的起源有一种类似标准的论述，该论述由来已久，并已被心理学家与大多数公众普遍认可。其内容如下：每个基因均会产生一个蛋白质，多种蛋白质如齿轮一般彼此结合（或产出其他蛋白质而彼此结合），构成了大脑中的"认知机器"。不同的个体或多或少地继承并遗传了一些基因中的优秀变体，从而使"机器"的认知能力（在生活中解决问题的能力）各有千秋。因此，不同个体的智力状况迥然不同。

在大多数心理学家及行为遗传学家看来，智力差异实为思维力量的差异。学界并没有共识性的科学理论基础能解释此种能力的差异究竟是什么，但是学界研究人员又都普遍认为此种差异有赖于基因变异。这些共识性观点构成了研究人员的遗传基因模型，并以此为基础对人类潜能遗传力进行估测，以及对基因组展开研究以寻找缔造差异的变异基因。研究者承认除了基因与"认知机器"之外还有发育成长之说，而后者受后天环境影响更明显。研究者对此心照不宣却又都选择沉默对待，并将其置于不可知论的黑匣子之中。在前文的论述中读者均已看到，这个黑匣子里承载了太多在学界中弥漫着的预感、直觉，以及无意识的固有之见，更有粗制滥造且机械呆板的认知理论模型混迹其中。

在过去的几十年间，不可知论悄然发生了变化。分子与细胞生物学家逐渐撬开了这个神秘的黑匣子，而其他围绕着基因、细胞运动方式、后天环境、遗传产物而展开的研究（不是基于可疑假说的统计模型研究）亦正在帮助我们了解并认识其中的奥妙。这些研究人员阐释了人类发展进化的本质，人类机能与变异的真正根源。因此，基因如今正被重新定义，并被置于具体的研究环境之中，而此前围绕在其周围的神秘面纱也被揭开了，基因如今已不再被认为是一种蓝图式的存在，其不能决定人体构造或带来未来发展的不平等。此外，智力这个迄今为止还仅是个不为人知且概念模糊的统计变量如今真正迎来了研究的春天。

没有基因的生命

本节的论述不妨以一个人类的顿悟为引子——在基因存在之前的若干年里地球上已有了生物。这一事实让众多浅薄之人颇为诧异，长久以来人们一直认为生命以基因为起点，围绕基因而建构、变化，为基因所控制，并最终因基因而结束。人们甚至还认为某种程度上是基因孕育了生命。除了基因，又有什么无生命的物质有如此爆发力，并能缔造出人类如此复杂的生命状态呢？

而此种"基因创世纪"理论避重就轻，规避了众多关键问题，其中之一就是基因源自何处。弗朗西斯·克里克（Francis Crick）是 DNA 结构的联合发现者，他甚至还曾暗示基因或许是从外太空飘来的。然而此种解释非但没有解决人们的疑问，反而使问题变得更加复杂。同样令人困惑的问题还有如此一连串的原始基因并不能凭空出现或独立运转发挥功能，它们需要极其复杂的供应链来为它们提供源源不断的酶（分子催化剂）与营养成分，以释放蛋白质并且把蛋白质集合为统一的有机整体。科学家在实验室里做了多年研究，但至今尚未找到基因能自我产生并自我缔造的具体证据。此外，科学家的努力也不能证明基因缔造了生命系统的构成成分，并将这些成分在恰当的时间以合理的方式有机串联。

这种标准但又有点迷信的基因模型理论盛行已久。在我看来，此种理论盛行不衰的原因有二：第一，它是一种非常有用的传播既定社会意识形态的工具（本书前面章节有所论述）。基因模型理论可用来配合日常生活中的社会经历与社会结构。第二，目前人们尚未找到其他能解释生物复杂性的理论。

然而，近年学术界又有了新的起源理论。生物物理学家近年来一直在观察生物结构与复杂性何以通过自然热力学动力产生。能量不均衡的分配导致生化系统中的不平衡性，只有通过最经济的方式消解能量，生化系统才可重新恢复平衡。这一举动通常会使物质本身发生变化，而这又包括一种新的复杂结构的诞生。

综观整个太阳系，太阳本身就是此种不均衡最为重要的源头。能量分配的不均衡（如光能、热能以及重力）使地球上存在如此众多且错综复杂、形状各异的物理活动。然而，学术界对这一复杂过程的研究却采用了极其简单的系统。

例如，研究人员在实验室内自下而上加热一个置于两片玻璃板之间的液体薄层，液体薄层或许会有稍许翻腾，随后又会呈现出不稳定的随机性现象。但此种现象很快会归于平静，回归原本的同质均衡状态。如果对其持续加热，此种不均衡性最终会越过关键节点（此节点并非平衡状态节点），使此种液体形态变成一种新的且更加有序的动态存在，而此种动态则不再呈现随机性。

若在显微镜下观察则会发现排列紧密、形态规则的对流细胞，这些细胞在显微镜下各自朝相反的方向移动。

此种复杂的构造形态被称为贝纳胞（Bénard Cell），是以其发现者亨利·贝纳（Henri Bénard）来命名的。贝纳在1900年发现了这些神奇的存在（见图4.1）。此种以最有效的方式吸收和散发热量的运动态势缔造了有序的结构，而在没有任何具体协调物干涉的情况下，结构与复杂性自然萌发，此种系统则被冠以"自发性"（Self-organized）的特征（亦被称为"自组织系统"）。

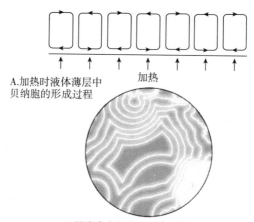

A.加热时液体薄层中
贝纳胞的形成过程

加热

B.贝洛索夫振荡反应实验的早期状态

图4.1　贝纳胞的形成过程

注：史蒂芬·莫里斯（Stephen Morris）摄影。
资料来源：维基百科。

研究者如今已经在多种存在领域发现了复杂且呈自发性的结构。这些结构呈螺旋形、同心圆形、螺旋集群形，有时以严密的形态排列，但又会在突然间转变成惰性液体。[1]在著名的贝洛索夫振荡反应实验（Belousov-Zhabotinsky reaction）中，一组混合的酸物质形成了波浪形的图案与同心圆圈，随着时间的变化，这些图案也逐渐发生变化（见图4.1中的B）。读者可在维基百科以及 YouTube（美国的一个视频网站）上看到这一实验的众多图案。生活中此类反应图案较多为液体的湍流模式，以及剪应力（Shear stress）下的气体、龙卷风涡和天气变化。对于生物而言，形态各异的图案则表明某些具体形态塑造中介元素正处在工作状态，这实则为自发的能量消散或摄动过程。斯图尔特·考夫曼（Stuart Kauffman）将其称为"为了自由的秩序"。[2]

我们所存在的地球主要由此种动力系统构成。我们所凝望的河流实为释放动能的水分子集合，随着水流在运动过程中遭遇障碍，分子则自我组织成波浪、漩涡、涡流及潮汐，具体呈现何种形态以具体情况中最优选择为准。即便水流朝固定的方向流去，我们所能看到的漩涡也能一直保持固定状态，此种漩涡则被称为吸引子（Attractor），个中原因是漩涡附近的水分子困于水流与障碍物之间的"明争暗斗"而不得脱身，而其他流水分子则继续沿着河道"勇往直前"。

诸位读者或许曾见过湍流中的树叶，它随着水流陷入漩涡之中转个不停却不能再回到向前奔涌的流水中。此种漩涡亦是一种吸引子，展示某种动态平衡状态的同时也被称为极限环吸引子（Limit cycle attractor）。它们通常会长久延续下去，直到某些关键因素（如水流量以及流水速度）超越关键节点而产生变化（或是经历了外部环境的巨大转变，如暴风雨）。在此种条件下，这种极限环吸引子会暂时崩溃并进入短暂的重组时期（有时称为"混乱期"），在此期间，新的且稳定的吸引子会重新出现。

在一些动态吸引子中，即便其构成要素一直保持稳定状态，新的结构却依然源源不断地从中萌生，且不需要任何指引性的领导力量，而这些新的结构仅作为消散自由能量的高效方式而存在。最后，这些新生物在转变中逐渐丧失结构性并随机地并入那些组织有序且"可预测"的结构之中。对于生物而言，拥有可预测力则意味着能够掌握信息，从而有利于生存。

总而言之，可变的环境促使众多系统朝临界状态发展。处于临界状态之中时，这些系统可通过平衡动力学维持摄动状态，或进入混乱动态期并迅速开发新的反应可能性。如今学界普遍认为生物的诸多方面运转于迅速变化的环境之中，这实则反映了此种动态系统的自我组织属性。我将在下文对此展开充分论证。

生命的起源

如今人们普遍认为生物源于某种自我组织的复杂体，而此前的基因中心创造论已逐渐失去受众市场。分子系统由机会型起源发展为结构型吸引子，并带有能量消散属性。[3] 现在已知的一种研究设想显示，作为此种系统的早期构成因子，有机分子或许被合成于地球最初诞生时的雷电风暴环境中，并被降雨带至海洋之中。有机分子的大量集合随机创造了一系列的化学反应，从而消解了围绕在其周围的不均衡能量。在这些化学反应之中，新的构成元素——有些元素甚至具备自我复制的能力——诞生并组成了新的互动型结构。

另一种研究设想则显示，如此结构诞生于海底的火山爆发。尼克·连（Nick Lane）延续了迈克尔·罗素（Micheal Russell）的研究成果并指出，如此爆发"对生命而言是最为理想的孵化器，因其能稳定提供氢气、二氧化碳、催化剂，以及迷宫般相互交织的众多微孔（一种类似于细胞的自然网格，并带有胶片般的隔膜）"。[4]

不论何种方式均能形成氨基酸，而氨基酸又能组合成聚合物（Polymer），后者恰好是构成蛋白质与肽的基本结构。诸多此种聚合物被认为均具备或强或弱的催化属性，因此能在其他分子物的形成过程中发挥辅助作用，这其中包括在自然萌发的核苷酸中形成 RNA 链条或 DNA 链条。实验室研究现已证实此类物质链可以创造活性网络，后者被学术界称为自我催化装置（Autocatalytic sets）。斯蒂恩·拉斯马森（Steen Rasmussen）在 2014 年 10 月 21 日刊发的《天体生物学杂志》（*Astrobiology Magazine*）中发文指出："一个自我催化的网络拥有社区式的工作模式，每个分子都是一个居民，并与其他居民展开各种互动，所有居民一起缔造一个社会。"

这些分子网络或许构成了原始的新陈代谢——自我维持且自我组织的结构形式。而此种形式或许还曾在系统外同化构成因子与能量，从而满足自身的化学反应，维持自我结构的完整性并将多余的能量消散至更为广阔的外部环境之中。带有不同反应属性的不同要素组合可在不同的环境中存活，甚至还能获得进一步的发展与进化。例如，肽结构会因温度变化而变化，并因此而改变反应率和进化防线，从而缔造出新的可能性。

基因：动因还是资源？

此类发现正在改变人们此前的观点，让人们对基因在生物构造中所扮演的角色有了新的认识。如果生命真的源于此种分子互动型系统，那么遗传聚合（RNA 与 DNA）随后才会以所谓"基因"的身份进入人们的视野。生物结构与秩序非但不是由现存基因缔造的，反而这些曾孕育出生命的物质属性或许才是基因的真正缔造者。

那么基因最终是如何被确定下来的呢？或许基因并非所谓生命之初的原始配方、设计师或控制者。相反，它们最初仅是作为分子要素（细胞与微生物生命所反复必需的构成要素）的模板而逐步获得发展与进化，即作为一种能在恰当时机反复孕育要素构成部分的特定能力。随着时间的推移，这些要素构成的部分自身亦获得了发展，从而成长为细胞新陈代谢环节中的关键参与者，但是其身份仅能成为团队成员而非领导者。

生理学家丹尼斯·努伯（Denis Noble）极其客气地评论道："现代的综合推理误解了生物学。基因如果被定义为 DNA 序列，则意味着其纯粹是一种被动式的存在。DNA 只有通过转录因子或与蛋白质的互动作用被系统的其他因子所激活后才能发挥相应作用。因此，就其本质而言，DNA 并非生命之因。我认为将 DNA 定义为一种被动的数据库或许要更为恰当，此种数据库主要由微生物使用，从而使其能够制造所必需的蛋白质。"[5]

由此，我们发现，对于大多数人体特征而言，形态、功能的变化与基因变异之间仅存在某种微弱的联系，只是如今这种发现已不再让我们诧异不已。

智力的真正根源

就某种程度而言，基因能扮演的角色极其有限。作为僵硬的模板，它们并非人类的缔造者。事实上，基因仅是产出同一要素所需的一种代码、一种蛋白质、一种机器所需的齿轮，在一个可预测的环境中循环往复地做着同样的事情。

对基因的传统认识在稳定的环境中（所有的需求均可预测且循环出现）尚可站得住脚，然而在大多数微生物的一生中，环境的诸多方面一直处在快速的发展变化之中，从而对微生物提出不断变化的诉求，例如，能量补给或许会出现变动、环境中出现了新的捕猎者、气温变化越来越极端、环境的可预测性逐渐降低。情形如此棘手，同一系统中（如基因）一成不变的反应似乎并不能自如地应对这些烫手山芋。因此，新鲜事物或额外附加因素就需要将这些不可预测性转变为可预测之物。

对环境的动力学分析为我们提供了线索：对于一个不断变化的环境而言，其变化方式绝不简单，如化学元素表或水温的缓慢变化。从分子到大事件，各个层级的环境转变都涉及复杂的相互关系。糖分的浓度或许会随着高温的变化而变化，而温度又因亮度而波动。乌云密布的天空或许预示着倾盆大雨，远处的惊声尖叫或许伴随着危险的出现。事物的变化向来都是牵一发而动全身。

这意味着任何一个变量的变化可在其他变量上得到体现。贝纳胞中液体薄层的温度变化与水分子在时空中的运动紧密相关。在任何物体的运动中，运动地点与时间乃至与其他物体的运动均相互关联。而生物所需的关键必要条件则存在于此种相互依赖之中。

在不断变化的环境中，对我们来说最重要的事情是知道接下来将要发生什么。这仅是可预测力的一个方面。而另一个必须要把握的事宜则是该采取何种措施，或此种情形/举动会带来何种后果。假设我们驾车疾驰在一条繁忙的马路上，作为司机的你需要预设事件的先后顺序，并预测自己所做反应的后果。幸运的是，无限延伸的马路、路边的标识与信号灯，以及其他机动车的举动并非独立存在的个体（这一点不同于生活中的随机事件）。

你身边的诸多事物彼此间相互依赖，因此你可以凭借强大的认知性系统根据过往经历总结出一套抽象的规则体系，即马路规则，而这又构成了某种"基本原理"。

以动力学的角度审视所有有机物所依赖的环境后，便可发现这些环境均是天然巧合。在环境的关系网络中，我们可通过丰富的信息做出相应预测；而存在于不同时空的构成要素之间尚有互动结构，以此我们同样可以进行任何推测。我们不妨再从另一个层面（宏观层面）举一些案例：地球围绕自转轴自转，从而使生活在地球上的我们可以体验白天与黑夜。亮度与其他可变量（如温度或湿度）相互联系，但是这些因素之间的关系远非如此简单。

图4.2为不同时间段日间气温变化的模拟曲线图，温度的曲线变化取决于不同的季节（由地球围绕太阳运转而导致）。地球上的所有生物在生理系统与新陈代谢系统中都吸收并同化了此种日夜交替的模式，与此同时它们又会定期调整自身系统已适应季节的变化——而这实则是一种学习能力。生物系统所同化的两种可变量（温度与阳光）之间存在密切关联，然而此种关联又被其他变量（时间，或确切地说是季节）所控制。通过吸收其中的深层结构，对温度或亮度的预测可以更加精准。由此植物在破晓时分即已伸展枝叶，以聚合其进行光合作用所需的所有组织——但冬季除外，光照不强而使此举毫无意义。对于一些动物而言，季节变化会使其皮毛厚度与皮毛花纹发生变化，甚至还有动物选择冬眠。

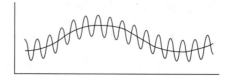

图 4.2　季节变化导致的短期内日夜温度差异

还有案例可在社会层面给我们一些启发。舞蹈中一般都有固定队形，如里尔舞（流行于爱尔兰、苏格兰以及美国的一种轻快舞蹈，通常由两对或四对表演者表演）或方块舞（美国传统舞蹈，每组四对男女面对面形成方形起舞）。舞者在特定的节拍处根据队形变化来调整自己的舞步动作，但与此同时还要配合音乐节奏（大环境），而舞者所完成的一系列舞步（基本原理）则描述了不同时空下舞者彼此的关系，整个舞蹈队形因此可被预知且预测。假设舞蹈的音乐节奏突然由 4/4 拍变成 3/4 拍，则又形成了新的排列队形，并产生了新的基本原理以适应新的大环境。

假设又有一对舞者加入舞蹈方阵，但是他们的节奏与动作都有一些缓慢（或许其中一人行动不便）。然而其他队友都能适应他们的"不合群"，整个舞蹈队形也能保持完美状态——只是在节奏上略有变化，使舞步稍有调整但是维持在一定的限度之内。接下来我们想象一下，如果新加入团队的舞者动作极其紊乱，整个舞蹈则会变得一团糟糕。其他舞者起初或许会迷茫而不知所措，但很快就会调整状态思索备选方案，并调整舞蹈队形、更改动作节奏，以更好地适应"失控的"舞者。

在每一个生物生理系统内都有如此的分子舞蹈，分子所呈现的排列队形为一个吸引子或一个"吸引域"（Basin of attraction），由周围的能量流动而构成。异质成分的流入通常会带来骚乱，进而搅乱吸引子的正常状态。但是，正如会打破同步状态的钟摆一般，所有元素会彼此互相适应，从而使吸引子最终恢复稳定状态（正因如此，此类吸引子又被称为"有限循环吸子"）。在一些情形下，若外来物所导致的骚乱超出可控范围，则整个系统需要彻底地重组配置。此时是一个关键时期：吸引子短时间内处于混乱状态，随后即会陷入一个新的有限循环之中，以适应此种紊乱或借助调整过的规则形成新的结构形态。

从单细胞到大脑乃至复杂的人类社会，整个生物系统均处在不断的摄动（Perturbation）之中，而生物系统大多数时间下都将处在与混乱相接的关键期。相较于机械的或是规则僵硬的输入－输出式的系统，这种动力学系统更能适应多变的环境。下文将就此种系统展开重点论述。

在任何情况下，构成关键预测力的信息都并非预兆式元素而是动力结构，即"基于过往观察的统计信息，专注于在未来会发生的事件"，这是大卫·摩尔（David Moore）在《进化中的基因组》（*The Developing Genome*）一书中做出的评论。任何有机体在这个常新常变的世界中均需要此种信息。

然而，如同交通规则或言语语法一样，诸多变量的深层信息之间通常在多个不同层面彼此互动。因此，进化最重要的因素并不是基因适应循环往复的特殊情形，而是智力系统能处理不断变化的环境，实现这一目的的方式则是从不同层面提取出此类深层信息。驾车或人类言语中所涉及的深层信息要比细胞智力信息更为复杂，然而即便是在相对简单的细胞中，此类深层信息亦难以被描述和界定。我们大可设想一下此三种变量之间的互动，而难度在此之上的则需要数学工具，对于那些非线性关系或非统一性变化而言，更是如此。此外，随着变量的数量不断上涨，系统本身亦需要不断调整。

智力系统

基因对具体的环境变化极其敏感，并通常会对此做出具体回应。智力系统因一种变化可受制于其他变化而敏感，此种敏感则形成了更多适应性的反应。

因此，生物需要根据日常经验合理管理这些统计模式，并要擅用它们以做出最佳反应，例如，借助何种基因获得心仪的"产品"。这就是智力，智力的起源与生命的起源基本一致。事实上，智力即生命，生命即智力。

因此，当下研究发现即便是分子网络也可以从日常环境的统计规则中获得一些启发。由于分子构成要素的反应性发生变化，所以这些规则在重置的反应网络中被同化。此种能力还可在单细胞及单细胞微生物中被大量发现。研究显示，细菌"亦是充满活力的预测者，它们可以依据发展态势做出积极调整"。[6]伊里亚斯·唐戈克普鲁斯（Ilias Tagkopoulos）团队的实验显示了细菌如何通过学习变量间的统计关联而适应不断变化的环境。该团队甚至得出结论：正是细菌的生化网络创造出复杂环境中的内在模型。[7]

汉斯·韦斯特霍夫（Hans Westerhoff）团队的研究更具有开创性。韦斯特霍夫指出："微生物中的大分子网络表现出智力特征，如记忆、预测、适应与反思等能力。"从微生物到人类，任何生命形态"表现的部分或所有特点均与智力一致"。[8]弗兰克·布鲁格曼（Frank Bruggerman）与其同事在论文中论述了他们的发现：他们的研究揭示了多个信号融合回路（Signal Integration circuit），此种回路能"使细菌评估自身的生理状态与外部环境状态，从而得出最优的生理反应"。布鲁格曼指出："进化不仅带来了创造生化元素的基因，更使生物化学研究认识了高度发达且半智慧式的构造规律。"[9]

如今的分子生物学家也在细菌"智慧"、单细胞的认知资源、生物信息智慧、细胞智慧、微生物记忆，以及细胞知识等领域屡有发现，这些术语均是近年研究文献中的热门词汇。比如，沙拉德·拉玛纳森（Sharad Ramanathan）与詹姆斯·布洛奇（James Broach）在《细胞与分子生命科学》（*Cellular and Molecular Life Sciences*）一刊中发表了一篇题为"细胞会思考吗?"（Do Cells Think?）的文章，该文中就包含了以上那些热门词汇。在一个来自日本的研究团队发现黏液菌甚至能走出实验人员设置的迷宫并自行发现食物后，菲利浦·鲍尔（Philip Ball）就在《自然》杂志发文指出："目前在原生质黏液以及单细胞有机体中发现了学习与记忆能力，这两种能力通常需要有机体具备大脑，至少是神经元活动。"[10]

这些处在智力系统底层的过程曾被称为"表观遗传学"（Epigenetic），意为高于智商或超过智商。曾有研究暗示表观遗传学的这些过程仅是管理或调整基因中的真实信息（如生物的真正潜能）。然而事实则是，此种所谓的真实信息并不存在。现在社会中不乏有人盲目相信基因，或试图改变公众对基因的认识，学界新的发现或许对此类人群能有醍醐灌顶之功效。在专著《表观遗传学革命》中，妮莎·卡雷表达了自己的担忧："这一领域目前正滑向另外一个方向，一些原本坚定的表观遗传学家现在几乎已把 DNA 编码的价值贬至最低，这是一种危险信号。事实上，DNA 编码的重要性一直介于最高与最低之间的中间状态。"[11]

为进一步发掘真相，诸位读者不妨与我一道更为细致地审视生理系统如何具备智力属性。下文我们要论述的则是技术上的细节，即单一细胞在对外部环境做出反应时所历经的智力过程。此处的单一细胞是指如细菌之类的单细胞有机物，或多细胞植物/动物中的单一细胞。我想要说明的是，不同阶段的细胞智力过程犹如上文所提的舞蹈队形，在智力过程中，任何决议均是基于现有信息的统计结构以"民主"的方式得出的，并没有任何主管式基因以自身认知为前提向下属基因流水线下达命令。

在不同的场合我均将此种统计性结构称为统计性模式、相互型信息，或信息语法（信息原理）。在这些情形中，智力过程将表面上的无序或失衡凝结为丹尼斯·努伯所谓的"生命的音乐"（The Music of Life，此名亦是努伯专著的书名）。如同音乐一般，系统内部结构间的相互关系决定了新的形态或和谐状态可被重新创造，基因中尚不存在的新型变异亦可被创造。

对此感兴趣的读者可浏览相关证据，或跳过这一部分直接阅读"被修改的基因产物"这一部分。感兴趣的读者可阅读图4.3获得相关路径信息。

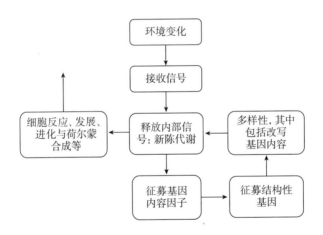

图 4.3　细胞对不同环境变化的智力反应阶段

环境变化预示

固定的 DNA 编码并不能组织管理这些处在不断变化之中的统计模式，而后者却是在飞速发展的环境中生存所必需的要素。

这些模式意义巨大，即便对于单个细胞而言也有重要的价值。而只有在布鲁格曼所提到的诸多元素间通过复杂的智力运算才能实现对这些模式的管理与组织。然而，通过不断更新的信号排列来解码环境因素并非易事。每秒钟细胞能接受数以万计的环境信号——这是一个永无止境的动态信息风暴。但是细胞对此种变化却又极度敏感，并能迅速地对此排列布局。

即便是细菌之类的单细胞生物亦能接收其所处环境中的细微变化，这其中包括化学引诱剂与排斥物质浓度变化、物理刺激（如光和热），或机能障碍。例如，常见的大肠杆菌在类似于自身体积的水滴中可自行发现大约 10 个氨基酸之类的营养分子——这无异于在满浴缸的洗澡水中发现几滴外来液体。

所有的单细胞都是通过细胞壁上丰富的信号感受器实现对环境的密切观察（见图 4.4）。这些感受器是镶嵌在细胞膜上的专门分子，能对周边环境中的物理和化学变化做出反应，并能将信息传递至肌内系统。这一功能极其重要，因而产出相关的信号感受器蛋白质本身即是细胞的重要任务之一，而实现这一任务甚至需要动用其自身 1/4 的基因。

然而细胞中的感受器并非以独立存在的方式完成自己的工作使命，而是作为一个相互协调的团队彼此配合。它们对外部的化学信号（配基，Ligand）极其敏感，但不是孤军奋战。例如，一个单糖分子撞击大肠杆菌的细胞膜感受器，但并未透露自己的来源方向和游动方向，事实上该分子的运动轨迹不能被追踪。然而，这个单糖分子的运动方向信息已经被记录并推算出来，推算方式则是一系列的信号感受器在不同的时间和地点综合了一系列的撞击信号——正如蝙蝠通过耳朵实现回波定位，或我们在纷杂的马路上通过眼睛辨别各种状况。换言之，在不同的时空境况下感知并探测统计模式。

管理这些统计模式对于预测未来的变化趋势至关重要，因此亦有助于指导恰当的反应，如对动作、发育以及新陈代谢做出正确反应。而对此种模式的管理依赖于这些信号的四维形态（即空间维度加时间维度），恰如蝙蝠借助回声的形态进行回波定位。这对于多细胞生物以及单细胞有机体中的细胞而言具有重要价值。

G 蛋白偶联受体（GPCR）亦是这一研究中的典型案例。在多细胞机体中，G 蛋白偶联受体支撑着每个细胞的细胞膜，它们协调大多数生理反应与荷尔蒙、神经递质，以及环境变化（在不同的细胞组织中存在超过一千种的形态）之间的关系。与其他感受器一样，G 蛋白偶联受体的功能为激活或抑制细胞中的多种生理过程。而对人类而言，如果体内 G 蛋白偶联受体运转不畅则会导致心脏疾病、高血压、炎症，以及其他生理机能的紊乱。当然，病人所服用的大部分（超过一半以上）药剂通常是直接作用于身体细胞中的一个或多个 G 蛋白偶联受体。

G 蛋白偶联受体刺激不会单枪匹马地上阵，而是作为一个简单的刺激反应触发器来发挥作用。细胞所做出的反应取决于机构性活动背景。例如，许多 G 蛋白偶联受体存在两个结合位置（Binding Sites），一个会因环境中的一个因素做出反应，另一个则对其环境因素做出反应——前提是环境中存在第三个因素。这些因素在时空中的出现次序同样重要，不同的出现次序会引发不同的细胞反应与产物。

因此，目前大多数研究均在探索不同信号相互融合的方式，不同的信号或在某一特定感受器上相互整合，或在不同的感受器之间互相串扰。对于一些感受器而言，在释放信号之前，结合配基（Bound Ligand）首先需要在膜酶（蛋白酶）的辅助下从感受

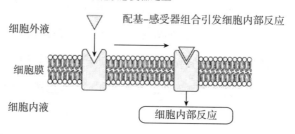

图 4.4　侦测外部信号的细胞表层感受器

器上释放出来。而对膜酶的激活作用取决于环境因素的具体结合。"因此，蛋白酶扮演着监管中心的角色，它整合细胞所接收的各种信息并将其精准地转译成输出信号。"[12]

这一层面上的另一种活动是感受器之间彼此发射信号的方式。它们以自己的方式相互"协商"需要发射至细胞内进行处理的信息结构。正如克里斯托弗·尼尔斯（Christof Niehrs）所言："精密的感受器网络形成高度有序的配基复合物，后者配置了下行的信号传输路线。"[13]

在一个多细胞系统中，细胞之间不仅相互回应，同时亦会共同回应不断变化的外部环境。这要求智力生理的参与，本书第五章将就此展开论述。然而，有关变化的统计结构依旧发挥重要作用，并形成了生物智力的基础。虽然外部环境与基因关系最为密切，但显然这并不是独立因素的松散集合，细胞在基因控制之下以刺激反应的方式对环境因素做出反应。这使得行为遗传学的附加统计模型更加不真实。

内部信号

多个信号首先通过感受器完成相互整合，随后激活多种内部反应，而内部反应取决于信号结构所聚合的模式。这一过程被称为信号转导（Signal transduction）。大多数内部信号网络通过感受器提供的信号转导提取深层结构。在经过相互同化之后，该结构将开始预测未来会出现何种变化并指导机体做出最佳反应。在2008 年发表于《科学》杂志上的论文中，伊里亚斯·唐戈克普鲁斯与其同事展示了细菌是如何"通过形成允许预测环境变化的内部表征来捕捉住动力的、多维度的多样环境结构的"。[14]

我们如今已经得知细胞的分子网络通过分子构成成分间关系的变化完成自己的"职业使命"。如同上文提到的贝纳胞一样，系统自我组织以应对信号所导致的失衡现象。这"有赖于分子工具箱中聚集在一起的蛋白质，每个蛋白质负责具体且不同的功能或活动"。[15]这一结构可通过多种方式逐步展开，如细胞发育、细胞分裂、细胞运动（出于多种原因）、细胞分化以形成不同组织、供转移能量之用的荷尔蒙产物以及其他多种形式。反应路径涉及成百上千个成分，并会按照要求征集所必需的基因资源（见下文）。这些网络对于机体的正常运转作用重大，因此大约有20% 的人类基因蛋白质编码参与到信号转导的过程之中。

一些反应，如针对类固醇激素所做出的反应，仅包括两个或三个步骤——以配基接收开始，随后进行基因转录并合成最终产物。然而这其中最具典型性的莫过于范畴广阔的网络使大量的串联成为可能。串联需要多种焦点作为控制点，由此感受器方可"听到"其他细胞的状态或所发生的时间。图 4.5 所揭示的流程可以反映相互关联。但是细胞感受器并不能捕捉统计结构中更具抽象性的本质，后者只能通过计算机模型略知一二。

此类内部结构与外部结构相互协调的典型案例非表皮生长因子（Epidermal Growth Factor，EGF）莫属。1926 年对其的研究被授予诺贝尔奖，此后该领域的研究如雨后春笋般涌现出来。表皮生长因子为大脑分泌的一种肽，并在体液中循环流动以附着在细胞的 EGF 感受器上。此种附着会激活一种或多种可能性，如细胞生长、分裂、分化、迁移等，具体情形取决于内部或外部具体状况。

我们需要注意信号网络中的路径（化学反应所导致的连锁反应）为回应不断变化的环境结构而如何被反复重组。这实则是系统"学习"或调整对过往反应的"固有成见"，即以过往经验为基础做出当下的反应。

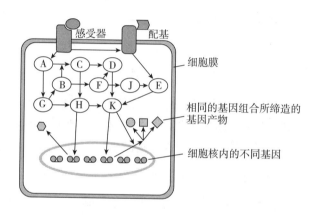

图 4.5 简略版信号路径

注：A 至 K 间不同圆圈代表不同的信号因素（在一个典型的信号路径中或许有几百种信号因素）。

如今我们对此种可塑性（细胞对环境的适应性）已不再陌生。南希·高夫（Nancy Gough）在 2012 年发表于《科学信号》（*Science Signaling*）杂志的论文中详细列举了某一信号分子对其他两种信号的时机保持高度敏感，并作为重合检测器（Coincidence detector）而发挥作用。此类检测器"仅能在产生信号的刺激物被大量接收到的前提下做出适当的反应，如聚集具体的基因产物"。[16]

显然，我们同时还要考量其他多种受酶刺激而得出的反应，此种反应彼此间对基质产生可变的影响，并对变化的结构高度敏感。环境中的某些方面经常呈现周期性反复，甚至在不同的世代间也存在反复现象，这让细胞不需要经常自我调整即可预测环境。正如机器中的齿轮一样，自然选择过程可测量细胞构成的体积与重量，进而在朝向某一特定端点的信号传输过程中形成某些"成见"（具体信息，详见第五章对进化渠道化的具体阐释）。一只猴子无论是长在丛林中或是顶层套房中都会有尾巴——而对人类却不能得出类似结论！许多或者是大多数人体的构成要素（包括信号蛋白质）都是基因的产物。但是这些要素均是一个动态团队中的有机一员，而非单打独斗的个体。

转录因子

许多信号路径最终流向的端点多是基因转录，即在某些特定时机基因中的重要资源被聚集在一起。这一过程通常被描述为基因被"开启"或"关闭"，并开始运转工作。然而这其中真正起控制作用的实则为信号传输过程中的动力因素，基因在其中发挥了自我组织的作用。

该过程中的第一步为连通基因。储存基因的 DNA 链条与其他蛋白质（组蛋白）交互关联，组蛋白将 DNA 链条缠绕在空间狭小的独立单位上。这些链条需要信号因素首先将其"松绑"，然后能与其他因素会师。这其中还包括对基因转录的控制/管理其他层面，并且是前文提及的表观遗传学的一部分。

在连通基因之后，基因的转录过程亦不能实现一站到底，还需要大量组织因子的帮助，如转录因子、催化因子、阻遏物、促进因子，以及其他辅助因子等。因此，基因在 DNA 中与其侧翼区一道进化发展，并对此种组织因子保持高度敏感。如同网络银行的身份验证码一样，组织因子以不同的组合运转工作以管理支付活动（即转录）。不同的组合决定了转录能否成功，或进行何种程度的转录。

这个特殊的团队中最显眼的就是基因转录因子。转录因子实为蛋白质，能附着在 DNA 序列侧翼区的启动子区域，并能激活启动基因转录动作。由此模板开始被识读，并被转化成基因转录文本。因此，基因转录本身为基因的产物，并且是所有信号活动的第一批基因产物。基因转录的重要性在于大约95%的基因编码为转录所用，而仅有5%的编码作为结构性蛋白质用于发育与新陈代谢。因此毫无疑问，基因转录因子的数量与有机体的复杂性呈正相关。

转录因子被认为构成了具有相当决定性作用的基因组织网络，但转录因子同样也不具备单打独斗的能力。莎拉·贝索米耶（Sara Berthoumieux）与其同事实验发现，网络转录式的反应本身即由细胞的生理状态所决定。因此"转录因子如果缺乏相对稳健的组织功效则意味着它们在细胞发育过渡中并不是组织管理基因表达变化的主要协调者"。相反，转录因子"更多的是补充并协调细胞生理状态对整个网络的管理"。[17]研究人员指出此种观点的转变对所谓基因网络的解读意义重大。此外，转录因子之间亦相互影响并相互关联，有的转录因子扮演共同阻遏物或催化剂的角色，而有的转录因子负责组织监管（即编排）其他转录因子。

换言之，基因组织网络本身即为一个巨大的自我组织管理网络，其中包含前馈（新陈代谢或内分泌控制系统中，一个中间产物进一步沿其他途径对另一个中间产物施加的预期效应）与反馈回路。对转录因子的招募取决于信号网络自身的决定，而此种决定则由负责记录变化中的环境模式结构的信号感受器所提供的信息输入而塑造。计算机模型研究显示，这一系统对反应控制与反应创造力发挥了巨大作用。

利用基因

上文中已经提到，转录因子从不单打独斗，而是在众多催化因子、阻遏物、促进因子等其他因子的辅助下共同工作。转录因子与其他因子一道搜集 RNA 聚合酶，后者为一种能够黏着在 DNA 上的酶，并且能将 DNA 序列复制到信使 RNA（Messenger RNA）中。信使 RNA 在整个系统中实则为序列模板，其作用为聚合多种氨基酸以形成蛋白质与肽（缩氨酸）。这些亦都是在信号迷宫的控制下基因转录的产物，我们稍做思考便不难想象整个过程的交互性与复杂性。

我们现已认识到整个系统中并不存在所谓的单一控制层或起掌控作用的主导因子，在其中发挥掌控作用的实为由众多能对外部环境变化做出反应的分子组成的具备自我组织能力的全系统模板。这些因子极大地拓展了转录组（Transcriptome）的范围，即在具体情形下分子网络的反应方式以及基因利用方式。事实上，在系统的整个决策过程中，基因更多的是追随者，而非领导者。

此外，通过界定何为遗传因素与环境因素以解释基因变异似乎并不可行。环境结构影响并决定着基因转录，而每个基因转录又都能转变为其他基因的环境因素。细胞反应中这些因素的最终选择均能改变外部环境并能提供反馈式结果。相比于那些具体的构成因素，动态模板更为重要。

结构的重要性还可通过其他方式得以体现。转录因子是至关重要的基因产物以及基因调节因子。虽然它们形态各异，但是在人类眼中只是苍蝇与老鼠的区别。"尽管因为历经了 600 万年的进化历程而具备了巨大的形态差异，但是大部分因子都还保留着惊人的原始形态。"[18]然而进化过程依然带来了了不起的性状变异，其中原因则是细胞的形态与变异、缔造的产品、是否继续发展、移动或转化为何种细胞等一系列问题均处在整个动态系统的控制之下，这使基因的影响力微乎其微。

基因产物的修饰

我们在前文所论述的是细胞如何在所处环境的信号风暴中获得统计模板，并如何被信号的内部传输过程所同化。信号所携带的信息随后被内部环境与需求吸收且同化，由此所形成的整个"团队"此后开始征募转录因子以聚集适宜的基因产物并做出与具体情形相匹配的反应。整个过程看起来更像是一个管弦乐队的工作模式，而不是下意识的自动反应，该过程所触发的多种和谐状态受制于不断变化的具体情形。

然而，行文至此，我并非要探讨如此变异产生过程的局限性。事实上，受此种系统动力学影响，基因转录本——基因产物——要接受其他更为广泛的修饰与改良。此种对基因产品的进一步修改如今是研究的热门领域，该领域的研究能以更加扎实的数据驳斥此前关于基因变异与性状变异之间存在直接关联的错误观点。鉴于篇幅，下文仅简单罗列研究成果。

构成基因的 DNA 序列被复制到对应的信使 RNA 中的核苷酸序列之中。这是最直接的基因转录产物（转录本）。此前学界曾认为信使 RNA 模板仅是机械地规定了氨基酸以何种次序相互串联以生产蛋白质（且仅是一种蛋白质），即一个基因→信使 RNA→一种蛋白质。被复制到信使 RNA 的核苷酸序列包括编码区域（称为"外显子"，Exon），与其一起散布排列的还有沉默的非编码区域（称为"内含子"，Intron）。但是将此类因子转录成蛋白质的过程预测性不甚明显。转录过程将剪切掉内含子，并以多种组合方式重新排列外显子（该过程被称为"外显子混编"，Exon Shuffling，见图 4.6）。

转录过程所带来的最明显的结果为同一个基因可创造多种不同的蛋白质，且每种蛋白质的功能各异。这一过程可被简述为一个基因→多种蛋白质。截至 2003 年，研究显示，至少 74% 的人类基因产物可以此种方式进行另类剪切。如今看来这一比率显然要更高一些。詹姆斯·布朗（James Brown）于 2014 年在《自然》杂志发文指出，即便是一只苍蝇身上的"一小撮常见的神经基因也具备编码的潜力，它能通过广泛的异类启动子和 RNA 剪切功能对数以千计的转录本编码"，而且"苍蝇的转录组要比我们此前所想象的复杂无数倍"。[19]

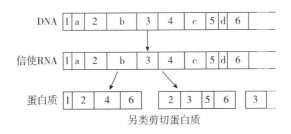

图 4.6　外显子混编简略图

外显子 1～6 与内含子 a～d 混杂排列。内含子在信使 RNA 加工过程中被剪切掉，而外显子则以多种方式被组合起来。细胞过程决定了一个基因可缔造多种蛋白质。

其他研究则表明：多种异类转录本与进化的复杂性密切相关。由此，我们可得出结论：一个基因可与多种产物相互关联，因此人体某一特征的某个变异并不能被简单地认为是由某一特定基因导致。但是这一结论并不能为基因难题画上句号。

其他形式的蛋白质修饰

基因的蛋白质产物还可通过多种其他方式进一步被系统动力所修饰，而这都取决于具体的情形。人类基因组中大约有 22000个基因，但目前人们已知的蛋白质产物大约有十万种。这凸显了基因转录与转译的可塑性。

此种可塑性可通过目前学界正在普遍研究的泛素化（Ubiquitination）得以体现。泛素是一种存在于大多数真核细胞中的小蛋白，它可以以不同的方式附着在基因产物上。此种附着可以加速基因产物的降解，或改变其在细胞中的位置、活跃度，以及其他蛋白质的互动程度等多种表现。然而，泛素的形态与活动受制于上文所提及的信号/转录网络的控制。事实上，此种信使 RNA 对蛋白质的修饰已成为决定动物认知能力以及人类认知能力的关键因素，有助于根据大脑细胞间的活动协调通路中的变化。

RNA 调控因子

在标准的发展模型与变异模型之中，变异基因编码通常被转录至信使 RNA 中，而后者则又被相应地编译至各种蛋白质中（从而有了各种变异的性状）。如今我们已经了解到，信使 RNA拥有多种功能，而不仅仅是充当蛋白质编码模板。它们可以改变反馈回路中原始转录的速度，加快细胞周围产物运输，并且加快信使 RNA 产物自身的分解速率，因此能对外部信号做出更快的反应。

此外，近期的研究发现：其他小型的 RNA 转录本（并非信使 RNA）并不会被转译成蛋白质。据估测，尽管70%的哺乳动物基因组可被转录，然而只有1%～2%的转录本具备生成蛋白质的能力。但是研究者在它们身上发现了越来越多的组织管理功能，这其中包括激活荷尔蒙感受器、管理启动子（以及转录率）、限制（或阻拦）具体的基因转录，以及担任转录的共同催化剂。此种"隐藏的转录组"同时可在更为广泛的信号网络里有序运行。而这些组织性网络似乎在一些相对更复杂的有机体中变得越来越重要。

其他表观遗传学

基因当然会被基因携带者的后代所遗传，但是母亲在孕期之前所体验的环境能修正这些基因在后代的发育成长过程中被利用的方式。这些修正可以影响下一代一生的成长，其影响力甚至还有可能继续延续下去。1944 年发生在荷兰的故事能为此提供例证。当时荷兰遭遇极冷的寒冬，加之纳粹的全面封锁控制，导致荷兰各地爆发饥荒，饿殍遍野。这一时期出生的婴儿身高体重均相对较小，这一体形特征一直延续到他们的孙辈，虽然这些孙辈的父母自小衣食无忧（见本书第十章）。

这种现象就是妮莎·卡雷在《表观遗传学革命》中所提到的表观遗传学现象。所谓表观遗传学实则是一系列挑战传统教条的过程，而唯一能被继承的修正则是基因中偶发的现象。现有研究发现了一些机制，基因物质在其中可通过环境体验被改变并能被下一代所遗传。例如，2014年的一则研究报告以老鼠为研究对象。这些老鼠在受孕之前便接受训练，对某种气味极其敏感，此种敏感最终在神经结构的某些构成因子上得以反映。[20]

事实上，父母在怀孕期间所感受的压力可以以此种方式传递到下一代子女身上，甚至受孕前所感知的影响因素在某种程度上也能被后代所继承。例如，对人类而言，子女在未来罹患肥胖症、糖尿病、压力综合征以及具有焦虑行为的倾向均与父母在孕期前后所体验的环境有关。

然而此处需要指出，此种结论只是初步观察的结果，并且观察机制尚不成熟，思路尚不清晰。但是至少目前我们已经知道，某些表观遗传已经不再仅是用于附着在DNA之上用以压制某些基因的化学标签，它实际是关于经验的记忆，可通过母亲的卵子被后代所遗传。[21]同样，一整套发育系统的分子架构本身即是进化的产物，是用以指导基因的存在，而非为基因所决定的结构。约翰·马蒂克（John Mattick）在2012年发表于《美国国家科学院刊》（*Proceedings of the National Academy of Sciences*）的论文中指出，此种母性的表观遗传要比学界此前所想象的更为普遍和常见，"撼动了分子遗传学的理论基础"。丹尼斯·努伯亦表示："这将对生物科学带来重要影响。"[22]

然而，我们尚需保持清醒的头脑，变异的环境根源亦会出现在行为遗传学的双胞胎统计研究中，并被视作基因变异。或许这也是遗传力估测漏洞百出的原因。

基因序列的修复与更改

在标准模型中，对于发展与变异而言最重要的信息均贮存在基因上。此种信息会因基因突变而被更改，其表达会因有利或不利的环境而被降低效力。但是此种描述过于简单。基因序列事实上偶尔会因分子活动中的骚乱或喧嚣而被破坏，而在细胞分裂和复制过程中，错误也在所难免。然而信号网络能感知到基因序列所遭受的破坏，并能预知潜在的危险，从而通过细胞将这一信息向外传递。新陈代谢的路径因此而被调整以促进 DNA 的修复过程。同理，这一过程中发挥引领作用的并非基因，而是遍布全网的细胞智力。

更令人诧异的是，在人们的发育时期，基因序列可依据环境的具体需求被蓄意修改。何美芸（Mae-Wan Ho）曾解释道："无数的突变机制参与其中，似乎在不同的环境情形下整体受制于细胞或有机体的组织与管理。"[23]其他研究则解释了"环境如何直接指导有机体进行变异"以及此种变异以何种方式被遗传。[24]

如今此种研究被称为自然遗传工程（Natural Genetic Engineering，NGE）。詹姆斯·夏皮罗（James Shapiro）在《生命物理学评论》（*Physics of Life Review*）发文指出："能就个体特征而对其他细胞下达命令的标准模型"实为一种"极其危险的过度简单化描述"。他进而指出："我们需要重新考量基因组，并将其界定为一种'重写'信息的存储系统。"[25]

夏皮罗在《赫芬顿邮报》（*HuffPost*）科学版块的博客中指出："NGE 可被简单用以总结和归纳全部的生化机制。这些机制中的细胞需要剪切、复制、聚合甚至操控内部 DNA 分子的结构，运输 DNA（从细胞到细胞），或是从环境中获取 DNA。针对已加工过的 RNA 分子而进行的全新且未被编排的聚合或逆转录过程可缔造全新的基因序列。"

这其中一个令人诧异的发现则是有机体能知道自身的进化和发展过程。生物学家将其称为有机体的进化性，这是指：为了进化，通过自然选择来积极缔造有益的基因多样性。由此则不难将有机体的潜能与自身的基因组相互关联。然而，智力系统的真正潜力存在于它们的创造力之中，即积极地开发潜能而非仅仅反映/表达潜能。正如罗伯特·利克里特（Robert Lickliter）所言："发展的过程缔造了性状变异，而后者恰是自然选择施展魔力的地方。"[26] 正是因为智力系统，有机体的"可发展性"才得以极大地提升自身的进化力。

该系统所触发一个重要的结果则是其他层面的环境经验（包括生理、心理以及社会的经验）能对"基因利用"（Gene utilization）产生自上而下的影响力。何美芸在《社会科学研究所》（Institute of Science in Society）一刊中发文指出："研究者现已确定了数以万计的基因，此类基因明显受人类主观状态的影响。经常性地感到悲伤或抑郁能直接作用于人类基因，并让人们产生生理的不适感，从而使人们容易感染细菌或患上慢性疾病。而轻松和平静的感觉同样也能作用于基因，并能激活其他基因从而使得我们能治愈感染。人类社会基因组领域的诞生则能侧面证明社会状况，尤其是我们的主观感知能显著地改变人类的基因表达状态。"[27]

而这则显示了作为机器的细胞与有机体模型概念（且在基因中已存在相应形态和变异）早已过时。相反，在一个持续变化的环境中（恰与模型的静态环境形成对比），适应力要求在不同的层面实现自上而下以及自下而上的融合。该过程是自我组织的动态系统，并且具备自发属性。在该系统中基因不是发号施令的主人而是仆人。通过组织基因，它们允许细胞呈现出各异的形态并具备各种功能。此外，它们将发育从一个相对被动的基因管理中解放出来，并将其转变为具有创造性的适应力。

在本章剩余部分，我们将研究在此种动态过程中所产生的直接表现。

不可预测的形态与变异

对于复杂形态和功能而言，稍做调查研究就能发现存在于性状中的基因和变异之间的差异性关系实在是难以预测的难题。而对于复杂且具有适应性的人类特质而言，基因与性状之间甚至没有直接关联，而这恰是解释在不断变化的环境中为何需要进化的最佳原因。事实上，我们身体中的动力系统对环境的变化更为敏感，适应性更强。

大多数基因变异并不相干

如同在打字时选择何种字体字号一样，大多数基因突变以及由此引发的蛋白质变异在多数情况下并无益于人体机能（除非在极罕见的情况下或许能发挥有益作用）。对于生存至关重要的特质恰是机体为应对此种基因变异而做出的未雨绸缪之计。在发育过程中这些特质被恰当地疏导或是被融入进发展的可塑性之中。自然选择能消除有害的基因变异（除结构与类别性紊乱之外），从而导致遗传力下降。这一观点我们已在本书第二章中有所论述。

其他另类路径

若代谢物供应不足（无论是环境原因导致还是基因变异的结

果），通常会通过聚集或制造其他新的生化路径得以弥补。因此，一些实验指出，相当比例的基因组可被删除，且不会对人体的基本功能产生实质性影响。此种结论确实让人感到诧异。常见的酿酒酵母（Saccharomyces cerevisiae）中有大约 6000 个基因，实验显示其中高达 80% 的基因可被删除，并且不会对其最佳情形下的基本功能带来任何伤害。这一发现证明了生物网络的稳健性，即便处在基础层面的生物网络也依然强韧稳健。[28]

安德烈亚斯·瓦格纳（Andreas Wagner）与杰里米亚·怀特（Jeremiah Wright）曾研究了 15 种不同的信号转录路径并观察了两个转录管理网络，从而发现新陈代谢的需求与反应之间存在大量不同的转录路径。两位学者得出结论："多种异类路径是必须具备的规则而非例外情形。即便存在氨基酸变化或许会损害某种中间调节器等诸多干扰，此路径依旧能继续运转。我们的研究结果强调系统的重要性，通过此类系统生物学研究才能了解基因及蛋白质所带有的功能性及进化性制约条件。"[29]

费德里克·尼基浩特（Frederik Nijhout）的研究团队发现，在人体中，处在关键的新陈代谢路径中的酶所携带的基因表现出了明显的变异性。但是尼基浩特的团队同时还发现，尽管基因变异的功效在分子层面上表现得更具影响性，但表现遗传的过程却会"极大地降低它们在性状层面上的功效"。[30]换言之，基因变异在性状层面的功能微乎其微。

同质基因并不限制变异

在复杂的形态与功能之中，基因变异与性状变异之间的关系含混不清，并不容易被界定。因此，带有同质性基因的个体之间亦有可能在形态和性格上表现出天壤之别。脊柱动物体内含有数以百计的不同细胞类型，而后者又包含同样（或高度类似）的基因组。然而通过组合不同的基因与表观基因调控，这些细胞又得以形成并维持各自独特的属性。

同样，拥有同质基因型的动物群体，即便饲养在同样的环境中，它们在行为举止上也能表现出很大的差异。这一结论已经由实验室研究所证实。研究人员选取了一些基因同质的动物，并将其饲养在同一个笼子中，经研究人员观察，这些动物在生理及行为上均表现出了合理范围内的差异，甚至在免疫反应上也有一定的差异。

有 700 年历史的野牛群（被称为奇灵厄姆牛，于英国的诺森伯兰郡被发现）在无数世代间一直是同系交配、近亲繁殖，这才使它们具备同质基因，然而即便如此，这些野牛依旧在形态和行为特征上存在差异。[31]

重要的系统

环境与基因，或者基因与性状之间没有明显的区分。对形态与性状的预测需借助高度进化的动力系统，这也是为什么尽管表面上的环境相同（如同一个荷尔蒙信号），却能依据具体情形对发育成长、细胞分裂、细胞分化、细胞迁移做出如此多样的反应。这反映了人类基因的奥妙绝非基因中某一固定信息必然与某一特定反应的永久关联。在先天－后天之辩中，某些因素被忽视，导致此种论辩先天不足。

智力细胞

本书第一章探讨了基因的起源以及基因何以进入形态与变异的发展环节。我同时还审视了外部环境、其本质以及在单细胞层面上环境如何与基因相互影响。在行为遗传学的标准描述中，个体差异正是借由此种相互作用，作为基因变量与环境因素的复合体而产生。本书还呈现了基因的真正本质，并指出环境因素在学界此前浅显的附加性机制中一直都发挥着相当重要的作用。

要知道，基因与环境的相互影响本身即是一个动力系统，此种系统在不断变化的环境中通过广泛的信号网络对形态与变异发挥着决定性作用。该系统不可或缺，原因则是不可预知的外部环境仅能通过内置于该系统之中的信息化结构进行预测，而仅靠DNA 中的线性编码是无法实现这一目的的。因此，通过不断发展，细胞内的动力系统已具备在环境中归纳统计模式并依此指导信号反应的能力。在这一网络中，基因服务于自我组织的智力系统，并作为一种资源而发挥作用。

如今我们的谜团似乎已经被解开了。正如埃里克·特科海默所言，基因与环境差异间的系统性因果关系在复杂的进化网络中不见踪迹（详见第一章）。而在适应性系统中，基因与性状差异之间的关联（处在个别有害的情况下）在关系网络中不断被超越。所有的形态和变异（即潜能）均源于发达的动力系统，后者能在不同层面上对各种信息模式做出反应。

行为遗传学中最大的谎言是给基因变异等系统差异贴上错误的标签，并劝说心理学界一众学者、大众以及政府相信他们的研究已经将基因因素与环境影响相分离，而他们对智力及其他潜能的所有研究都缺乏科学的研究模型或理论基础。

事实上，鉴于生物要面对极其复杂的环境，智力系统所历经的发展路径和模式兼具多样性与伟大性，总而言之，智力系统是在远超基因所能容许的范畴之上具备兼容与创造变异能力的伟大系统。

第五章

智力发育

发育与命运

发育通常被认为是潜能最终得以实现的方式和手段。学界喜欢用更为正式的语言来描述发育，即其是融合了差异的成长，或不同构成成分（如组织和器官）的数量逐渐增多的过程。以非正式的语言来描述，发育在每个人眼中都是一段精彩与神秘兼具的转化过程，在这一过程中，无关紧要的物质小点逐渐变成一种连贯的、功能性的存在。整个过程在无意识中自然而然地发生，因而带有一丝神秘的气息。发育似乎是自我实现的，因而人们倾向于认为此种具有所有潜能的小精灵已经隐藏在人们体内，以某种具体形态或某种编码的方式潜居在某个不引人注意的角落。

人们的这种意识显然是受到德高望重的科学家启发而产生的。顶尖的进化理论家恩斯特·迈尔（Ernst Mayr）曾说道："发育由解码构成，即解构隐藏在受精卵 DNA 编码里的程序信息。"难怪大众媒体会对读者说："在精子与卵子结合之时，这个单细胞的受精卵便已经具有某种潜能。受精卵有一个极其严格挑剔的指导手册，用以指导架构身体的每一丝纤维。"[1]

然而我们不得不说，此种论断又是一个融合了希望与宿命论的老旧观点，但是这一论断指引着父母或育儿人士最大限度地利用"命运"所赐予的一切。由此便不难理解父母几乎从受孕的那一刻起便开始担心孩子的潜能，尤其担心孩子未来的智商。父母认为自己的孩子或许会被所谓"命中注定"的宏图所局限，因此格外紧张，不知道如何才能为孩子提供最好的一切，如何开发"宏图"并使其蓬勃发育，如何为孩子提供合适的环境，如何确保孩子营养均衡，所以他们改善育婴条件，为孩子提供合适的益智启蒙玩具与读物，甚至有的父母自孩子一出生便开始为其日后就读私立学校或接受教育培训而储蓄资本。

有一些父母甚至认为，养育孩子如同下厨烹饪：他们对原材料无计可施，但是在厨房（孩子的发育阶段），采取恰当的手法进行相应处理，这些原材料的质量依然可以有所提升。在本书第一章，我即已证明发育并不是一个预先裁定的演变过程或一个生产流水线，也不是 DNA 菜谱中的一道菜品。发育是一系列具有高度适应性的过程，在这一系列过程中形成了人类的各种潜能和变异，而不仅是将已有的潜能发掘出来。并且发育过程一直暴露于多种复杂可变的环境之中，除锻造各种潜能和变异之外并无他技可施。

多变环境中的发育

在过去的几十年间，学界对发育的思考与认识经历了缓慢的革命期。20 世纪 90 年代学界逐渐意识到，复杂形态和变异并非命中注定，发育的系统动态特性在形态和变异的缔造过程中发挥了重要作用。[2]学界的这一发现可谓迈出了重要一步，这些理念上的进步起初大多都还停留在概念层面，但此后的研究逐渐验证了这些观点。学界在发育过程领域的新发现使人们注意到一些重要的问题，其中涉及潜能的起源和本质、变异的起源和本质、对发育有支持和促进作用的环境的本质。

发育从来都不是一条流水线，没有固定的基因计划可供遵循。具体原因我们已在本书第四章详细介绍过，此处不再赘述。鉴于生物进化所依赖的环境越加复杂，所谓的"计划"需要在个体的生命过程中不断地更改和调整。有机体所要面临并赖以存活的环境更加难以预测，因此从单细胞生物到人类的社会认知，整个进化过程中先后浮现了多种不同的修整系统。

通过本书第四章我们已经了解到单细胞如何学习并适应不同的环境。我们认为，大约 22 亿年前，当不同的单细胞聚合成多细胞有机体时，发育的大幕便已经拉开。多细胞生物的进化过程亦是其内部的各个细胞增强对环境变化的适应力的过程。此种进化开始于艰难时期所形成的细胞临时性布局，即便细菌和一些黏液菌偶尔也会形成多细胞群体以应对极端状况（诸如营养被大量消耗而匮乏）。在一种被称为盘基网柄菌（Dictyostelium）的黏液菌中，发育最终带来了细胞形式上的巨大个体差异，这种差异还包括细胞的功能各自不同，并且不可预测，不能通过解读单细胞中的 DNA"说明"而被提前预知。一些细胞形成了一个茎状链条以支撑其他的子实体（Fruiting body），在这个子实体上另有其他细胞产出或脱离孢子，在环境状况获得提升时，这些孢子又会凝聚而形成新的个体。

此种早期发育的详例颇具启发性，从中我们得知此前相对统一且基因相对一致的细胞何以有如此突然的变异。这一变异过程并没有总揽全局的控制者或蓝图，亦没有针对每个细胞特点而量身打造的配方。该过程兼具动态性与自我组织性，源于不同个体细胞间的互动与共享结构信息，且没有明显的监管协调因子参与其中。

而这一过程同时也能预示其他更为惊人的进化可能性。地球首批开拓者的劳动力分工以及相互间的支持使它们能够适应变化的环境。多细胞生物最终在这一过程中得以永久确定，此后物种开始变得更加多样化，直到大约5500万年前的寒武纪（Cambrian Period）时期，动物的主要分支（或门类）才得以确立并延续至今。脊柱动物因出现时间较晚，未能在寒武纪时期定型，因而是个例外。

物种的多样化分类改变了呈螺旋式发育的环境。鉴于动物被迫栖息于环境中相对多变的区域与地带，所以生物世界才变得越加动态化与多面性。例如，随着运动性发育的不断增强，环境与动物之间的互动越来越多。如今的世界已然身处不同于以往的易变性联盟之中，已不再是最初的原始生物所体验的流动性群居环境。这则要求发育本身转变为一种主要的、持续性的适应型工具，而持续时间则为终生。

发育的表象

在最初阶段——卵子与精子结合之初——个体的发育是一个从貌似同类的起源中（包括同质基因）创造变异的过程。受精卵在最初的几天里自我分裂，进而变成由2个细胞构成的球体，细胞继续分裂，该球体则又变成由4个、8个以及最终16个细胞所构成。当然，如果不做限制与管理，该分裂过程只会产生体积越来越庞大的球体，而其中的构成细胞所带有的属性却毫无差异。因此首要问题就是如何开启细胞分化，或开启真正的发育阶段，并使其与身体的发育融合起来。

在受孕的最初几个小时中，细胞分化的初始阶段便可在显微镜下被清晰地捕捉到。首先，囊胚腔（Blastocoel）形成，其内部被液体所充斥；囊胚腔决定着囊胚（Blastula）的形成，并在此后决定着原肠胚（神经胚，Gastrula）的形成（见图5.1）。胚胎细胞中自带洞体，并且日后能在成年人体内转变成任何组织或细胞类型。胚胎细胞又被称为全能干细胞（Totipotent stem cell），但是很快它们又转变成体积、性状及类型各异的细胞并构成原肠胚。至此，细胞已被分裂成三层，分别是外胚层、中胚层以及内胚层。此三种胚层构成了不同细胞类型及组织的基础，而后者种类繁多，极具迷惑性。

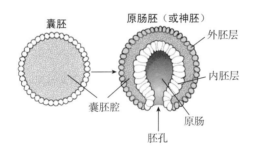

图5.1 早期细胞分裂与原肠胚的形成

资料来源：维基百科。

以早期胚胎中的神经嵴（Neural crest）为例。神经嵴是脊椎动物独有的移行细胞储藏库。在显微镜下可以看到，神经嵴的形成经历了由细胞膜片折叠变成神经管的过程。神经管中的一些细胞又转而形成脊髓（Spinal cord）。但是其他细胞在胚胎内朝不同的方向移动，进而转变成更为多样的组织和细胞类型，其中包括自主神经系统中的神经元（最终接管身体器官），中枢神经系统中的十几种神经细胞（大脑），掌管触觉、嗅觉、听力及视力的感觉神经元，内分泌细胞（于肾上腺和甲状腺中分泌荷尔蒙），多种心脏组织细胞，皮肤及内脏器官的色素细胞以及血管。神经嵴细胞同时还能构成头颅组织，而后者则缔造了面骨、软骨，以及眼睛的角膜、脑膜（大脑周围的隔膜）、牙根、眼部肌肉以及其他多种组织与结构。

身体中的其他组织则以同样的方式来源于原生的全能干细胞。例如，脊椎动物的体轴（Body axis）源自细胞群体的系列性重复，这被称为节片（Segment）或体节（Metamere）。这一过程的残余物在成年人的脊柱中格外显眼。而我们身体的其他部分则恰恰是从这些基本的节片中发育成长而来的，例如骨头、肌肉、皮肤、四肢以及器官。这是一个缔造细胞的过程，数量庞大、种类繁多的细胞由此而诞生。但是这一切都是 DNA 无法预测的，即便是对 DNA 最细致、最全面的描述也无法预测这其中的任何一个细节（见图 5.2）。

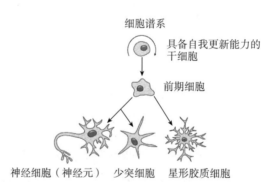

图 5.2　三种神经细胞

注：同质基因细胞（干细胞）能根据本地环境所同化的信号形成多种不同的形态。

资料来源：图片来自 http://www.ninds.nih.gov/disorders/brain_basics/ninds_neuron.htm。

细胞增殖同时还包括细胞形态的变化，以及细胞长距离、大规模的迁移。这一过程中由于细胞的二元分裂，细胞数量增多，因此细胞体积开始变大。但是此种细胞增长及分化的进行方式堪称完美，并且能在不同的组织之间维持所需的体积比例、位置、发育时机。

甚至最为粗心大意的观察者也能得出明显结论，如此高度统一且和谐的过程必须借助于执行机能的严密监控。然而事实并非如此。整个过程都是通过智力系统的扩张与延伸来实现的，然而智力系统并非什么高深的存在，要知道，即使在最为简单的单细胞生物中都能发现它的身影。

发育智力：诞生之径

生物模式的形成

其中的问题是一种细胞类型如何能变成一组不同类型的细胞并发挥不同的功能。毕竟，人体内的每个细胞所携带的基因组均完全（或至少基本）相似。这个问题的答案则是对变异的适应性产物做出详解，至少在生物层面上提供体面的回答。

其实本书的前面几章已经给出了答案。我已大概论述了单细胞如何通过内化外部结构以适应不断变化的环境。外部结构所携带的信息已被细胞的信号迷宫所压缩凝练，随后又被用于激活转录因子，进而产生了诸多基因转录模式。基因转录本被修订且传递至发育"设备"中以建构、适应并维持细胞的形态、细胞器以及功能。

在多细胞生物的细胞中也存在类似的过程，然而这一过程要更加丰富且漫长。与单细胞过程一致的是，时空上高度有序的内部世界需要与外部世界的发生事件相联系。但是目前大多数外部世界仅包含多种相邻细胞以及其所携带的信号风暴。因此每个细胞的一举一动均需要与其他细胞的活动相互融合并做出调整。针对新生细胞的计划（或其所具备的潜能）并不能被基因所预知，因为所有的细胞均携带同样的基因。相反，此种所谓的潜能只能通过不同细胞间信息的往复运转得以创造和实现，幸运的是此种信息传输过程极其丰富。

不同细胞之间的信号互换通过释放化学信息（即配基）至细胞外空间得以实现。在一些情形下，邻近细胞间的直接联系便可达成信号互换，这又被称为邻分泌信号传导（Juxtacrine signaling）。旁分泌信号传导（Paracrine signaling）则是在短距离内实现的。然而大部分人对发生在较长距离的邻分泌信号传导更为熟悉。信号自身经过发育进而与其他细胞表层的感受器相匹配（然而只有很少量的细胞能直接透过细胞膜进入细胞内部）。配基与感受器的对接能直接引发信号传导，并能激活细胞内部的第二传导系统，从来带来更多样的生理反应。

当然，任何一个干细胞都需要知道其将要转化为何种细胞，以及于何处、何时进行转换。一般而言，这一过程与作为信息触发器的孤立信号无关。孤立信号不能综合考量其他细胞的具体情境，而且不能处理其他细胞的变化方式。事实上，信号传导发生于时空结构之中，要在这一结构中接收细胞需要的深层信息以决定自身在未来与全局中应处于何种状态。下文我们将共同审视这一过程。

对于单个细胞而言，年轻的卵子在形态上看起来有些像均匀的球体。然而智力已经于此时在这个细胞上留下了痕迹。例如，这个球体表面已经因为环境结构而变得凹凸不平。精子进入卵子时的接触点变成了这个球体的极点——前部极点（Anterior）与后部极点（Posterior）。卵子所处环境中的其他因素（如子宫内膜或土壤表层等）同样有助于界定极点。

此外，母亲还在卵子细胞中储藏了相应的信使 RNA 和转录因子并且将其不均匀地分配到细胞各处。在受精卵分裂时，某些子细胞中所携带的化学成分要高于其他子细胞。而细胞中的化学成分浓度则能影响细胞的决定，即转录成何种基因。此后产生的不同蛋白质以不同的方式改变了细胞的结构和功能，即细胞的命运早已被不均衡地分布在卵子里。

换言之，如今我们已经了解一个均匀的细胞球如何分裂。据事实来看，细胞球的分裂需视具体的环境结构而定，其中亦有基因的影响，但是基因并不对整个分裂过程起指导作用。不同的细胞需要彼此间传导信号，"汇报"彼此的位置，进而才能了解下一步的决定。

学界解读这一历程的思想史可谓漫长而有趣。许久之前学界意识到首先需要了解其中的某些位置信息，这与如今的地图和GPS 导航系统中所用的协调系统有异曲同工之妙。阿兰·图灵（Alan Turing）在其发表于 1952 年的论文中建议，可扩散性化学元素的浓度梯度图或许会对解读这一历程有所帮助。这些化学元素又被称为"形态发生素"（Morphogen），这一理论于 20 世纪 60 年代由刘易斯·沃尔珀特（Lewis Wolpert）以及弗朗西斯·克里克进行了系统的阐述。

这一理论的具体理念是，形态发生素被细胞所加密并在早期发育阶段通过胚胎中的组织扩散开来，进而形成了浓度梯度图。通过在梯度图中的位置，每个细胞可以了解自己的位置信息，随后用细胞来调动基因（或抑制基因）以管理并指导整个元素的流水线。远离形态发生素的细胞所接收到的元素浓度较低，因而仅能释放低门槛的目标基因和相关的基因产物。相比较之下，紧挨形态发生素的细胞所接收到的元素浓度较高，它们所能释放的目标基因囊括了高门槛基因和低门槛基因，以及相关的产物。

刘易斯·沃尔珀特所设计的法国国旗模型可谓这一理论的典型代表。在这一模型中，形态发生素目标基因依据不同的浓度而带来不同的颜色。高浓度能激活蓝色基因，低浓度带来白色基因，而红色则是细胞中的默认状态，代表低于必需的浓度指标（见图 5.3）。

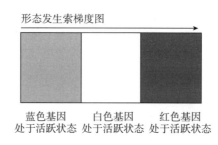

图 5.3　法国国旗模型，代指发育中不同模式的形成方式

这一理论的第一个直接证据发现于 1982 年。当时科学家在果蝇的早期胚胎中发现了一种叫作 Bicoid 的形态发生素。Bicoid 并不是细胞基因的产物，而是母性基因的产物。因此，该基因由果蝇的母亲所缔造并储存在卵子中，随后才将其带至后代身上并形成了遍布卵子的浓度梯队。Bicoid 作为典型的转录因子被转译在卵子中，随后根据梯度中的具体位置开始组织并管理细胞中基因的转录。基因剔除研究——化学元素栖居于 Bicoid 中的行为——显示，Bicoid 对胚胎头部以及体轴的形成过程发挥着至关重要的作用。而体轴随后又形成了关键的时空框架，为其他的形态发生素在身体的发育与成长中（如形成器官、四肢等）所采取

的对应行动与措施提供支持。

在沃尔珀特看来，不同模式间的协调依赖于基因。信息仅是一个简单的线索，细胞本身才是温顺的反应者。在他发表于 1989 年的一篇名为"再论位置信息"（Positional Information Revisited）的论文中，沃尔珀特即已提出警告："位置信息所影响的模式方法仅能为缔造大量且多样的模式提供一个相对简单的机制。然而比起 21 年前，此种简单性看起来似乎更像是简单的思想。现阶段，我们的研究要比以往复杂得多。"[3]

需求：不仅是简单线索

沃尔珀特之后又有研究发现，每个细胞不仅是孤立的形态发生素线索的被动目标，还会被形态发生素所充斥，而且这些形态发生素存在于不同序列且不同时空的交叉梯度之中。正如音乐中音符会时强时弱，此种形态发生素精准的时空相交对和谐的细胞信息而言至关重要。

因此为果蝇研究所设计的简易 Bicoid 模板是一个重要的开端。但是另有其他大量且多样的信息自此也开始引起了研究人员的注意。例如，其他的物质基因产物亦被不均衡地分散（见图 5.4）且参与到了时果蝇头部、胸部，以及尾部的形成过程之中，还参与了其背腹（后上下部）的分化过程。总而言之，正是这些因子间的相互交叉且时空兼备的模板决定了何种基因在卵子中得以转录，并且于何处转录。[4]

存在于早期发育阶段的无数形态发生素如今已为我们所熟知。它们还被研究人员赋予了极具异域风情的名字，例如 Wnt（"无翼"Wingless 与"整合"Integrated 的缩写）和 BMP（Bone Morphogenic Proteins，成骨蛋白）。大多数名字均来源于基因剔除

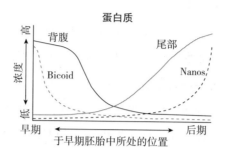

图 5.4　四种物质基因产物在卵细胞中的分配方式能决定早期的细胞分裂
资料来源：维基百科。

研究，并敦促研究者用新的视角研究早期分化与发育阶段的诸多
原因。

过程特征：动力性或不可抗拒性？

沃尔珀特以基因为中心的模型在 20 世纪 80 年代遭到布莱
恩·古德温（Brian Goodwin）的质疑与挑战。古德温提到一种更
具自我组织性的实体，该实体源于活跃实体之间的关系次序。古
德温指出在发育模型的成形过程中，基因仅发挥了次要作用。这
一结论已在近年的分子生物学研究中得以验证。例如，列举某个
具体位置的所有基因并不能预测基因发育的结果，后者由细胞在
形态发生素浓度梯度中的整体生理状态所决定。

以 Wnt 信号蛋白质为例。该蛋白质有一个由 19 种蛋白质组
成的大家庭（科类），能够协助协调令人望而生畏的信号组织以
及处于不断发育之中的各种功能，如细胞命运、细胞能动性、身
体极性及体轴形成、干细胞再生、器官的形成以及其他等。正如
日本学者中井贵惠（Yuko Komiya）与雷蒙德·哈巴斯（Raymond
Habas）在一篇研究文章中所指出的，Wnt 蛋白质本身在前馈回
路与反馈回路中已受到严格管控，因此"其本身及其对手在整个

发育时空中均被严密限制"。[5] 在传输并释放至外部环境之前，Wnt 蛋白质被系统大幅修改优化，此后它们的活动层级、形状，以及于目标细胞膜的黏着能力均受到大量共同因子（包括其他形态发生素）的组织与管理。

Wnt 信号传导仅是诸多形态基因路径之一，而数量充沛的路径则解释了为何胚胎学研究专家以及发育生理学家如今开始采用数学模型研究发育系统。正如本书第四章所谈到的，对于描述和阐释大型信号网络、转录因子以及 RNA 等诸多内容间互动交融的形成与流转，吸引子是最佳的工具。[6] 读者或许还记得，本书第四章提到此系统的特点之一就是在可变的环境中，此类系统兼具强大的反应力与恰当的适应性。而弥漫于已裁定的状态和过程中的僵化及缺乏变通则与之形成鲜明对比。

图 5.5 为此类过程的图示。一个尚未分异的干细胞被形态发生素场域所吸引，进而转化为某种吸引子（即细胞类型）。图中的地貌形态仅能显示三种维度，而事实上，在多维的吸引子空间中存在大量的可变因子。

此种方式并不能为发育的智力研究带来任何新鲜信息。不同细胞成分之间的运行逻辑被推广至管理细胞之间的互动，由此，细胞之间的关系得以协调，并能够共同应对一个更为动荡的外部环境。行文至此，我们需要再次重复此前的逻辑与理念，潜能（形式以及越加极端的变化）并非刻画在基因之中，而是萌生于自我组织的系统中。请读者铭记这一基本原则，接下来我们将系统地探索故事的下文。

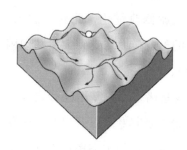

**图 5.5　发育中的细胞（细胞球）在吸引子区域图中被
某种吸引子（细胞类型）所吸引**

资料来源：B. D. MacArthur, A. Ma'ayan, and I. R. Lemischka, "Systems Biology of Stem Cell Fate and Celluar Reprogramming", *Nature Review Cell Biology* 10,（October 2010）, pp. 672 – 681. 本书引录已获作者同意。

架构身体结构

囊胚细胞在几个小时之内便可分裂出几百个不同的细胞类型。在动力组织下，基本的身体结构，即体轴、组织以及器官很快即可形成。

大脑当然是人体内最为复杂的器官。大脑形成过程的第一步就是部分外胚层转化为神经外胚层（见图 5.1）。此种转化涉及多种形态发生素之间的互动并由此形成了一个潜在的"形成体"。20 世纪 20 年代的实验已经验证了这一过程。研究者将此种形成体的一部分移植至另一个外胚层之上，而这又孕育了堪称完整的第二个神经系统以及体轴。

胚胎学专家乐此不疲地向学界证明潜能何以从形态发生素间的互动中萌发（而非在基因编码中生成）。与大脑一样，哺乳动物的牙齿同样源于间叶细胞（Mesenchyme）与外胚层。人们普遍认为鸟类在由于爬行动物在进化的过程中改变了饮食习惯，所以才使它们的牙齿退化了。然而实验中，研究人员将老鼠的牙齿间叶细胞移植至小鸡的上皮细胞，结果却发现这只小鸡同样也长出了多样的牙齿结构，甚至还有构造完美的牙冠！研究人员进而解释道："研究结果表示鸟类牙齿的退化并非源于基因编码的缺失，而是由牙胚发育所必需的细胞组织互动引发的变化所致。"[7]

厄玛·塞斯勒芙（Irma Thesleff）与马克·塔莫斯（Mark Tummers）在他们发表于 2008 年的文章中解释了一些看似简单的事物（如牙齿）在其发育过程中实则需要大量形态发生素的参与和辅助。形态发生素在推动牙齿发育的不同过程中反复出现并受到其他因子的协调，譬如 BMP。BMP 实则为形态发生素的一个种类，负责监管多个发育过程，譬如四肢分化与牙齿分化。调节牙胚发育环甚至需要两百多种基因参与其中！

总而言之，发育组织中细胞的变化似乎依赖于其他组织所释放的多种信号，随着时间的推移而消长盛衰并且会在多个方向形成纵横交错的梯度分布。释放信号的过程看起来更像是一个交响乐作品而非一段不和谐的喧嚣狂欢，以非线性的动力方式恣意扩散而非延续线性的规定顺序。发育在一个多变的环境中架构了一个具有反应性的智力系统，具有多种补偿机制和多样的选择性。对于理解与阐释形态建构以及个体差异而言，该过程能带来诸多让人意想不到的结果。

发育的统一性与变异性

进化之河

显然我们现在已经了解到人类与其他动物一样在基因上存在千差万别，但其中又不乏规律性。我们要时刻谨记自然选择的基本法则要求，为满足适应环境所需的形态和功能的需求，此种基因在变异程度上将逐渐降低，而规模亦逐步缩减。某些基因若不能再为生存提供所必需的能量就将被彻底清除，而承载此类基因的细胞亦将不再被复制。这也是为什么两个个体之间的基因相似度高达99%之多！

然而，剩余的1%的基因却依然可变异为数量庞大的其他基因，要知道每个基因均由数千种单核苷酸多态性组成，而后者自身同样也具有变异能力。这对发育而言又意味着什么呢？

事实上，高度进化的发育智力系统通常能完美地消化此种基因变异，而所用途径则为使用不同的资源和/或不同的发育路径。生物学家现已指出人体重要形态与功能的发育具有惊人的持续性或"稳健性"。正如本书第四章所提及的，许多基因可被直接删除且不会对人体机能产生任何影响。因此，现实环境的矛盾与异样等一系列被认为或许会扰乱机体发育的因素如今看来在大多数情况下并不会产生实质性的影响。无论出现何种情况，发育都会一直延续下去。

C. H. 沃丁顿（C. H. Waddington）在20世纪40年代的实验中发现，对生存而言至关重要的机体特征都经历了一段发育的缓冲期，即无论个体基因如何变异，或发育中所遭遇的外部环境如何，所有个体身上均具备相当标准的形态与功能。沃丁顿从一个更为宽泛的角度展开研究，进而意识到在不同的性状和基因型之间必定存在着某些层级的管理与调节，使整个机体发育处于一个统一轨道之中。沃丁顿引入了表观遗传学的概念意指"超越基因之上"。

发育的统一性与渐进性（沃丁顿将其称为"发育之河"）存在于身体的所有层面，如眼睛、四肢、内脏器官以及其他等。在行为领域，统一性的发育则解释所谓的"直觉"到底为何物（此前人们一直认为，或确切而言误认为直觉与基因有关）。当人们谈论某种特质带有基因属性或先天性时，实则是指复杂的发育调配系统，即发育需要基因产物，然而基因产物却并非源自基因。

统一性意味着智力互动系统可通过修正信息处理的路径来实现自我更新和适应。沃丁顿揭露了该事实，为发育的行为主义理论（潜能存在于受精卵之中）和表观遗传理论（潜能在简单构成因子之间的互动中萌发）之间的比较做出巨大贡献。保罗·格里菲思（Paul Griffiths）与詹姆斯·泰伯利（James Tabery）的论文详细论述了此段历史。[8]

此前所谓构成因子之间的互动还仅是存在于理论探讨领域。尽管沃丁顿提出了"表观遗传"这一术语，该词仍是意指从属于"准执行长官"式基因的细胞过程，如今另有新的研究问世，人们对此的认识终得以更上一层楼。如今学界认为基因是细胞智力系统所拥有的资源之一。吉尔伯特·戈特利布（Gilbert Gottlieb）指出，在生物学中，此种行为主义理论存在于表现基因的外衣之下（格里菲思与泰伯利的论文对此亦有阐述）。

如今，所谓行为主义与表现基因之间的关系以及支持其关系论述的过程研究已相当清晰。蛋白质折叠、酶活性、转录因子统筹以及其他诸多方面所表现出的变化能创造出另类的新陈代谢路径，进而能弥补某些蛋白质的缺失或蛋白质在基因突变过程中被修改所带来的遗憾。在动力学术语中，我们可以说通往吸引子状态的"另类途径"由此得以开发。[9]

学界现已有多种研究支持这一观点。例如，奥坤·索耶（Orkun Soyer）与托马斯·法伊弗（Thomas Pfeiffer）展示了生物动力学如何"导致新陈代谢网络的发育，而受益于越来越多的多功能酶以及源发于初始代谢物的独立路径，该网络面对基因流失展现出高度稳健性"。[10]换言之，细胞系统中存在如同贝纳胞一样的自我组织式模式机制。只有在极为少见的有害基因突变时，系统才无力应对资源的流失进而诱发疾病状态。

发育可塑性

在单个形态或功能与可预测性环境相互匹配时，发育的统一性极具优势。而所谓的可预测性环境则是多代人之间从父母到孩子的遗传往复性。此种单一且具有良好适应性的基因在起初只是偶然出现，此后则因有助于生存而大受系统欢迎。该基因以及任何支持该基因的变异体则是自然选择所"觊觎"已久的目标。

后代有时能感受到环境重要的一面，然而他们的父母却从未有此机会。这需要不同类型的发育，一种对已变环境的适应力，并且此适应力在基因信息中根本无从预见。这一现象被称为发育的可塑性。

水蚤即是支持这一理论的典型案例。如果尚未成熟的水蚤与具有捕食性的幽蚊幼虫生活在同一片水域中，水蚤幼体会长出具有保护性的颈骨或盔形骨，并且尾骨变长。这种防御性的结构使得水蚤能更迅速有效地摆脱它们的捕猎者。然而如果它们父母的成长水域中不存在此种捕猎者或者天敌，那它们的父母就不会拥有此种体征结构。[11]

另有学者研究其他此类由捕食者诱发的智力型可塑性。若所成长的水域中此前曾有捕食性蜻蜓的幼虫，林蛙的幼子蝌蚪在发育过程中就会逐渐长出更长的尾巴从而使其游泳与转向变得更加迅速。为了应对与自己处于同一种环境中的蜗牛，藤壶长出了一种弯壳体，相比于普通的扁平形态，此种弯壳构造能更好地应对外部环境中的捕猎者。

这一过程中的逻辑并无高深之处。如果所长出的防御式结构在实际生活中并无实际用途，那就是一种对发育资源的浪费。在发掘出成熟的栖息地之前暂不决定进化的方向且暂停繁殖可谓明智之举。因此所谓的发育是被捕猎者释放的某种化学物质所诱发而出现的结果。

有时形态的变化亦不乏丑陋的结果，这其中最典型的案例就是蜂蜜与蚂蚁的不同分工与等级。发育的可塑性以一种极端的方式改变了行为、生理机能以及结构特征，而此种可塑性与基因变异并不相关。蝗虫为了应对眼下的本族数量与密度而自行在行为与生理上发生了诸多变化。同理，某些爬行动物中的性别比重同样也具有发育可塑性。每个胚胎会依据具体条件（如温度）自觉发育成雄性或雌性。实验室里孵化幼崽的研究人员最初曾非常诧异地发现实验室所培育出的幼崽要么全部是雌性，要么全部是雄性。青蛙及其他两栖动物经典的形态变形包括体内几乎全部器官的重塑，而在行为模式上更是要经历一种全然的转变，在运动系统与视觉系统中，它们则由滤食者转变为捕食者。

同样，在一些发育可塑性的案例中，不同变体之间的差异已

变得相当明显，甚至可认作不同的物种而被重新分类并被认定为
具备不同的基因。

当然对于延续终生的发育而言，最为著名的例子莫过于大
脑。统一化的发育似乎确保了处于大脑皮层不同层面的神经元，
即大脑中最晚获得进化的元素能够组成大脑所必需的多类型处理
模式。这种多类型处理模式有助于大脑处理复杂的任务，然而将
这些功能各异、属性不同的类型及元素统一整合于特殊的区域似
乎要取决于具体的语境和经历。

发育的适应性如今已通过多种方式得以验证。多年前姆里干
卡·苏尔（Mriganka Sur）及其同事通过外科手段重新规划了新
生白鼬的眼部视觉神经线的路径，使其串联的终点不再是大脑中
的视觉皮层，而是将其导向听觉皮层（原本主要用来处理听觉信
息）。该实验的结果是听觉皮层亦能像视觉皮层一样处理视觉
信息。

该研究同样还显示皮层中的塞点将视觉移植至体感皮层（原
本用以对触觉做出反应），并开始在新的皮层中建立起关联特性。
该实验最终证明在通过外科手段迁移大脑中某一区域的功能后，
该功能可在任何其他区域得以重新建立。

发育的可塑性显然反映出潜能和变异实则由智力系统所创
造，而非以固定方式被定格在基因之中。时空中若存在环境的异
质性，此种创造机制便具有相当的优越性。然而，目前学界所进
行的各项研究及研究案例仅局限在一次性的单向发育轨道中。发
育的终端相对固定，即当成年人的身体结构和功能最终定形后，
发育也随即走向终结。机体或许会走向进一步成熟，外部环境变
化或许亦能得以应对，然而这一切的前提是发生在一定的规则和
变异范围之内。认知研究领域对发育与功能模型的研究最为优异

突出（详见第七章）。

被迫栖居于复杂环境中的生物在一生之中将反复经历发生于宏观层面与微观层面的诸多变化。一次性的发育适应力将无从应对如此复杂的环境。因此，对于生物生存而言，最不可或缺的就是能不断适应外部变化的身体结构与功能。

终生可塑性

20世纪早期，詹姆斯·鲍得温（James Baldwin）首先提议以终生的发育可塑性作为应对外部环境变化的策略。此类例子不胜枚举，例如皮肤会因太阳暴晒而变成棕色，并长出具有保护性的皮肤愈伤组织；锻炼会增加肌肉量与肌肉力量。对于动物而言，皮毛的厚度与颜色会随着季节的变化而变化。现已有诸多实验详细论述了基于环境变化而出现的基本的生理特征波动。

作为发育可塑性的延伸，终生可塑性似乎在生物进化之初便已开始萌发。某些浮游生物需要将自己变得通体透明才能保护自己不被其他鱼类吞噬，与此同时，它们也需要保护自己不受太阳紫外线的伤害。因此，它们能够根据具体情形改变自身颜色。大多数爬行动物的肤色在发育进入终端之后均变得相对固定，而变色龙却是个例外。很多物种身上均表现出一种季节性的可塑性，包括为应对光照周期及其对性激素的循环水平所产生的影响，整个大脑区域中会表现出巨大的容积变化。

有时，终生可塑性可通过具体的身体变化得以显现，如一些珊瑚礁鱼类便具备这一特征。吉尔伯特·戈特利布曾指出："这些鱼类以空间为界分别属于不同的社会群体，在本群体中存在诸多雌性与雄性鱼类。如果某一雄性（或雌性）去世或被剔除出该社会属群，其中一条雌性鱼类（或雄性）就会转变自己的性向，

并在接下来的两天内完成这一转变,即它的体色、行为、性特征
以及身体结构将完全呈现出雄性(或雌性)特征。"[12]

如今学界已经了解掌握了多种此类诱导性性状,后者在一生
中能因环境信号不同而做出不同反应。在一些具有社会性的昆虫
中,猎物的变化会使其萌生出不同的工种。例如,蚜蚁会因猎物
的变化而萌生出更具进攻性的性状。这些变化类似于野兔会因在
树林中闻到狼的味道而假扮成豪猪,并且还会呼吁同伴都做出同
样的举动。

就终生可塑性而言,目前最具特征性的例子为大脑的终生可
塑性以及学习能力和行为能力的终生可塑性。读者或许还记得在
第四章中我们将这些能力定义为在卵子形成过程中,DNA 以及/
或者组蛋白(围绕在 DNA 周围的蛋白质,能够控制其与基因的
联系)身上所附着的化学标签。例如,卵子中的 DNA 以此种方
式被打上鲜明印记。然而在胚胎形成初期,却存在一个大规模且
具备高度选择性的去标签化过程。这同样也是在特定的环境条件
下能够塑造未来发育的一个重要现象。

我已经向诸位读者展示了多细胞生物发育的基本准则实际为
单细胞发育准则的升级版。多细胞生物在面对更为多变的环境时
会表现出更为卓越的灵活性。沃丁顿绘制了类似图 5.6 所示的图
形,以展示在表现基因环境中,假想的生物如何进化并实现分
化。但本书中所绘制的图为在吸引子环境中如何通过摄动萌生出
吸引子。

然而,多细胞生物因所面临的环境呈现出持续性与多变性,
其发育准则因而大幅扩充并表现在适应性生理机能、行为、大脑
以及认知系统等多个方面。在探讨这一话题之前,我们有必要首
先思考一下进化所带来的影响与变化。

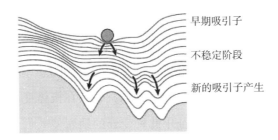

早期吸引子

不稳定阶段

新的吸引子产生

图5.6 由起始状态萌生出新的吸引子（分化的组织、器官、个体等）

注：本图将发育环境描绘为起始状态（细胞球）的不断发育过程。

资料来源：E. Thelen and L. B. Smith, *A Dynamic Systems Approach to the Development of Cognition and Action*, Cambridge, Mass.: MIT Press, 1994。

发育与进化

把智力的发育过程理解为进化的直接产物似乎是显然之事：

进化→发育

然而通过上文多种论证，如今我们得知的真相却恰恰相反：

发育→进化

这一过程存在多种可能性。例如，通过延缓发育过程，统一性使基因突变的多种变体形式数量增加。自然选择的过程则会使一些重要功能的基因变异数量逐渐减少或直接停止。然而在统一性的庇护下，基因变异会储藏在基因组中，或在基因组中逐渐累积数量，推进量变过程（这是基因看似独立，实则一直处于高度互动的过程中的另外一种方式）。尽管如此，此种隐秘的基因多样性随后会被环境中的极端变化所揭露，而此种极端的环境变化是统一性进化所无可奈何且无能为力之存在。基因的多样性可被自然选择所利用，并能为日后的进化提供有利条件。

涉及这一理论的典型案例则为果蝇中的热休克蛋白（Heat Shock protein）。性如其名，热休克蛋白是一组蛋白质的聚合，能为机体提供防护，使其避免发育期间温度的急剧上升。温度的变化能对机体特征的变异产生影响，并能在机体变异中聚集可变基因。但是果蝇关键体征中此种变异的缺席使人们误以为潜在的基因变异现象极为少见。然而，当热休克蛋白转录受到限制时，果蝇体内的每个结构都能在短时间内出现大规模的变异现象。

而此种大规模变异的效果犹如人类突然孕育出的后代在诸如身高、面部容貌、腿的数量、发育缺陷等领域出现较之正常现象十倍之多的变异。此种变异昭示了有机体中何种比例的基因变异在发育过程中受到协调性互动的影响而被延缓。只有在极端的环境中，此前被隐匿起来的基因变异才会再次"亮明正身"。通过与特征辨析相关联，"被激活"的基因变异能够再次被自然选择所利用，有时甚至会引入不同的进化轨道。如果环境能再次步入稳定状态，此类新衍生特征的统一性运动就可以再次开展。

早在20世纪20年代，学界就已经开始怀疑进化与发育或许紧密相连并相互影响，如今这一猜测更是有燎原之势。[13] 目前学界普遍认为动态进化过程（即在面对多变的环境时激发新的反应）能够解释新物种的进化，而后者通常表现为短时间内的突然爆发而非循序渐进的过程。这与罗伯特·利克里特的观点不谋而合。利克里特认为发育的此种特点能够"诱发性状变异，自然选择正是通过影响性状变异而得以实现"。[14] 许多生物学家如今认为发育一直是进化革新的主要因素。何美芸博士回顾并总结了已知证据之后得出结论：正是通过这种方式，生物成为塑造自身发育、影响未来进化过程的关键参与者。[15]

胚胎中是否存在潜能？

智力发育系统使所有复杂的形态和功能在发育的过程中得以确立，而确立方式常让人大吃一惊，并且与基因和性状的变异无太大关联。尽管如此，普罗大众乃至一些科学家仍然坚持认为，潜能的不同存在于自胚胎时期便已被打上命运烙印的基因之中。这一观点暗示个体在重要功能之中的差异很大程度上取决于基因的差异。然而通过前面章节的反复论述，如今我们已知晓真相远非如此简单。

对个体而言，人类最初的细胞可谓无所不能。尽管原始细胞拥有同样的基因，但它们具有成为特定有机体中任意一种分化细胞的相同潜能。在法国国旗模型中，每一个细胞均有同样潜力能发育为白色、蓝色或红色区域所指代的不同形态。事实上，研究人员最近在实验室中取得的进展证明细胞类型可以被任意更改，以此找回其多态性潜能。这其实表现为基因学中所谓的重新编排，由此某个已成熟的潜能可重回原始状态——全能的干细胞。[16]

那么彼此不同的个体又该如何变化呢？人们口中的原始潜能实为潜力，在不同个体中千差万别，并且在诸如智力等关键特征中某些人似乎拥有更多的潜力与可能性。而所谓的差异，在人们看来主要是由基因差异所导致的。

然而如此浅显的解读并不能正确地描述潜能，无数的体外受精（试管婴儿）诊所早已证实了此种解读的错误性。此类诊所向焦虑的夫妇介绍"卵子质量"，这一概念实则极其模糊。在一些极个别的案例中，一些令人担忧的变异，如染色体缺陷或其他体征缺陷是可以被发现的，通常在受精一开始的 2~3 天内即可在显微镜下观察到。事实上，所谓的质量标准主要包含可被肉眼观察到的（在显微镜下）物理特征，如已发育 3 天的胚胎就可被观察到细胞数量、细胞规律性及均匀性，或细胞碎裂的程度。

大多数实验室现已承认由分级胚胎所得出的所谓质量的归纳概论实则极不准确。某网站曾发表声明："我们曾经历过在成功转录出三个形态完美的胚胎后孕期自动结束，也曾目睹了在只有一个低能量胚胎的前提下诞生出美丽的婴儿。"对卵子质量最好的测试似乎是女性的年龄，精子质量亦是如此。

父母最为担心的必然是"基因的潜力"——尤其是大脑、认知等关键功能的基因的潜能。正如本书第一章所提到的，拜媒体宣传与炒作所赐，这些父母坚信智力、天分等人人向往的潜力皆存在于基因之中，并且因基因而变化，他们甚至还认为此种潜力基因一直以萌芽的形式储存在母亲的卵子之中。

然而我们此前的论述也早已证明，所谓基因遗传仅是整个发育系统的一种体现方式。除在个别的失衡与障碍等情况下，年轻的父母大可不必如此焦虑。不仅如此，世间根本也不存在所谓能衡量卵子基因潜能或精子基因潜能之类的测试或检查。然而这些观点的确让一些行为遗传学家"灵光乍现"，萌生了无数美丽的白日梦。

中期总结

行文至此，本章介绍了多细胞生物的发育，并传达了一个主要信息，即发育本身就是一个动态智力过程，而非一成不变的程序设定。基于由内部环境与外部环境中所收集的结构信息，发育激发了细胞形态与功能上最令人难以置信的变异。细胞间的发育过程同时还吸收并协调了细胞内部的智力系统，为监管体系中增加了新的层级。发育确保了功能性潜力不仅能得以呈现，同时还能在这一过程中被缔造。

一些发育系统终生都在缔造可塑性，但是在应对环境变化的速度上相对受限。其他智力系统——如生理机能、大脑、行为与认知——以能够快速应对多变的环境而著称，因而专攻此项。虽然经常被忽视，但此种智力系统的萌生是进化中最为重要且最激动人心的外部表现。

生理机能

智力型进化系统使众多不同的细胞能实现分化并能在恰当的时机找到适合自己的位置。但是细胞间的行为需要恰当的协调与引导，以保证整个机体能在复杂的环境中和谐有序地运行。无独有偶，协调亦只有通过不同细胞间的信号传导系统才能得以实现，而该信号系统本身亦对身体外部的环境变化极其敏感。这就是所谓的"生理机能"。生理机能的本质以及协调如何发生，能让我们对潜能及其变异的本质有更多的了解。

生理机能是以交流基础的，而后者是多细胞生物中细胞与组织的一项重要义务。培养皿中一个细胞若与其他细胞相分离，便不再能接收其他细胞所传递的信息，不久就会失去生命体征。即便为这一细胞提供源源不断的养分并满足其对其他环境的要求亦是回天乏术，并不能救活这个被孤立的个体。在进化早期，各式信使系统（包括各类信息素、前列腺素以及荷尔蒙）构成了有机体生理机能的关键因素。

生理机能系统中最著名且最典型的莫过于内分泌系统——这是一系列能分泌荷尔蒙从而影响身体诸多功能的腺体的集合。这些腺体被释放进在体内循环的体液之中（若是更为高级复杂的物种，腺体则进入血液循环之中），通过体液循环抵达特定的目标细胞并告知对方该采取何种行动。目前人类体内已有50%的荷尔蒙被确定，所有的这些已知荷尔蒙均可连接目标细胞的感受器，并向内部信号系统释放信息（本书第四章已有论述）。

生理机能曾一度被认为是机体基本的平衡因子或具有发挥稳定性的功能，这实则是对环境的理想观点，认为环境具有基本稳定性或循环往复性。据此观点，在面对外部环境或内部环境受到扰乱或破坏时，每个生理功能都有能力去尽可能地独立维持内部环境中某部分的稳定性，例如血糖、体温、盐度平衡等。史蒂文·罗斯在专著《生命线》（*Lifeline*）一书中曾指出："没有任何现代书籍能解释生理或心理机制为何不能在稳定隐喻中定义自己的存在。"[17]

以体温为例，对体温的监控需要大脑中有一个恒温器式的中心，该中心位于下丘脑之中。皮肤上的神经接收器与脊髓就外部和内部环境中的温度变化向该中心提供反馈信息。身体则随之做出反应——保暖（毛孔收缩、毛发直立）或是通过颤抖产生热量，刺激肾上腺激素分泌以激活肌肉，或是通过流汗与喘息加快热量流失。

然而，此种脱离具体环境的热量平衡隐喻过于浅显。热量监管过程中的变化时常经历一些不被注意的调整。而该系统中的平衡设置点则能根据环境被时刻调整。这非但不是一个静止的过程，反而是对人体功能至关重要的且不断处于运动变化的阶段。

例如，细菌侵袭或其他身体功能性障碍（如由过度锻炼所致）过程均会产生热原质（Pyrogen，即细菌体内的脂多糖）。身体的免疫系统将热原质视作有害物质，因而从免疫细胞中生成信号分子（即细胞因子）并将其释放出去。细胞因子抵达下丘脑，体内温度调节中枢不断发威从而使身体温度增高，并产生了人们熟悉的症状——发烧。但此种症状同时能抑制细菌的新陈代谢，并且刺激体内白细胞的运动与增殖以及体内抗体的产生。当身体到达新的温度，温度调节中枢则得以再次沉寂。

这听起来有些像带有反馈信息的刺激－反应机制，但又绝非如此简单。细胞因子需要在不同大脑区域中众多的中介因子间不断穿行，"过五关斩六将"。正是此两种不同因子的互动最终使身体－温度－变化三元机制通过植物性神经系统（Autonomic nervous system）得以互相协调（并引发战栗和血管收缩）。此种重置绝非粗糙的类别转换，而是被再次校准从而能够更精准地应对多种需求结构。

谨慎是科学的重要品质。诸多其他系统，如血液循环与呼吸系统均受体温影响。系统调控同时还受到动物（包括人类）昼夜节律的影响。这包括体温的下降导致夜晚（以及下午）的昏昏睡意，而随着体温的上升睡意又被驱散。该过程具有高度动态性与编排协调性，而绝非是简单的刺激－反应开关。在荷尔蒙功能研究中这一基本原则已变得越加明显。

荷尔蒙互动

荷尔蒙间彼此互动，荷尔蒙并不能作为独立的转换器而发挥作用……这些信息对我们而言已不再新鲜。荷尔蒙彼此间的融合与协调决定了几乎所有机体的重要功能，例如消化、新陈代谢、呼吸、感知、睡眠、排泄、哺乳、面对压力的反应、成长与发育、心脏功能与血液循环、繁殖、情绪等其他诸多方面。例如，甲状腺所分泌的甲状腺素有助于调节人体体温以及整体的新陈代谢活动。肾上腺或性腺所分泌的各式的类固醇激素在抵抗炎症与压力、性功能以及融合普通细胞/组织的新陈代谢等更为广泛的层面发挥积极作用。一些类固醇激素还能协调体内的钠与钾的浓度，对于体内水分也具有相当的调节作用（并因此能影响人们的言行举止，如饥渴）。

与其他的细胞间信号传导一样，荷尔蒙间的融合亦通过细胞膜上的感受器得以协调。荷尔蒙在激活内部传导路径之前便已附着在细胞膜之上，而它们所受到的影响因素多是身体状态与外部世界环境综合作用所致，而非单枪匹马的影响因子。

其中最经常见到的是协同影响，两个或更多的荷尔蒙激素所产生的影响要远大于单个激素带来的效果。一个荷尔蒙或许能增强目标器官与其他荷尔蒙的反应，甚至还能影响新分泌的荷尔蒙激素。然而不同的荷尔蒙之间亦存在对抗关系，即某种激素或许能抑制其他激素发挥作用。例如，胰岛素能降低血液内葡萄糖的含量，而肝脏所分泌的胰高血糖素却能提升血糖指数。通常情况下身体内各种激素均能和平共处，而服用药物却经常导致激素失衡，在临床医学中难以诊断且不易治愈。

神经内分泌应激轴——或称下丘脑垂体肾上腺轴——在生理系统中占据关键位置。它能利用内部或外部资料调节应激反应，因此能影响身体的多种功能，如消化系统、免疫系统、能量的新陈代谢、情绪状态等，但同时这一应激轴本身亦会受到上述多种身体功能的影响。经典的应激反应包含下丘脑中促肾上腺皮质激素释放素（Corticotrophin-releasing hormone）的分泌物。该分泌物能迅速传递至附近的脑下垂体，而后者恰恰能释放促肾上腺皮质激素。促肾上腺皮质激素通过血液到达肾脏上的肾上腺，从而类固醇激素皮质醇被释放出来并进入血液之中。由此人体能做出经典的应激反应，如惊恐感受、肌肉紧张、心跳加速。

这听起来同样也像是直来直往的刺激－反应（反射作用）。然而应激反应系统中存在多方参与者。其中之一为去甲肾上腺素（Noradrenalin），由蓝斑（Llocus coeruleus）分泌产生，蓝斑是位于脑干的一个神经核团。人体所有的基本感知均与这个小小的核团有关，认知活动和其他社会性活动也离不开蓝斑的参与。去甲肾上腺素通过神经元素被释放出来并进入大脑的多个不同位置以应对所感知到的挑战与威胁。去甲肾上腺素能刺激兴奋感并具有清醒意识的作用（上文所述下丘脑中的促肾上腺皮质激素释放素亦有此功效）。

另一个参与者是肾上腺素。肾上腺素是肾上腺皮质受到神经系统刺激而产生的分泌物，而神经系统又受蓝斑连带纤维刺激。激素间的相互作用与相互影响则为最为经典的"或战或逃反应"（Fight or flight response）提供了早期应对措施，其中包括心律上升、呼吸急促、动脉扩张、外周血管收缩、血糖量骤升（以提供能量）、血压升高（从而为肌肉提供血液）以及免疫系统受到抑制等。

虽然这看起来浅显易懂，但正是如此基本的应激反应概念在当下被过度简单化误读。如今身体的反应呈现出更加多元化的趋势，这与个体经历、当前环境以及环境对动物与人体的心理和神经产生的影响有关。此种多元化则表现为情绪失衡、习惯性恐慌、创伤后应激障碍以及其他多种症状。如今学界已发现更多的证据证明智力系统试图从过去经历中有所收获以应对未来的多种情形。

而相比较之下，一些更为适意的环境则允许身体系统间互相协调（这恰是身体系统的进化目的之一），为身体聚积更多的有益因素。《自然评论神经科学》（*Nature Reviews Neuroscience*）刊文指出："聚合产生了协调一致的整体效果，从而为机体带来良性反应，能够应对不同的挑战。"[18]

现已有研究表明，对于细胞代谢与发育而言，生理机能中尚存在更深层的结构。正如生理机能在细胞和发育中的历经过程一样，生理机能的功能和变异通过非线性的动力学过程得以恰当呈现，反射反应则非有效手段。事实上，如今生理学研究对非线性的动力学模型的使用越加频繁，该模型已经成为最有效的分析工具和认知工具之一。[19]

比之一直不变的系统，非线性动态系统的主要优势则是应对摄动反应的迅速性与创造力。因此无数变量的汇合将生理机能从一种吸引子引向其他的吸引子，并且暗示了人一生中的生理功能将会反复呈现多种亚稳定状态，而非某种固定的、一成不变的情形，即身体的不同系统在业已发育成熟的网络中储存了多种可能性状态，以应对不断变化的环境。

据此观点，疾病或其他功能紊乱反映了系统深层结构停摆。布鲁斯·韦斯特（Bruce West）曾指出，此种情况下我们需要从新的角度阐释生理机能和生命过程。疾病和年老与复杂性的缺失以及网络构成成分间的互动缺失有关，然而简单的稳态调节的缺失却不能认为是造成疾病或年老的原因。[20]

对心脏功能的生理机能展开的非线性动态研究便是论证上述观点的绝佳范例。不同的心律反映了人们在与外部变化互动时所呈现出的身体、精神以及情绪状态。在真实的生活情境下，针对某一稳定状态的锁模（Mode locking）将会限制有机体的功能性反应。艾里·戈德伯格（Ary Goldberger）及其同事均赞成"健康功能最鲜明的特征就是适应力，是能对不可预测的刺激和压力做出反应的能力"。简单的反射机制"将在极大的程度上限制功能性反应"。[21]换言之，正是针对环境变化而萌生的深层且综合性的反应的停摆引发了疾病状态。

生理机能还是另一种高度进化的智力系统，其所具备的智力特点丝毫不亚于大脑。正因为如此，查尔斯·达尔文将植物根部末梢的发展比喻为大脑活动。"毫不夸张地说，幼根末梢犹如低等动物的大脑，能够指引周围构造部分的动作与发育。大脑位于生物身体的前端，通过感觉器官接收不同的印象，并指导机体做出不同的动作。"[22]

理查德·卡班（Richard Karban）在其作品中也发表过类似观点。在《植物感知与交流》（*Plant Sensing and Communication*）一书中，卡班指出："植物之间彼此沟通，彼此间传导信号，'窃听'周边生物信息，并与其他有机物交换信息。"植物同样具有适应性反应，此种反应能证明植物也擅长解决与自己生存相关的问题。《新科学家》（*New Scientist*）杂志于2015年5月30日发表的一篇文章指出："植物是细腻的、有感知能力且有策略性规划的一种生物，它们需要对环境保持高度敏感才能生存，这与大众想象中的花朵或育种工厂全然不同。"[23]

诚然，如今我们已经了解到，虽然生理机能吸收并混合了细胞的智力过程，但是又在一个更高的层级得以相互融合。与细胞内的融合一样，此种机能的相互融合视基因为基础资源，而非发号施令的长官。因此，生理机能将进化功能进一步拓宽加深，并构成了一种新的智力系统——智力的新层面。它能帮助生物实现更大程度上的适应力，途径则是在反应和反应倾向中创造更为广泛的多种变异，而基因信息本身对此种广泛的多种变异只能望洋兴叹。在生物的一生中，生理过程需经常性地对内部环境与外部环境中的无数变化做出反应。因此，生理过程可谓缔造了生命中的重要转型（如爬行动物与昆虫中的组织变形，或哺乳动物中的发育期），并且能经常性地校准系统以应对环境变化。

生理机能中的个体差异

多细胞有机体由单细胞进化而来，但是它们同样需要生理机能协调体内的多种细胞。根据前文论述，只有基于动力学原则的智力生理系统的参与，这一切才有可能成为现实。这或许对解释个体生理机能差异的原因有所帮助。生理机能通常被认为是以生物学观点解读生理智慧以及个体差异的有效模型。智商测试的发明者——弗朗西斯·高尔顿便曾坚信与生理特征一样，不同个体的自然能力亦是千差万别的。因此高尔顿与其追随者将他的首个智商测试建立在感觉运动测试的基础之上，而所谓的感觉运动测试则是考量实力差别及反应时间等内容。

伊安·迪尔瑞与研究团队成员在苦苦探索普通智力因素 G 的过程中，曾指出身体特征普遍的适宜性可以影响所有身体系统的成长与维护。他们声称这恰是智商测试所真正考量的内容。这一理念反映在学界的一系列努力与尝试中。研究人员曾试图将智商测试成绩与生理机能的评估标准相关联，例如，借助功能性磁共振成像扫描将智商与大脑活动相关联（见第六章）。

当然学界研究的主要目的是探索智商测试的真正本质——以及 G 的本质概念（尤其是在外界普遍质疑智商测试的可信度之时）。学界的研究逻辑为：智商的个体差异恰是所谓的存在于生理机能之中生物能量的外在表现，某些个体差异可追溯至基因原因，而某些则与环境有关。因此，审视个体与生理机能的差异能够发现二者之间是否真正有所关联。

毫无疑问，个体在多种生理测量手段中表现出明显不同。以简单的生理状态，即基础代谢率为例。基础代谢意指个体在休息状态下每单位时间内所消耗的最低能量值。不同人群的基础代谢值可存在巨大差异。对苏格兰地区 150 名成人的调查显示，该地区人群的基础代谢值为每天 1027～2499 千焦不等。研究人员计算后发现其中 62.3% 的差异要归功于无脂肪群体（即身体体积越大，消耗的能量越多）。肥胖所造成的差异为 6.7%，而年龄所带来的差异仅占 1.7%。其余的差异（26.7%）目前尚无合理原因可以解释，但是性别差异、器官所消耗的能量差异对整体差异不存在明显影响。[24]

此种生理机能的差异究竟在何种程度上与变化的基因有关？学界对此的猜测与估测严重依赖双胞胎研究。正如本书第二章所述，如此估测并不可靠，原因是这种估测试验包含未知的环境因素及变异之间的彼此互动（被误认为是基因影响）。尽管受制于测量措施和其他障碍，学界依旧对动物基础代谢率的遗传力进行了估测研究，并且所得数值相对较小。[25] 然而这并没有值得大惊小怪之处，原因是重要特征的基因变异受自然选择或表观遗传影响而被大幅降低。

人类与动物的血压同样显示出巨大的个体差异。遗传力研究基于不可信的双胞胎研究，现已对遗传力得出多种差异巨大的估值。尽管如此，我们如今已经清醒地认识到在智商和生理机能之间搭建起关系的桥梁并不容易。[26]

针对生理机能的其他方面亦存在多种测量措施，其中包括心

律、肌肤抵抗力、体表温度、肌肉紧张度等其他方式。然而生理
机能最引人注目的一面莫过于它极其多样的变异形式，这其中不
乏正常且适度的机体功能。下文显示了标准血液检测中生理机能
正常的浮动范围。这些不同的标准层级是指示复杂生理机能的重
要指示牌与风向标。超出正常范围之外则意味着身体出现异常。

血红细胞：45 亿~65 亿个/升

白细胞：40 亿~110 亿个/升

血小板：1400 亿~4000 亿个/升

嗜中性粒细胞：20 亿~75 亿个/升

淋巴细胞：15 亿~40 亿个/升

单核细胞：2 亿~8 亿个/升

维生素 B_{12}：150~1000 纳克/升

血清铁蛋白：12~250 微克/升

血清叶酸盐：2.0~18.8 微克/升

维生素 D：50~75 纳克/升

血清尿素：2.5~7.8 微克/升

血清肌酸酐：75~140 微克/升

血清白蛋白：35~50 克/升

碱性磷酸酶：30~130 微米/升

血清球蛋白：20~35 克/升

免疫球蛋白 A：0.5~4.0 克/升

免疫球蛋白 G：5.5~16.5 克/升

这些数字意味着其范围内的差异表示系统内功能正常运转。
在一个兼具动态性与互动性的系统中，若各项指标均达到基本标

准，那么具体程度大可不必在意。事实上正如前文所述，正是生理机能的某些部分在多变的环境中创造了具有适应性的变异。如此运转方式似乎适用于大多数人。同样我们还需指出，上述基本指标的图示曲线均不呈正态分布，而在研究人类智慧的遗传力及测量人类智商时，正态分布曲线似乎是学界想当然的假设。

生理机能的其他方面同样呈现出类似特点。以免疫活性（Immunocompetence）为例，免疫活性被定义为因暴露于异质蛋白质、病菌或其他毒素环境之中，身体自动做出正常的免疫反应的能力。免疫活性最早在人类与脊椎动物身上开始进化，在胚胎形成的第一个月它就已经开始迅速发育，身体机能运转的多种具体测量指标能指示身体的疾病状态，但是机能运转本身受到多种外部因素的影响，这其中包括身体和精神所承受的压力、营养摄入以及年龄状况。

换言之，免疫系统与生理机能的多个方面紧密互动，从而使得身体机能在不同时期存在多种不同指数。身体中同样还存在类别性的疾病状态，其中一些疾病则与罕见基因有密切关系。然而就目前我所掌握的信息来看，人们尚不能以免疫活性的普通指标为基准衡量个体差异。大部分情况下，免疫活性在大多数人群中运转良好，只有在一些极端情形下才会引起人们的关注。

总之，目前尚没有生理学研究专家能得出以下结论：

（1）在生理机能的合理范围内，高数值指标要比低数值指标更有优势（如在智商测试中的测试值）。

（2）目前存在一种普遍指数或商值（如在智商中），能够有效地描述生理机能的充分性或身体能力以及其中所反映的个体差异。

（3）此种正常差异与基因变异有关（除非在极少的有害情形下）。

（4）此种差异的基因原因能有效地与差异的环境原因相分离。

这一切都进一步表明目前对智商认知模型及其遗传力的普遍解读与阐释和客观的生理研究不甚相关，反而更能反映当下社会的主流意识形态。正如本书第四章中所论述的单个基因智慧一样，生理机能亦是一个智慧系统，能够缓解身体的多种缺陷，并且在大多数情况下能够为身体功能充分适宜地运转提供补偿路径。

沿袭人类智慧研究时的策略与方式，如关注数值浮动、预先假定分布态势、估测遗传力等均不是生理机能研究的合理路径。这与学界在人类认知领域火热的先天－后天之争论形成鲜明的对比。尽管社会的固有意识形态曾在人类智慧研究领域大行其道，但时至今日，意识形态早已风光不再，生理机能的科学研究或许能免予受其干扰。

第六章

大脑如何创造潜能?

基因——大脑中的潜能

对大多数人而言，潜能似乎源于基因，其在大脑中获得进一步发育进而孕诞了智慧，即基因中的潜能造就了大脑。此种观点属于科学中的正统态度。正如托加与汤普森的研究结论所示（详见第一章），所谓的个体在潜能中的差异"部分由大脑结构进行调停斡旋，而后者处于基因强烈的控制之下。其他因素，如环境因素在其中发挥相应作用，但是最主要的决定力量依旧是基因作用"。英国皇家协会在脑波（Brain Waves）项目中也有过类似表达。

行为遗传学家时常说自己的目标是通过基因来描述，以大脑为起点进而形成智慧的路径。然而事实是，在人类的身体机能中根本不存在此种路径（至少在基因决定论中这一路径并不存在），所以这一真相或许能解释研究者在寻找这一路径时所经受的磨难。然而此种基因中心论的观点同样也使大脑与智力之间的关系让人颇为费解。罗伯特·普罗明与其同事在《行为遗传学》一书中曾指出："至今我们仍然不能在基因、大脑以及行为之间搭建起合理的关系。"[1]

本章旨在解释此种困难。然而，此处我们需要再一次指出行

为遗传学家在处理因果关系时本末倒置了。我们已经看到了细胞
智力系统是如何创造出潜能的，以及生理与发育系统在更为多变
的环境中亦能创造潜能。就像查尔斯·达尔文以大脑活动为喻指
来描述植物的生理过程一样，我将向诸位读者呈现大脑是如何从
生理系统中获得进一步发展的，正如其他智力系统如何在更为复
杂的环境中逐步进化。读完本章，读者将了解大脑会如何更好地
创造潜能。

更多喻指、更多意识形态影响

若如普罗明所言，在基因、大脑与行为之间搭建起关系，根
源性的问题在于大脑（与潜能以及智力概念一样）如今同样已变
成意识形态表达与宣传的工具。我们将从社会结构中获得的经验
和直觉一股脑地丢进大脑，随后又企图诉诸大脑科学来验证这些
社会结构的合理性（学界正是用此种方式研究基因）。

对于从基因到智慧的这一过程，最早有关该过程的线索出现
在最常见的科学研究手段之中，只是该手段并非真正能构建智慧
和个体差异的大脑功能，而是喻指。大多数喻指都是纯机械化的
表达，如计算器、计算机或其他机器设备。2013 年詹姆斯·弗林
在他讨论智商的一本书中指出："高认知能力源于基因潜能，旨
在打造一个运转良好的大脑。"弗林还在其他场合声明："一个优
秀的分析性大脑犹如一辆高性能的跑车。"[2]

同理，个体在普遍基因中的差异被认为能反映个体大脑与速
度、功效以及功能上的差异，而大脑本身则被弱化为具有不同功
能的发动机，在不同部位之间存在或多或少的相互关联。这其中

暗含的假设则是，如同一台机器或计算机，大脑同样也存在固定的操作逻辑，并以该逻辑反映其内在的规则或程序，在功效上表现出各自的不同。

另一种喻指方式则与社会结构和实验室环境有更多关联。即大脑及大脑功能犹如带有不同工种和级别部门的工厂，所有的人员机构均服从"中枢领导"的管理。例如，中枢管理功能通常被认为是大脑的额叶（某种程度上是因为人脑的额叶体积远大于其他物种的额叶体积）。高德伯格在《大脑总指挥》一书中指出："额叶对于大脑而言，犹如管弦乐队中的指挥、军队中的将军，或公司中的首席执行官。"[3]

意识形态影响的第二个线索则是喻指通常极其模糊，公众对智力与潜能的理解亦是有如雾里看花。目前大脑科学家就大脑的真正功能尚未达成共识。显然，学界中研究大脑的相关人员无论得出何种结论都应以对大脑的清晰理解为前提——大脑的真正功能是什么、它们最擅长的工作又是什么。读者或许不相信，但事实则是目前学界对该问题的解读同样也是稀里糊涂。

截至目前，学界已做出了伟大的努力与探索，并在大脑功能的一些具体方面取得了突破性进展。科学家目前已经就神经与大脑方面累积了海量的研究，然而整合统一这些研究的进展甚微，目前依旧不能将这些研究融为一体，架构出一个整体的大脑运转理论。

拉克尔·莫亚尔（Raquel del Moral）与其同事曾抱怨道"神经科学领域缺乏统一的权威理论"。乔纳森·罗塞尔在《心理学家》（2015 年 4 月刊）中发文解释道："目前就大脑如何产生意识这一问题，学界缺乏统一且权威的神经科学解释。"在专著《大脑的生命》（*The Lives of the Brain*）中，约翰·S. 艾伦（John

S. Allen）指出"多年来我们收集了大量关于大脑的信息，然而我们不能准确把握宏观全局，也不能精准解读细节。不得不说这是一个令人费解的谜"。[4]

此处，我不得不指出，学界之所以无法解读宏观全局，主要是因为目前学界没有对人类智力以及潜能达成通识性理论，对二者的研究模型亦尚未达成共识。所有的研究（至少对于智力的探索而言）均是在传统观点的基础上寻求个体差异，并没有指明在生物进化的过程中智力究竟来自何地、智力的差异能为个体带来何种差异。

本章将努力为此种不足提供补救措施。为实现这一宏图，我会深度探索真实世界中真实大脑的信息处理过程。人脑功能实为高度进化的智力系统在生理机能及后代身上的进一步延伸。通过此种分析，我认为个体在大脑功能中的差异要远精彩于个体在速度或力量中表现出的不同。总而言之，我认为恰当的研究方式能揭示大脑功能的普遍复杂性，然而很多研究人员选择对此视而不见，同时却又坚持宣称大多数人的头脑生来便低人一等。

要点回顾：大脑功能是什么

本书第四章论述了真实的环境究竟有何意义，结果则是这个复杂的世界时刻都在发生变化并充满了不同的时空格局，复杂有机体正是在此种环境中获得自身的发育与进化。不同的时空格局内充斥着深度信息（比之简单的信息汇总要更为复杂），且不同格局模式间彼此同化（甚至在分子网络层面亦是如此）以作为统计（关系）参数。这样的知识有助于预测反应结果，因此，即便处在未知的情形之中亦能进行最优化处理以做出合理的反应。

这便是细胞的智慧。然而基因中并不包含此种由过往经验累积所得的信息,新的信息需从当代经验中重新累积并进行抽象化处理。

本书第五章阐述了细胞的智慧何以被延伸至多分子有机物的发育与生理机能之中。这些历经了进化的功能在更为多变的环境之中为细胞提供"升级版"的适应力。这其中最主要的特征则是补偿路径(另类路径)的出现、运转以及自身的发育进化。面临如此之多且具有各自显著特征的表现形式,显然个体差异已不能被认为仅是机械地围绕着某个适用于所有环境情形的功能轴体而发展进步,事实上这种观点不具备现实性且毫无意义。对于大多数细胞与有机体而言,它们所具备的功能已足以应对所面临的各种挑战。

本章将继续拓展这一主题。我将阐释神经系统与大脑的进化如何为智力系统进化趋势的延续。这暗示了大脑的基本运用、大脑进化与变异之根源,同时构成了环境的统计结构。如今这一结构的规模已颇为惊人。

大脑中信息的传递与交流通过电化信号得以实现。这些电化信号沿大脑纤维(神经轴突)分布并在接受细胞纤维(神经元树突)的某个特殊节点(神经元突触)聚合。神经元能在几百乃至几千个其他细胞上形成神经突触,而在每个细胞之上,神经突触能够接收并释放神经递质以激活神经突触上的信号接收器。

神经突触同时还擅长整合来自其他神经元的结构信息。它们能在整合过程中修正调整连接关系,促进(或抑制)信号传导,并因此使得大脑神经网络具备无限的可塑性。此种升级过的系统内含数以百万计的细胞,这些细胞通过几十亿的连接点彼此关

联。因此，该结构系统惊人的深度与广度则可供科学预测与行为
研究之用。

这些现象为学术探讨提供了丰沃的土壤，本章将专注于脊椎
动物的大脑研究，以作为例证之用。然而本章的研究结论可延伸
至其他感知模式以及其他更为普遍的大脑功能。

视觉天赋

在所有视觉完好的个体中，视觉系统作为优秀例证能展示信
息如何被输送至大脑，以及大脑的哪个部位对此做出了积极反
应。当然这一领域需要学界研究人员的不断努力，与其他智力系
统一样，大多数科学研究需从迅速变化且支离破碎的信息中归纳
总结。事实上，学界在"大脑之眼"领域取得的研究成果要远多
于真正的视觉研究成果。就视觉而言，视力的感知输入一直处于
不断的变化之中，且内容复杂、嘈杂并具有模糊性。因此，视觉
究竟为何物，视觉又是如何出现的呢？

"照相机"一词是人们用来形容视力模型的常用比喻。在这
一视力模型中，视网膜中的感光细胞大量聚集在眼球后部，每个
细胞都能捕捉画面极其微小的一部分作为细小的光点，再如同像
素一般聚集起来。经过细胞的进一步处理，整个图像信息如电化
流体一般被传递至大脑的视觉神经（这即是知觉或感官接收）。
大脑通过一系列的线性聚合过程重新整合联系所接收的特征，并
将其聚合为原物体的完整图像（即感知）。聚合后的图像可被移
交至大脑中的更高级中心以辨识、分类、记忆、思考、策划乃至
形成运动程序（这即为认知）。

这一过程就是我们感知现实存在的过程，也是一个重构感知形象的过程。

早在 20 世纪 70 年代就有科学实验支持这一观点。科学家首先将动物置于麻醉状态，并在其视网膜附近的细胞中，或大脑负责视觉功能的区域周围的细胞中插入电极。就映入眼中的图像特征而言，这些细胞分别对其中的某一特点表现出强烈的敏感度，如光点、线条、节段等。而在电极所记录的更高一级的视觉系统中，此种特征似乎又能变得更加复杂。例如，一些细胞似乎对角度、某一特定方向的动作，或整个物体本身更为敏感。学界通常所采用的假设多认为这些信息中的每个层级构成了电路循环中的某种信息处理准则，从而又将简单特征构筑为复杂的特征整体。由此针对外部世界的内部模型则通过聚合不同特征得以实现。

这听来简单，但是多种原因表明此种特征觉察并不能独自构成大脑所需的功能性形象。原因之一则是我们赖以生存的世界中充斥着三维物体。而在视网膜的二维形象中，此种三维形态将不复存在。与此同时，同一的二维形象可被多种不同的特征或物体所建构，因此这种特征觉察模型在视觉识别中存在巨大的信息流失（然而，真正的事实并非如此）。

另一个问题则是二维形象在眼球后部可能被扭曲、失真，因为眼睛为球体构造，所形成的视觉形象与真实物体本身恰是上下颠倒（想象一下照片被投射到球形屏幕上的样子）。此外，信息感受体的表层亦不是连续延伸的平面，而是无数光感细胞的集合体。因此视觉场域实际上是以一团光点的形式被感知。

不仅如此，任何物体所呈现出的形象从来都不是静止不动的状态。人们会朝着物体的方向移动，或在物体周围转动；而物体亦有可能朝不同的方位移动，移动距离长短不一（从而使视觉体积出现变化）；物体甚至会转动、隐藏在其他物体之后从而只有部分可见。物体本身的运动同样还需要与眼球的运动区分开来，而眼睛在眼窝中一直不停地做左右转动，这一现象无疑使视觉研究难上加难——根本没有静止的图像可供记录。

换言之，每个物体的形象一直处在不断的时空转换之中，而且眼球所感知到的这团光点亦处于运动之中。此外，感觉感受器需要 30~100 毫秒对信号做出反应并将信号传至其他位置。因此当我们感知到运动中的物体时，该物体其实已经离开了我们所看到的位置。这犹如接球，远比我们想象中的困难，更不用说我们祖先此前为捕捉猎物或逃避猛兽而做出的诸多努力。总而言之，我们需要在视力尚未捕捉到画面之前就需做出相应动作。

更有甚者，一个场景中或许包含十几种物品。正因为如此，威廉·詹姆斯（William James）于 1892 年指出："感官信息输入量庞大、喋喋不休而又让人困惑不已。"最近感官信息又被称为"对时空变化的一种挑战与攻击"。[5]

鉴于此，我们的视觉所能捕捉的信息不能被简单地称为感官信息。有观点认为视觉中还包括某种程度的推理结果。欧文·洛克（Irving Rock）将此称为"感知式解决问题"或"智力感知"。视觉与我们此前所探讨的所有智力系统一样，需要超出信息层面，将更多内容纳入其中。

因此当视觉系统的"成就"逐渐被世人所知时，研究人员着实诧异了一番。理查德·曼斯兰德（Richard Mansland）于 2012 年在《神经元》（Neuron）杂志发表了一篇文章指出："尽管视网膜构成了一片仅有 200 微米厚的细胞组织，其神经网络所携带的图像处理功能及成就在几年前却是学界始料未及的。"这一结论验证了唐纳德·霍夫曼（Donald Hoffmon）的观点——即便仅是拥有普通视力的人也是视觉天才，只不过他们没有意识到自己的天分。[6]但是此种壮举是如何实现的呢？

已知信息之外的天地

传统上呆板的模型多基于对已捕捉的视觉特点或元素的线性集合。此种模型要求系统具备某些嵌入式的信息处理规则。然而，上文所提及的推演式逻辑似乎需要更为丰富的信息作为推理基础，而此种需求同样是在为预测力做准备。然而，与细胞新陈代谢、发育及生理机能智慧等其他生理功能相似，视觉输入的外在表现或许并未承载太多信息，而表象之下的结构或许是预测力的真正来源。

然而稍加思考便不难发现，真相从来都是不言自明的。例如，如果我们将一本书随意置于桌子上的任意一个位置，不管外表发生何种变化，这本书的"书性"本质始终不变。同理，从车头或车尾的位置观察一辆车的外观与从侧面所观察到的完全不同。然而我们却能因此对某个体的形象有全面且完整的观察，这一物体在我们的感知系统中不再是孤立且多样的单个画面的集合——前提是我们自己的运动能与该物体的图像整合在一起。

因此感官系统真正需要的是源于运动的结构，及感官系统自身所提供的深层结构信息。事实上，人们很久之前便已开始思考视觉结构的重要性（然而在此期间，其重要性一直被忽视）。1953年，汉斯·瓦拉赫（Hans Wallach）指出，在一个静止的三维物体（如电线形状的立方体）的背部点灯，使其影子投射在半透明屏幕上，位于该屏幕之前的观察者将能看到一组二维线条的集合。如果转动这一物体，观察者则马上能确认其实为一个三维立方体，尽管屏幕上投射出的依旧是二维图像。瓦拉赫将这种现象称为动作深度效应（Kinetic depth effect），读者可自行在互联网上找到这一效应的诸多图像与画面。

另一个著名实验展示则证明了即便存在多个非静止的发光点，只要彼此之间有合理的协调运转，视觉感官同样能捕捉到完整的图像。这其中最典型的案例就是光点移动器（见图6.1）。此类例子不胜枚举。置于运动中的结构信息极其重要，事实上很多动物不能对静止的物体做出反应（就像它们没有看到一样）。例如，一只死苍蝇挂在一根静止不动的绳子上，而绳子下方有一只饿得奄奄一息的青蛙，事实上这只青蛙根本不能感知到眼前的"救命口粮"。对人类而言，人类对眼前静止的眼膜图像做出的感知反应瞬间即可消失。这些似乎都能证明眼膜感受到的是信息结构而非具体图像，对视觉系统存在举足轻重的影响。

何种结构具备如此的信息价值？目前学界普遍认可的观点为运动中的可变因子彼此间的统计关联恰为视觉结构所"借壳"的存在形式。例如，光点可在时空中同步运动，它能在瞬间出现亦能在瞬间消失。赫拉斯·巴罗（Horace Barlow）曾指出："我们周围的世界所聚集的视觉信息里充满了复杂的关联性结构。"巴罗证明了视网膜及大脑中的细胞对此种复杂的关联性结构高度敏感，他进而指出大脑或许能利用更高层级的关联性（高阶关联）。[7]

约瑟夫·拉平（Joseph Lappin）与沃伦·格拉夫特（Warren Graft）同样也表示视觉结构必须能揭示从同一光点所投射出的图像点之间的空间关系。二人指出此种空间关系在时间中的变化（且处于运动状态）能够揭示不同特征之间所蕴含的结构。[8]一个

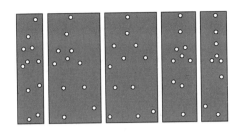

图6.1　光点移动器投射出的一系列静止光点

注：志愿者发现，当这些光点被单个呈现在电脑屏幕上时，图片不具备可辨识性。然而，当匀速投射整个系列光点时则马上可以辨认出图像内容（一个行走的人）。

简单的例子就是如若统一整合两只眼睛所捕捉到的稍许不同的图像，则首先要抽象处理二者之间的时空关联。

此种关联中蕴含着大量的信息，原因是此种关联使当某一方面（或可变因子）变化时，其他一个或多个可变因子可对此进行预测。正如仅仅通过沙发后翘着的一条尾巴，我们便能知道整条狗躲在何处。深层或高级结构形成的前提为此种关联必须延伸至可涵盖多种可变因子——任何两个可变因子之间的关联及其意义取决于其他可变因子的价值，即可变因子间的彼此互动。

此种互动类似于信号蛋白质之间的相互作用，亦类似于转录因子、未编码 RNA 等之间的相互作用。同理，实验已经证明形态发生素之间的互动可指导发育过程中的细胞分化和运动。此类互动能就细胞未来状态及应做出何种反应提供更多的信息。眼下大脑中这些互动可在更多的可变因子中延伸，并因此具备了更为复杂的统计深度特征。

在图6.1中任意选取某对光点并追踪其在五组图案中的运动曲线，我们就能发现这些光点的运动轨迹彼此不同，或在时空中共同变化。而且不同光点间的关联性或许并不明显，但是我们可以将其称为基础关联（Primary association）。而关联本身（命名为参数 1）即是有效信息，能在某一光点缺失时根据其他光点预测其位置（例如，当某光点被其他物体挡住而无法成像时）。

如果不同因子之间的关联取决于其他可变因子（即互动对象）的层级，预测力就能大幅提升。我们将此种关系称为二级关联（或一级互动，亦可称为依赖性）。此种关联能为预测力提供更多信息，我们可以将其命名为参数 2——由其他可变因子的价值而激发的关联。

事实上，我们可以继续深化且细化此种分析，使其呈现更多的层级和更广的深度。上文所提及的互动由一个或多个其他可变因子决定，且此种互动关系能横穿由移动的光点构成的整个图像，从而将更多的有效信息的集合公之于众。整个过程展示了参数 3、参数 4 等彼此嵌入的层级。这些参数是系统预测力的丰富源泉，而系统又能反之容纳这些不同程度的层级。

此种对光点移动器中（或其他物体的光照影响显示中）的参数估测显示了这些参数在统计上的重要性，以及彼此间的高度关联。而比起其他由整个物体投射出的数以千计乃至更多的光点，这仅是光照之下的九个小点！[9] 由此而得出的结果如下：代表了整团移动光点的物体将投射大量的信息以创造一个可识别的形象。这对于大脑信息处理过程和认知的本质而言具有重要的意义。

因此可以得出结论：神经系统所捕捉到的信息并非图片或动画的形态。储藏于神经系统中的实则为不同的参数，而这些参数承载了不同可变因子之间的统计关系。正是对这些参数的记录（记录方式将在下文中论述）形成了视觉的吸引子，并从其中延伸出视觉形象。眼角于刹那间所捕捉到的图像或许让人以为看到了熟悉的物体，马路对面一个模糊的影子看起来似乎是一个熟人的样子，那些我们看不清的模糊字眼等，这一切结构相似的事例都需要相应的吸引子前来"救驾"以验证我们的感知并进行后续处理。

当然这些都取决于系统（从眼睛到大脑）已同化并储存了相应的结构参数。这一点至关重要。正如不存在循环出现的同一刺激物一样，系统亦不能依赖于一成不变的信息处理准则。而对于那些含混不清而又模棱两可的信息输入，此种系统显然不能发挥正常功效。事实上，视觉系统必须首先从关系型参数中抽象提取出以往应对类似物体的经验。而吸引子"仓库"中的参数则作为一种规则指导于不可信的信息输入中进行高信度的预测活动。与言语功能一样，正是通过此种规则，新颖的或不完美的信息输入才得以被阐释，并且从此种规则中创造出与众不同的反应。

原则上而言，此种规则与细胞功能及发育与生理机能所依赖的规则本质相同。但是对于神经系统而言，大量的细胞带有大量的可更改性内部关联。每个神经元均有机会从其他若干神经元中获得不同信息，并且通过轴突分支向无数其他同类传导信号，而这些信号接收神经元彼此间的距离远近不同。从这一过程中可提取出带有相当深度的统计模板，后者可保持终生更新以在多变的环境不断预测新的情形。

大脑究竟处理何物：要素？结构！

在相当长的一段时间内，学界似乎都不愿意相信大脑更钟情于此种统计结构而非其他诱发因素。19 世纪的一位物理学家、医生赫尔曼·范·亥姆霍兹（Hermann Von Helmholtz）跟踪观察了一组先天性白内障患者，并详细描述了这组病人在手术之后首次获得视力的视觉体验。一位病人惊讶地发现硬币的形态（原本为圆形）在快速转动时会发生巨大变化——变成了椭圆形！另外一位病人看到印有父亲面容的照片时发现他曾用手丈量的脸庞居然能出现在如此小的空间里，在他看来这着实有些匪夷所思。

大脑（整体而言）与视觉（具有特殊性）对静止的物体或形象并不感兴趣。这一事实可通过其他另类的方式呈现出来。正如前文所言，正常的状态下极少存在，甚至根本不存在静止不动的形象。即便我们保持站立不动的姿势，微小的眼球仍在快速地转动着，并不停地转换着呈现在我们视网膜上的图案。研究人员曾试图在隐形眼镜上附着一种图像以此查看视网膜成像。而实验的结果则是被试者的感知或认知系统中并没有出现所谓的完美状态图案，相反隐形眼镜上的整个图案都不见了！

唐纳德·麦基（Donald MacKay）在观察此类现象后总结道："稳定性即便不能消除所有的视网膜信号，也能根除所有的共同变异。如若没有对应的变化出现，那么共同变异分析器也没有任何信息可处理整合。如果视力果真需要依赖共同变异分析的结果，长此以往则是'视而不见'，我们将失去视觉机能。"[10]

麦基还解释了通过从经验中提取关联性，如何在信息匮乏的情况下使充分的预测力成为现实。例如，盲人可以通过手杖感知井盖上的图案。在停车时即便看不到具体位置，我们仍可以通过车轮与保险杠的位置做出判断。事实上，通常情况下我们认为这种共同变异结构是想当然的存在，以至于很多时候我们直接忽视了它们的存在。只有在某些遭受不同程度破坏的系统中，共同变异结构的作用似乎才为人们所知晓。

这一切对于理解潜能和个体差异均有重要意义。传统的标准态度认为，大脑中感官刺激对静止图像的创造借助嵌入式规则的帮助得以实现，这是遗传基因事先决定的不可更改的状况。根据这一观点，不同大脑的运转功效亦不同，而对此起决定作用的则是优秀（或不那么优秀）的基因质量。而事实上我们发现信息性结构发挥着点石成金的作用。在不同的环境及不断变化的结构之中，规则本身需要通过不同经历得以创建。而对于带有自我组织性的系统而言，潜力（以及智慧）是此类系统自然而然的产物。

视觉大脑

如果在普遍意义上审视大脑，我们能发现一些大脑运转的类似准则。大脑运转的基本前提为抽象处理来自过往经验的深层相关性法则，而不是通过固有准则或采取线性处理模式。这一事实已经通过诸多方面得以验证。

例如，如今我们可以相当确定，不同感官系统所提供的信息已自我压缩成更为精简的形态。不同的系统并不能简单地传递独立信号，比之简单地储存大量的单个信息要素，了解其中的规则或许更有助于高效传导。事实上，视网膜含有超过 1000 万个光感受器，后者纷纷流入 100 多万个神经节细胞中，这表明神经网络必须对信息数据做大幅压缩。我们如今并不清楚信息如何能从神经节细胞中被释放出来，仅知道深层结构中的某些方面发挥着积极作用。

就大脑本身而言，学界现已了解到神经元作为从过去经历汲取经验的集合而发挥功用。在神经网络层面，许多研究已经证明了这一结论，并且揭示了不同中心之间（如视觉、听觉、嗅觉器官等）的相互依存关系。在神经突触上，各树突聚集并整合了多种信号，构成复杂的关联关系，因此这些信号已不再是互相独立的信息输入。总管整个神经网络，"在高度关联的系统中，大部分的互动均呈现出协同乘积式的关系，而非简单的互相叠加"。[11]有时这种关系被称为"基于语境的编码"（Context-dependent coding），显然大脑语言使用多维度的结构以及时空性的信号组合，而单一独立的信号在大脑语言中并不受青睐。

对神经反应的早期研究使用的是单一的记录电极，此种电极嵌入麻醉动物的单个神经元之中。研究者借助简单的人工刺激因素，如用灯光或线条来刺激已被麻醉的动物的眼睛。然而如今学界已经能够同时记录同一大脑区域或不同大脑区域的数以百计的神经元活动，而且开始使用更为逼真的自然刺激因素。而实验结果更是引人注目。

李太兴（Tai-Sing Lee）与其同事首先开发出了三维影片并分析隐含于数据中的逻辑结构（包括几何分形或深层关联型结构）。随后他们将微电极阵列植入实验动物之中以实时记录大脑视觉皮质中神经元的活动，并将此种活动信息投射至三维动画之中，由此研究人员可确定神经元是否真正使用了此结构。

研究人员发现，首先神经元的确会对三维影片中的逻辑结构做出积极反应。随后他们又展示了皮质中的这一反应如何与其他神经元的反应相互协调，并改变神经元连接。例如，皮质中某结构的接收会提供反馈信息，从而就流向其内部的刺激因素实施统计限制。这些限制有助于进一步获取高阶信息结构、消除异质的可能性，厘清感知和认知推理过程中的迷糊因素。[12]

在另一项研究中，贾莫·赫里（Jarmo Hurri）与阿普·希夫里宁（Aapo Hyvärinen）将自然场景视频分解为不同的帧幅画面，这些画面全部带有 40~960 毫秒的时间延迟，以此方法分析不同的自然场景。此举使研究人员发现了具体证据能够证明细胞中的反应（即便是简单的线条反应）严重依赖高层级的时空关联性。研究人员进而指出，日后研究更需要生成型模型，此种模型能够利用隐身的可变因子解释潜在的真实世界。[13]

塞利姆·欧耐特（Selim Onat）与其同事通过同样的措施发现动作刺激物的延续性对完整连贯图像的形成起了至关重要的作用。在此种连贯完整的图像之中，自然运动的内在时空结构得以被保存。而相比较之下，不同动作的节点混合对此并无太大影响力。研究结果显示："自然感知信息的输入触发了合作式机制的运转，而这一机制被刻印在大脑初级视觉皮层之上。"[14]

这些结论与脑连接的解剖结构一致。沟通并非是由外到内或由下到上的单向运动。大脑中由皮质到感官站点之间存在大量的相互或自上而下的关联。例如，视网膜将信号传导至中脑的外侧膝状体（Lateral geniculate nucleus）之中，而后者又将这些信号疏散至视觉皮层之中。然而与其他感官站点一样，横向膝状核从大脑皮层中所接收的信号数量要远多于其向大脑皮层所疏散的信号数量。

对老鼠、猫以及猴子大脑的研究显示，不同大脑皮层区域之间的平均输入/输出比例数值接近于 1，这意味着重入机制（反馈）的强大功效，在这一机制中对输入皮质中心的信息的处理被当作反馈手段以稳固感知输入信息。

此种高强度反复出现的线路结构时常让研究人员困惑不已。例如，苏珊·布莱克摩尔（Susan Blackmore）曾提及："视觉系统中大量的下行纤维令人颇为困惑。"[15] 然而对于信息结构的定义而言这不可或缺。

换言之，具有高度适应性的大脑并不依靠固定的规则以维持运转，且或许根本不会有任何进化可言。标准模型于基因上已限定了大脑的运行模式，并且误认为个体差异源于基因差异。然而人类的大脑实为极具适应力的网络结构，能够从信息回路中抽象提取相应规则，使个体差异呈现出更为精彩的多样性与可适应性。

计算机模拟

鉴于自然刺激因素的复杂性以及其中所涉细胞及神经突触的数量，分析大脑如何利用深层结构并非易事。因此，研究人员采用了细胞分子生物学的研究路径，开始越来越多地求助于计算机模型并取得颇为丰硕的成果。研究显示如何在计算机程序内搭建人造神经网络，可更改的神经突触可以在录入信息内直接抽象生成静止结构。横跨在两种人造神经元的关联同化并吸收了此种静止结构，反映了神经元经历中的关系参数。

文森特·米哈尔斯基（Vincent Michalski）与其同事在描述此种同化关系时指出，此种网络利用"乘积式的互动提取信息，因此相对较高的层级能够捕捉高阶转化（即不同转化之间的转化）"。此外，"这些系统网络均对转化进行编码处理，且因不满足于所获得的信息，系统网络还会捕捉结构性依靠关系，我们将此种关系称为'规则细胞'"。[16] 当然，这些转化是从感官输入中提取而得到的统计参数，并非天生既有的存在。

在本书第四章中我们已经看到，单细胞的系统中同样存在此种结构性规则。后者对多细胞生物内细胞及组织的融合发挥着举足轻重的作用。同时此种结构性规则亦是身体发育及生理机能的重要组成部分，而在神经系统中，它们则能与神经系统相互协调配合，共同应对更为多变的环境。

我将在本章其余部分继续使用"规则"这一概念。此刻，鉴于规则源自以往经历，因此不同个体与群体之间存在巨大差异。规则同样使个体在感官、认知、行为等方面表现出差异（详见第七章）。因此心理学家通过各类测试得以发现人体各类特征的高度具体的表现形式（如大多数智商测试所做的努力），因而能够描述个体在大脑思维能力领域的差异。我们或许会延续这一逻辑进而得出结论，标准英语测试能够表述世界上任何地方不同人群的语言能力，因而亦能描述各地个体的语言差异。

大话大脑

尽管目前我的大部分笔墨均用来阐释视力，然而同样的原则也可适用于其他的感知体系。例如，耳蜗上的感受器能将声音转化为兼具时空特征的反应模式，并将其通过听觉神经传输至大脑。触觉感知同样也能够从一系列的指尖感触中汇总提取深层结构。针对蝙蝠与猫头鹰的研究显示它们如何借助听觉模式中的时空关联来计算猎物的位置与距离。鲍少文（Shaowen Bao）就"自然动物发声的统计结构如何塑造了听觉皮质的声音再现"一题重新审视了多种近期的研究发现。[17]

事实上，听觉神经元的"录音"现已确定对信息输入中的关系结构高度敏感。正如一项报告显示："自然声音不仅复杂，而且是高度结构化的刺激因素。对昆虫、低等脊椎动物以及哺乳动物的听觉系统的一系列研究已经发现有效证据能够证明进化本身所带有的顺应性特质。此种顺应性利用自然声音环境中的统计特性以实现高效的神经表征。"[18]同视力一样，当听觉信息一路高奏凯歌穿越听觉轨道进入大脑听觉原代皮质时，听觉的完整结构开始稳步浮现出来。

然而通过使用自然声音信息输入，我们还可得出其他线索。听觉皮质中的神经元反应对环境高度依赖，并且"一直不断地调整自身的神经元反应特性以适应听觉场景的具体数据"。[19]某种程度上，对节奏的研究（例如在音乐心理学领域）开始越来越关注其中的深层关系结构，或称为"时间中的结构"。学界目前已经承认了此种结构的预测质量，后者构成了音乐中和声与美感的基础与精髓，着实应引起我们的重视。

每种感官能力（如视觉）都在行为领域发挥着重要作用，然而只有与其他感官能力相结合的时候，它们才会有如此功效。只有以如此方式，我们的世界才能被我们所感知，在不同的模型中所感受到的统计结构之间才能建立起充分的关联，如在触觉与视觉之间、视觉与听觉之间甚至三者相互之间等。正因为如此，身体的任何一个举动都会为其他感知体验带来瞬时的改变。诸位不妨想象一下自己在吃饭或沿着马路散步时的情形，我们的视觉、听觉、嗅觉，甚至脚底所感受到的刺激会同时变化，相互关联并相互影响。

内部感知同样也能释放一些信号。个体每次针对某一物体做出某一动作时，大脑都会通过身体各处的感受器接收到一系列信号。其中包括肌肉与肌腱处的牵张感受器、皮肤之上的各式触觉感受器、关节与肌肉乃至肌梭（能为身体姿态提供信息）中的压力感受器。所有这些感受器所体验到的变化能促成彼此间的共同变异，而后者则带来对某一具体时间和视觉与听觉中的共同感受。感官的融合不仅能促进对不同体验的预测力，同时还使对不同行为模式的期待成为可能。例如，在听到一种声音之后，甚至小婴儿也会转动眼球，甚至还能转头去寻找声音的来源。[20]

如此融合出现在大脑下皮质及皮质的各个层级。对多种行为模式保持敏感的多感知细胞长久以来一直被认为栖身在大脑皮层之中。在观察记录接收区时，时常能发现视觉皮质中的神经元同时也能对声音频率做出反应并能与此保持和谐一致。人类听觉皮质中的细胞在观看关于演讲面部动作的无声影片时亦能做出强烈反应。在实验室环境下，听觉与视觉同步发生时，不仅能提升反应速度，还能提高辨别力。研究人员的实验报告同时还指出，源于不同模式的信号联合所具有的能量取决于彼此间的数据共发性。

20世纪80年代，唐纳德·麦基曾发表不同意见并指出，大多意图性行为（如边看边听、同时转动眼睛和头部去捕捉画面、观看与触觉同步发生等）的目的多是采集信号关联，而这与感官器官所能提供的预测力有关。即使是用指尖感受环境的简单触觉亦能显示时空关联性，其中包括由环境表面与触觉动作中所释放出来的相关性。正如前文所言，此类关联性都相对复杂，兼具时空性（如歌舞同步），同时又受制于其他可变因素以及深层关联的影响。它们与由此前经验中引申而来的结构规则（或吸引子）存在不同程度的匹配。因此大脑的外貌与内部结构可通过创建一些关系型模型一窥究竟，而这些又会成为认知及认知研究的素材。

大脑发育：结构化的适应力

正如本书第五章所述，在胚胎发育的早期，脑细胞与其精巧而又复杂的网络几乎如魔术般突然间纷纷涌现出来。这一过程的复杂性让人颇为惊叹。胚胎以每分钟 25 万个的速度不断缔造脑细胞（神经元），这些脑细胞不仅分化成了许多类型的未成熟神经元，同时还"跋山涉水"去寻觅属于自己的合理位置，在最精准的时间出现在大脑这个三维机构中最精准的系统层级。随后它们还需要产生数以千计的运动过程以此实现彼此间的互相关联。细胞中发散出的轴突即便直径仅有 0.001 毫米却依旧能在体内跋涉长达 1 米的"远距离"与其他处于不同层级和不同位置的细胞建立关联。而在轴突的这一运动过程中，它身边或许还有无数其他神经元的轴突终末亦正在进行同样的运动（见图 6.2）。

在哺乳动物，尤其是灵长目动物中，在尚未发育出精确的感官体验前这个过程便已在子宫内开始了。但是科学家也发现，不同神经元间自发的信号传导工作是建立细胞间关联的必不可少的环节与步骤。通过彼此间的结构化处理，神经元亦是在帮助组建基本的关联。例如，视网膜早期所释放的自发性信号在时空之中彼此互相联系，似乎以此为手段使大脑做好准备与神经系统的深层结构建立"业务往来"。而摄入能抑制此类释放的药物能极大地影响网络关联的成形。

另有其他方式可以验证此种解读的准确性。几十年来人们都坚信真实的光感体验对于视觉系统中功能性连接的发育极其重要。然而最近的研究显示，带有固定图形的光感（即在时空之中

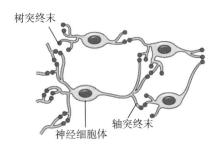

图6.2 建立关联

注：轴突终末受到分子信号的引导而发现目标细胞。在目标细胞中，神经树突终末的发育受到神经元中结构性突触的刺激影响。

带有结构性的光感）才是该连接发育中所不可或缺的存在。将视觉体验限制在"白光"（即无结构性范式的光频）之内反而会限制并延缓视觉皮质中关联性的发育。这一前提条件似乎同样适用于听觉系统：在发育早期暴露于白音（规格一致的声音）的环境中似乎能严重地扰乱关联性的形成。[21] 尽管大脑有时被称为常处于"数据饥饿"状态，事实上，"范式饥饿"或许是更为贴切的描述。因此，大脑非但不是空洞的岩板，反而是时刻处在加速状态，从而做好从经验中汲取信息结构的准备，这种结构却非基因所能事先设定而成。

正如前文所言，多感知的融合对于从环境中最大化地提取信息具有重要意义，但是后者的发育同样离不开经验的参与。巴里·斯坦（Barry Stein）及其同事的研究已充分地验证了这一观点。斯坦的研究显示："新生儿大脑中的神经元并不具备多种感官融合的功能。这一过程的发育并非由基因事先决定。相反，它的出现与成熟均严重依赖于多种不同的体验，此种体验改变了潜在的神经回路，而这种方式则能充分利用多感知综合的能力。"[22]

换言之，神经系统在其他的身体系统中极大地拓展并扩充了发育的可塑性。在这一过程中，可塑性开始呈现出不确定性并乐于从经验性的结构中提取有用信息。然而这是一个永无止境的过程，结构影响行为，而后者反过来又能通过各种方式改变环境。这一切均为学习与改变的螺旋式智力系统带来更多挑战。大脑的智力系统则是其他复杂性进化的一个关键节点。本书第七章将带大家一起探索认知如何从此种复杂性中萌发而生。

什么在进化？

目前为止，我们的论述已近似于一个颇具连贯性的进化历史。生命本身起源于"分子浓汤"的时空信息结构之中。此种结构现已成为能量消散的方式，而结构形成的过程在细胞中作为智力系统实现进化。机体内的各种细胞吸收并同化了碰触感受器的时空结构并不断协调内部的信号动能。这个规则随后被用来预测最佳反应并以此为依据发挥基因的作用。

细胞内部的一致性随后在不同细胞间得以进化发展以协调彼此间的信号传导。这一现象在多细胞生物的进化及生理机能中变得格外显眼。对于多变的环境而言，这能在目前层级促成高程度的可适应力。然而对于自下而上螺旋上升的可变环境而言，此种过程尚不足够。行为创造力，加之能够丰富并协调此种创造力内容的大脑才是此种环境的中流砥柱。这需要机体具备察觉并反射更为抽象的信息结构的能力。此种能力以终生可塑的新形式萌生于神经细胞可更改的关联性之中。很快这种能力便跻身进化的创新形态，使其他机能黯然失色。

因此生物机体内诞生了一种新的法则：神经网络的涵盖范围越广，可被彰显与同化的信息结构则越深刻。因此随着哺乳动物的不断进化，大脑网络间的复杂关联亦获得显著发展。此种复杂关联的形成与发展在很大程度上"得益"于不断增加的大脑皮质褶皱，从而使大脑的表层面积不断扩大。此种面积的扩张似乎使信息处理能力亦不断发展壮大，从而得以在更为复杂的时空结构中提取更多信息。

这实则是以发展智力系统为主题的进化过程，只是如今此种进化进入了一个更高的层级。与其他早期系统一样，该系统最为基础的进化功能为缔造具备适应力的变异。只是如今，就大脑而言，我们所获得的变异活跃度已经远超任何基因配方的产物。而通过将环境结构做内化处理，这些变异已全部具备了适应性。

此处我不禁要提醒读者，在解释个体在大脑能力上的差异之因时，务必将上文内容铭记于心。机体的外部呈现或考量方式对内部能力不具备任何指引作用。

知觉大脑

在前文中我们已经了解到，多感知形象由多个感觉模型的结合而缔造，而它们对于感知外部世界意义非凡。多感知形象能越过感官输入的信息之雾，并以可预测的结果指引机能做出反应。然而这些功能的提供与实现均离不开另外一个感官区域。

自 19 世纪以来，脊椎动物的神经系统便一直被看作双重实体。一方面，脊椎动物的神经系统为躯体神经系统，能够根据外部环境协调感官 - 动作反应；另一方面，它还是内脏神经系统，负责监控身体的内部环境。我们如今已经知道这两个方面自成一体且互惠互利。二者的结合与互动创造出主观感受，对于大脑如何解读输入信息及做出反应发挥着重要作用。然而，在阐释个体与认知及行为的差异来源时，人们却经常将这一事实抛诸脑后。

在最为微小的功能性大脑中，两个系统的融合亦从未缺席。在体积较小的动物，如苍蝇与蜜蜂的大脑中同样也存在神经元聚集体负责监控内部环境，并激活神经分泌细胞以协调内部环境。而在脊椎动物大脑内，下丘脑接受来自各个神经系统的信号，同时还有丰富的化学感应器分层以供监控身体内部状态之用。它们通过刺激内分泌腺（以及创造多种其他感受）对环境中的摄动（感知信号）做出反应。这一过程主要由邻近的脑下垂体完成。对信号反应的过程又能分泌出大量的荷尔蒙进入循环系统从而影响身体各处功能运转，如释放肾上腺素供肌肉运动之用。

此外，所有的感官系统还与其他多种皮质下网络（如扁桃形结构）共享丰富的互惠关联，而这些也都与监控和协调情感感受有关。更有甚者，海马体与扁桃形结构之间互动密切且相互作用，大脑边缘系统的其他构成部分之间亦是如此。此种互动与影响则在外部感知与内部感知之间建立起沟通的桥梁，从而创造了供机体反应之用的情绪状体与激励层级。[23]

此种互动所提供的信息为大脑提供了情感式形象，即"感情"，其中包括激励状态。感情能促进、抑制或有助于塑造大脑网络中的各种反应，影响行为的多种方面。这些情感机制可在短时间内迅速认定刺激因素以及网络中所缔造的诸多结构框架是否存在潜在价值，此外它们还能扩充整个处理过程，引入其他的注意机制，并协助形成无限循环的感知。

诚然，热切的感情与情绪曾被认为是"冷静大脑"的敌人。

然而，感官、感情以及其他皮质中心之间的合作关系对此有新的解释。一切认知活动皆具备情感价值，并能反映内部状态。正是此种体现形式赋予大脑的活动过程与处理内容以场景背景，从而促进了其作为治理系统的发展。而这也恰是创意想象与创新所必需的前提条件，学界以此为手段区分人类认知与机械的冰冷计算。此种认知与情感的融合或自我协调的过程一旦瓦解破裂，则势必引发诸多严峻的问题。[24]

因此，久经风雨的物品、事件或同甘共苦的亲人本身即是情感价值的象征与体现。在人类的社会关系中——尤其是在阶级结构明显、特权与贫困共存的社会中——此种价值越加弥足珍贵。这些物品、事件以及亲人的意义（及其所蕴含的价值）能极大地影响人们的感知、认知及行为举止，甚至还能对人的生理机能及表观遗传产生巨大影响。而这些情感价值同样能成为个体差异的重要源泉，使人们在面对挑战性情形时（如认知与教育测试）做出截然不同的反应。感觉自卑，或怀疑别人看低自己，对个人的认知表现能带来灾难性的影响。同样，若仅是以简单的线性决定论模式（即基因决定大脑、大脑影响智力差异）思考这些问题，那么上述担忧无一不是杞人忧天。然而，学界如今的研究中恰恰充斥着此种肤浅浮躁的线性决定论模式。

个体差异

现在我们先来简单思考一下整件事情的意义，即我们描述与测量人类大脑中的个体差异，并估测将差异与智力相关联的可能性是否有真正的意义（此处行文稍简略，我将在本书第十章与第十一章详细讨论）。

然而不幸的是，此前这一领域研究的论证基础恰是此种老旧的观点：人脑有三六九等之分、个体能力的区别源于大脑构造中的差异等。这也意味着使用"脑力"之类的喻指（另有脑容量、脑体积、思维速度、思维效率等多种无稽之谈）作为衡量个体能力的标准，并且简单地假定可依据基因的机会排列对这些能力简单地进行评估衡量。

此前我曾提到詹姆斯·弗林所谓的"基因潜能打造高配的大脑"，似乎所谓"高配的大脑"就像"高性能的跑车"一般简单！事实上此种喻指并不少见。肯尼娅·马丁内斯（Kenia Martinez）与其同事在发表于《大脑地图》（Brain Mapping）杂志上的论文中指出，某些个体的认知效率更高，而其他人只能望洋兴叹。伊安·迪尔瑞将大脑功能看作拥有某种程度上的"生物适宜性"（类似于达尔文进化论中的"适者生存"之说）。

学界此前几乎所有的尝试均以智商测试及一些量性手段为方法考量大脑的结构或功能，并试图在二者之间寻找相关的联系。例如，自19世纪开始便有研究者试图证明个体智力与个体大脑体积有关。所幸的是，此种研究思路即使是在当时也被认为缺乏准确性且粗制滥造，不堪一击。在过去的十几年间，磁共振成像技术的出现又为这一领域的研究注入了新的活力，科学的实验被认为是"大脑扫描"或"大脑映射"。

此类大脑扫描主要分为两种。在结构性磁共振成像中，扫描仪可在目标细胞组织上创建一个磁场环境以此刺激该磁场中的原子、质子。磁场消失后，质子活动逐渐回归常态，并能释放出一个可被测量的电符信号。目标细胞组织的密度不同，这一过程的速率便也存在差异。此类扫描能区分大脑与骨头（头颅）、脑灰质（分布密集的神经元）以及脑白质（分布相对分散且被包裹在脂肪神经胶质组织中）之间的差异。

磁共振扫描技术主要用来测量大脑体积。一系列以其做研究手段的实验曾指出智商与大脑体积之间的关联值为 0.2~0.4。该实验价值目前已被学界广泛接受。

另有其他研究则使用功能性磁共振成像技术，该技术专注于大脑中一些更为具体细微的层面，如皮质表层或皮质厚度，以将其与认知表现相结合。伊安·迪尔瑞在他 2012 年的一篇报告中表示，如此研究"显示了在大脑结构与功能的相关领域所取得的关键的实证进步"。[25]

大部分研究报告与上述两则研究一样可谓胡说八道，无一不是采用此前的"基因决定智商"的理论。例如，理查德·海尔曾花重金创办网站并做出了极其自信的承诺。其众多狂言之一是：大脑不同区域中脑灰质与脑白质的密度与人们的智商测试成绩相关。他在一篇热情洋溢的记录中写道："研究人员即将能够得出详细具体的科学解释，向世人揭晓究竟何种物质定义了基因，基因来自何方，以及如何在大脑中运行操作等问题。"[26]

经验主义的困境

理查德·海尔的言论暗含多种问题，其中不乏学界研究者的众矢之的。例如，以智商测试作为衡量大脑功能的手段与方式已然不妥，而将智商测试成绩简单地定性为能直接反映大脑功能的运行状态更是大错特错。正如本书第三章所言，此类智商测试多是对已知的事实性知识或认知习惯的考察，而某些特定社会阶层对这些考察内容通常更为熟悉，即智商测试成绩仅是衡量具体知识、自信及其他内容的一种方式，智商测试并不能考察个体智慧。本书第三章已提到了那个著名的悖论，即试图以一种深受某种文化浸染的工具手段去衡量一个在概念上不受文化意识干扰的变量。

在我看来，对这一问题的讨论可暂时告一段落了。即便智商测试成绩为真实有效的科学测量手段，其中仍不乏基本的逻辑错误。目前的科学调查、诠释解读以及结论无一不是以相关系数为基础，而本书第一章已指出，所谓的相关性实为研究人员的"美人计"，同时也是意识形态宣传最为廉价的工具。在缺乏控制性研究的前提下仅是从智商测试中推测因果关联实无任何科学依据。

例如，智商可用来衡量某一特定社会阶层，后者与诸多因素相关联，如孕期压力、儿童早期所体验的压力、营养不良、接触毒素、隔代表观遗传变化等（本书第十章将重点论述），而这些因素同样也能影响大脑发育的某些特定方面（却不必然影响认知能力）。有证据表明中度到重度的压力不仅与社会环境存在相关性，能够影响智商测试成绩，同时还能影响海马体及前额皮质的成长与发育。[27]不同的职业和文化习性甚至还能改变大脑的体积和连通性。

换言之，任何智商和大脑之间的关联都有可能是与其他因素之间的关联，甚至真正的因果关系与人们想象中的设定恰恰相反。事实上，学界研究人员就所谓的"智力的神经科学"高谈阔论却没有将这种可能性考虑在内，这着实让人诧异！

磁共振成像扫描虽然实现了技术上的突破，但也不是完美无瑕的。功能性磁共振成像技术通过衡量流经大脑的血液中的含氧量以监测大脑细胞组织的活动，血液氧含量越高，大脑的活跃度越高。然而目前学界公认这一扫描技术要受到多种变体的影响，如噪声（会导致监控值出现上下浮动）、视觉矫作物，以及取样不充分等。

本书第一章同样也提到，实验被测者或病人在接受扫描时所体验的环境——圆柱形的封闭空间绝非是自然状态下的常态环境。2007 年的一项调查显示，43% 的被测者表示这一过程令人焦躁不安，而 33% 的被测者表示接受此种扫描检查存在头痛等副作用。儿童处于此种空间时更容易表现出焦躁状态。迈克尔·鲁特与安德鲁·皮克尔斯曾警告道："就大脑不同区域间的相互关联性而言，动机矫作能带来全然错误的结论。"[28]

此外，每当实验参与者被局限于此种封闭空间时，研究人员实则很难向其传达真实的认知任务，并且不容易唤起被测者真实有效的反应。例如，言语活动需要肌肉动作的配合，但是能干扰正常的阅读活动。换言之，功能性磁共振成像技术虽然能精准地判断疾病和精神损伤状态，但是在描述正常范畴之内的机体变化时，我们或许要对其扫描结果保持极其谨慎的态度。

因此，研究人员口中所谓的认知差异的本质极有可能是情感/情绪的流露与表达。哈达斯·奥肯－辛格（Hadas Okon-Singer）团队曾在一篇研究论文中对学界提出警告：情绪与大脑认知之间的差异极其模糊，并需要依赖具体情形做出判断。目前学界已经找到了令人信服的证据，能够证明大脑各个区域与认知之间均有关联，如侧前额皮质能极大地影响情绪产生及情绪控制。此外，该团队还进一步指出："目前我们所认定大脑中负责情绪控制及认知控制的不同区域通过复杂的关联网络彼此影响，二者共同缔造了高适应性行为及低适应性行为。这表明情绪及认知在大脑的构造中相互交织且彼此影响。"[29]

学界对磁共振成像扫描的不确定性尚还有其他质疑与争议。2014 年的一项研究比较了多组磁共振成像扫描图片，图片内容均是猴子大脑中的轴突投射。该研究团队还依据标准的解剖学方法绘制了精准的轴突分布图，在比对解剖图与扫描图之后，研究人员得出结论：这些扫描方法的准确性均不可观。[30]

最后，综合考虑本书第一章所得出的结论，我们有理由相信此类对认知的研究不具备可复制性，并且诸多迹象表明研究报告具有相当的误导性，即研究人员仅发表了对其结论有利的积极信息。因此鲁特与皮克斯同时还警告道："大脑成像技术不失为宝贵的工具，但是目前为止该技术的成就尚不能验证基于该技术的诸多论断与承诺。"[31]

正因为如此，多年来学界的研究缺乏一定的连续性。有的研究已经指出智商与皮质厚度之间的正相关关系，而有的研究结论却恰恰相反。2015 年的一项分析总结道："目前所有的研究所得还是不甚连贯的结果，这或许与研究方法上的巨大差别有关。"[32]有研究者使用了三种不同的磁共振成像技术测量大脑皮质的厚度，并比较了两组比对样本的扫描结果，从而指出"因对皮质厚度的估测方法存在差异而呈现出巨大差别"，并且"在皮质与认知关系的研究中，不同的研究就其空间框架存在巨大差别"。因此，"同一研究策略下二次抽样样本的检测结果与初次样本检测结果并不匹配"。

不仅如此，关联的功能意义并不明显，甚至对于构造相对简单、体积相对较小的大脑而言，研究人员在这一领域的研究亦未取得明显突破。科妮利娅·巴格曼（Cornelia Bargmann）与伊夫·马尔德（Eve Marder）指出，成功描述出秀丽隐杆线虫

（Caenorhabditis elegans）体内的 302 个神经元间的彼此关联实乃科学壮举。但是"该描述中亦存在一个令人诧异的不足。尽管我们现已了解神经元的功能，但是对神经元间相互关联的功能知之甚少，而且我们并不能预测何种关联对复杂的大脑网络存在重要影响。早期研究人员就信息在大脑网络中的流动方式所做的诸多猜测大多都缺乏准确性与可信度"。[33]

仅是 302 个神经元便给我们的研究带来如此困难，若研究人类大脑中的几十亿个神经元，其困难程度更是可想而知。巴格曼与马德还暗示道：如此预料之外的研究结果不禁让人们怀疑"大科学"研究所做的诸多努力，在尚未充分了解其功能之前便搭建关联模型实在让人有些摸不着头脑。

这种困惑或许也能解释雨果·施南科（Hugo Schnack）与其同事的研究发现。施南科的研究团队发现在某些情形下（如在某个年龄段），相对较厚的皮质层与智商之间存在关联。而在另外的情形下，相对较薄的皮质层也能与智商之间建立起关联。2015 年该团队在《大脑皮质》（Cerebral Cortex）发文指出："皮质层变厚或变薄都能与智力功能之间建立起关联，这让人匪夷所思。"[34]

考虑到智力的根本来源，上述研究结果似乎更像是超现实主义的无稽之谈。尽管理查德·海尔曾指出了大脑测量与智商之间的关系，现实的复杂性却还是超出人们的想象。理查德团队 2009 年的研究所得结果并不尽如人意，根据这一结果他们指出："智力元素的神经关联如今依旧扑朔迷离，系统成像技术的研究进展亦未取得突破性进展，这都使神经智力因素无法界定。"[35]他们还补充道：使用一种"无理论界定的研究测试或许能带来令人困惑的结果"——而此前在谈论基因关联研究的"难产"时，我已经得出这一结论。

诚然，此类研究背后的主要驱动力是学界的假设，即大脑功能因个体不同而表现出不同质的差异，而此种差异在人群中的分布呈现为钟形曲线。此种分布形态直接或间接地激发了无数后续研究，同时还是检测试验结果信度的重要数据依托。然而事实是，在中枢神经系统真正功能的描述面前（如同对生理机能及行为功能的描述一样），此种分布图像可以说不堪一击。捷尔吉·布萨基与水关健司解释道："大脑大多数的解剖及生理特征呈现出明显的倾斜式分布特征，并具有重尾与不对称差异的特点，这些并不能简单地以某种数学方式进行压缩或简化成某个特定典型。对此，学界不应表现出任何诧异，毕竟由于多种互动过程的交织影响以及大量可变因子的增殖，生物机制掌控着细胞新型及共同的特质。"[36]

不难想象，这一领域所面临的问题引发了人们越来越多的忧虑。正如此前所提，《认知和情感行为神经科学》（*Cognitive and Affective Behavioral Neuroscience*）特刊曾发文报道："心理学及神经科学领域的研究人员日益关注该领域面临的研究结果可复制及可信任'危机'。"该文作者甚至将功能性神经成像技术称为"该领域最主要的担忧之一"。[37]

但所有的这些不足均是经验主义所导致的问题。

理论困境

在我看来，大脑与智力研究领域所面临的根本性问题为该研究的概念基础（以及无意识的意识根源）。简单地在区域面积与具体功能之间建立关联并不可能。大脑并非自带内置功能的机器，以基因差异为根本基础且仅能根据速度、力量、容量等有限的固定标准出现差别变化。独立闭塞的大脑区域中并不能诞生功能，相反功能诞生于不同区域间的相互关联。正如巴格曼与马德所言："整个神经系统彼此互相关联，但是秉持还原论的神经科学家却又无一例外地都专注于神经系统中的某些碎片。然而这些简化系统所携带的重要价值并不能让我们将这一真相置之脑后，行为诞生于完整统一的神经系统之中。"[38]

同理，麦克·豪瑞利兹（Mike Hawrylycz）与其团队成员不断提醒我们："近期的研究证据显示，我们先进复杂的认知能力要归功于大面积范围内互相关联的大脑网络，而非大脑某些专门区域及其延伸区域（如前额皮质）。"[39]此前提到的简单公式（分级基因→分级大脑→分级智慧）实则为寻找不同路径或节点以供连接之用，而忽视了对大脑真正本质以及运作方式的探求。

在本章中，我已经归纳了近年研究中所描述的大脑的主要功能，如在不同的感知信息输入中计算统计模式、吸收与同化网络中的关系参数、在不同感知模型的参数中建立关联并且根据所感知的信息流动创建动作的信息输出。即便在单细胞中，适应性功能同样建立在对环境结构的吸收与同化基础之上，而非基于简单的刺激反应及线性处理模式而建立。这使细胞组织具备更强大的能力来对未来状态做出预测。在发育和生理机能领域，如此同化作用的进化程度更为复杂。

对大脑的运算与估测实则基于适应策略的其他应用延伸。史蒂芬·库沃茨（Steven Quartz）与特伦斯·谢诺沃斯基（Terence Sejnowski）指出，在一些进化程度更为高级的动物中，其大脑皮质"所经历的发育范围更为广泛、时间更为持久。这表明大脑皮质的发育目的实为最大限度地利用环境结构能力以通过积极学习塑造自身的结构与功能"。[40]

研究人员同样还指出，研究证据显示皮质关联性极大程度上由大脑问题域的本质所诱发，而非任何事先已裁定的结构因素。总之，物种的不同个体所拥有的最初关联及后续补充本质无二，但是关联于发育中最终形成的模式及密度却因个体大脑经历不同而表现出明显差异。

此种自外而内发育的证据如今可谓极其充足。大脑研究专家曾一度将大脑网络的差异误认为是导致认知个体差异的真正根源，从而忽略了认知及行为中的习得差异（在我看来多为文化差异），这或许才是大脑差异的真正原因。人脑研究中，对伦敦出租车司机的研究或许能让人们有所启发。出租车司机已经对伦敦的街道谙熟于心，在自己脑中绘制了一幅最为全面的伦敦地图，而这亦在他们的大脑中有所反应，扫描显示他们脑中负责记忆功能的海马体面积增大。小提琴乐手的大脑某半球的部分皮质面积增大以负责动作协调，而另外一个脑半球则无此种变化。观察已经历三个月训练的马戏团的杂耍艺人之后发现，他们大脑皮质中的脑灰质宏观结构对他们的训练经历有所反应。大脑网络的面积增大似乎还与我们所习得的言语数量有关，至少处于青春期的少年呈现出如此特点。由此我们可以再一次重申此前的结论，个体差异源于外部经历所造成的内在区别。[41]

这样的例子不胜枚举。阿恩·梅（Arne May）在一篇文章中描述道："人们通常认为大脑网络的变化只出现在发育的关键期，然而过去十年的研究显示大脑的可塑性变化将持续终生。新鲜的体验、环境的变化、习得新的技能如今被当作大脑功能的调节器、潜在的神经解剖学回路。"[42]这意味着，尽管磁共振成像扫描图中所显示的大脑与智商之间的关联常被解读为任意的、单向的因果关联，然而事实或许恰恰与此相反。

梅同时还单独指出了"动物实验结果以及近期对成人大脑的研究发现，成人大脑中灰质及白质的增多是经验累积的结果"，他还总结道："环境变化使大脑结构亦呈现相应的规范性变化，把握这一信息是理解大脑适应性特征的关键。"[43]

对猴子的实验以及智能程序的模拟实验同样都证明了现行的网络关联状态若基于不熟悉的结构种类则能抑制学习能力。换言之，大脑发育状态将会影响个体学习新事物的能力，在经历一段时间的体验与熟悉之后，此种能力或许能有所提升。

因此，以单一的反应速度或其他机械性功能为标准描述大脑差异实为无用之举。我们应借鉴生理学及表观基因的方式，描述大脑在无数机体子功能中作为合作性互动方式发挥何种作用。同时我们也不应忘记神经系统如何与智力系统，如生理机能、发育、表观心理学等密切互动。不同系统之间的功能互动相互影响而又互惠互利。例如，新陈代谢能极大地影响大脑功能，而大脑亦能改变新陈代谢。

诸如大脑智力系统的进化所依赖的基础为该系统本身具备缔造（适应性）个体差异的能力，并且其所缔造的差异要优于此前进化系统的创造"成果"或基因变异的"成果"。智力系统在不同层级的调控之中兼具动态性与创造性特征。这一过程中，基因作为资源而非大脑的设计师，扮演了相应的角色。除非在个别情况下，即便有完整基因组图谱的协助，大脑的功能性潜力也不可被预测。

朱莉娅·弗洛伊德（Julia Freud）所带领的团队取得了一系列丰硕成果并验证了上述结论。他们收集了纵向活动数据，数据样本全部来自基因构造相同且生活环境相同的老鼠。尽管被测老鼠的基因相同，但研究人员发现在经历一段时间之后，不同老鼠身上仍能表现出明显的不同，这些不同与它们大脑的结构呈正相关。该团队总结道："我们的研究结果显示，发育期所萌生或表现出的个体差异主要源于大脑在适应及行为结构上的差异。"[44]为预测个体潜能的差异而搜寻所谓的责任基因（或基因组）只能铩羽而归且别无他法。

总而言之，学界曾投入大量的人力物力研究并证明大脑的真正功能，这些努力值得鼓励与颂扬。本章主要批判任何以粗浅的标准而试图解码大脑或为大脑划分三六九等的行为。大脑进化与发育所得的结果是极其复杂的动力功能的集合，不同的功能按照不同的层级相互聚集，但其中没有金字塔似的等级结构，没有执行官、老板、基因操控者、首席荷尔蒙等其他任何"领导者"。

如果我们留心一下某个时期的某发育核心则不难发现，个体自身同样会表现出巨大差异。但是这依然无法用于预测未来发育的潜能。对大多数人而言，大部分情况下，发育取决于机体功能是否足够优秀，是否能够依据过往经验缔造出相应的认知过程。接下来我们将探讨这一重要信息。

第七章

创造性认知

何为认知（重申）？

我们通常根据大脑力量的社会感知而对每个人做相应分类，然而允许意识形态介入此种分类方法存在着诸多问题。正如第一章所述，心理学目前并不明确其自身与神经科学之间的关系，甚至认为大脑研究会让整个心理学科变得多余。认知智能被视为人类潜力的最重要方面，但这种关系的混淆让其理论发展戛然而止，以至于其本质依旧模糊不清。那些力挺个体之间存在认知差异的人似乎也在逃避这一事实。

例如，罗伯特·普罗明及其同事在被广泛使用的《行为遗传学》一书中就故意回避这个问题。他们称"智力的基本测试由多种认知能力的测试复合而成"，它是"一个定量维度"，这意味着它是"不断地被分布在熟悉的钟形曲线上，大多数人在中间，少数人在两极"。他们指出各种测试之间的关联表明认知差异可以归因于一个叫作 G 的基本能力，并告诉我们"专家普遍将 G 视为一个有价值的概念"。不过，他们又指出："还不太清楚 G 是什么。"[1]

这或许让人心生疑问。我们应该清楚关注的焦点是什么，尤其是当我们要从中得出关于基因、大脑和潜能的重要结论时。但当面对挑战、被要求给出确切说法时，心理学家和行为遗传学家通常会用机械性或社会性的隐喻，以及"聪明"或"机智"这类词来应对，从而默默地陷入意识形态之中。智商测试的编制者尤为需要或多或少地参考认知理论。

这种模糊性背后的根本原因在于心理学家普遍不确定什么是真正的认知。他们对于以下方面少有共识——它如何以及缘何进化而生，它在不同动物中所表现的形式，它如何发展，为何变得越加复杂，在人类身上更是如此，以及其中个体差异的真正性质。关于这种不确定性的一个明确征兆就是认知通常被通过以列举结果而非手段的方式所描述。

例如，莎拉·塞特沃斯（Sara Shettleworth）认为："从广义上来说，认知包括动物通过感觉吸收信息、处理、保持并且做出决定的各种方式。"但是，她也认为，这个定义"有一些立场模糊"。[2]在成千上万心理学专业学生奉为精神食粮的《认知心理学》（*Conitive Psychology*）（2015 年版）中，迈克尔·艾森克和马克·基恩（Mark Keane）告诉我们，认知过程包括"注意、感知、学习、记忆、语言、问题解决、推理和思考"。他们承认这些过程相互依赖，但并不清楚其如何依存或者具备怎样的重要性。但他们同时提出认知心理学"有时缺乏生态效度……而且在理论上有些模糊"。[3]虽然这里诚实地描述了该领域的挑战，但他人并不能因此而得出关于人们相对智力水平的明确结论。

文献传递出一种印象，在理解认知真正的构成上屡屡失败——在各种感知、思考、学习等方面的表现。相反，这个主题以零散的发现、模型和方法等形式存在，未被整合统一，迫切需要一个清晰的理论基础。这也正是马丁·居法（Martin Giurfa）的观点，他在《动物认知》（*Animal Cognition*）一书中指出："虽然拥有多样性和增长的兴趣，'认知'一词的基本定义仍然难以捉摸，大概因为认知研究所用的方法多种多样，而且需整合。"[4]

有时，这种困难被颇为绝望地表达出来。2015 年 4 月刊的《认知科学趋势》（*Trends Congnitive Science*）中，有一篇拉尔夫·阿道夫（Ralph Adolphs）的文章，题为《认知科学的未解问题》，他认为其中一些问题是"我们可能永远无法解决的"。其中第 19 个是："认知怎能如此灵活多变而且有生产力？"这是威廉·詹姆斯 1980 年在《心理学的原则》（*Principles of Psychology*）中提出的根本问题："我们能否更为清晰地描述心理生活是如何介入由外界给身体带来的印象的？身体的反应又是如何影响外部世界的？"[5]我们似乎仍然挣扎于这个问题之中。

这种悲观态度也许归结于研究者仍然不清楚认知系统为何以及如何从无脊椎动物、哺乳动物、猿人进化到人类并且变得极为复杂。这或许也可以解释认知心理学家为何转头开始搜寻大脑（和基因）来寻找关于"它到底是什么"的线索。

重要的难点在于认知功能存在于大脑的神经元和突触网之外，或者"高于"它们所处理的信息。这就需要一个能够描述抽象力量、能够稳定地处于经验结构中的模型，并与大脑的功能一致。这个模型应当对认知的工作方式和差异做出清晰的说明。

本章旨在说明认知的本质和形成，以及它作为智力体系是如何变化的。本章的主题将限定在非常基础的系统之中，并从广义的生物角度进行说明。我首先描述了识别和分类这两种最基本的认知过程是如何从神经互动中出现的。其次将话题转向被认为是"更高层级"的认知过程，包括学习、思考、决策制定、运动动作等。最后讨论认知系统中个体差异的产生。第八章和第九章将进一步探讨这个理想化系统的进化，看它是如何变成如今人类所具备的震撼形式的。

然而，和所有科学一样，模型和理论皆是基于对所讨论实体的预设，而很多科学的发展都依赖于对这些预设的识别和批判。

基本预设

当今的认知理论基本上都是选择三组预设中的一个（或者组合）进行阐述。至少过去的两百年来一直如此，但其根源可追溯至古希腊（大约 2500 年以前）。下面将尽量简述这些预设。

先天论

所谓的先天论者一直以来都坚信认知系统中存在某种非常巧妙的数据处理过程。这是因为——和我在第六章中提到的视觉一样，单纯的原始刺激过于模糊，无法用来对知觉或者概念进行说明。这被称作"刺激贫乏论"。所以先天论者认为有些预先的操作一定受到了基因规定并存在于出生或者发展的早期。该观点的当代拥护者包括诺姆·乔姆斯基（Noam Chomsky）、杰罗姆·福多（Jerome Fodor）和史蒂文·平克。

进化心理学家也追捧这一观点。他们认为由于特定的生物适应，认知功能包含特定的模块，或者专门的大脑回路。经过自然选择，这类模块不断进化，并处理先祖环境的特定方面的数据。这些模块掌握着像计算机程序一样的处理规则，可以自动处理经验的自然变化和日常变化。它们建立起内部的电流输入并将其与记忆中的相应内容匹配。这种内置的处理规则会引发适当的反应，比如分类或动作活动。

请注意这个观点包含先天 – 后天之争，这和与个体差异相关的先天 – 后天之争有所不同，在进化过程中，它涉及所谓的认知功能的原则在多大程度上受到基因的塑造或者在多大程度上被发展过程中获得的经验所塑造。史蒂文·平克在《白板》（*The Blank Slate*）一书中提到，那些对基因自然进化持否定态度的人基本上也否认人类的天性。

无论是哪种方式，这个问题的结构都有失偏颇。正如第四章所讨论的，主要的问题在于任何在进化过程中由基因选择所塑造的形式都将献身于一个特定的重复出现的环境之中。它将难以适应当今时代快速变迁的环境，比如需要不断开发各种新颖的规则。这就是智力系统不得不进化的原因。但是，认知领域还存在其他严肃问题。

一个主要问题就是哪些东西是内置的。这个问题的出现是因为我们对于 100 万年前塑造这种认知模块的环境压力仅有一些肤浅的想象。事实上，人们认为它主要和一些宽泛的因素相关，比如气候变化和基本生活方式，但并不清楚这之间的关系。在《心智探奇》一书中，史蒂文·平克写道："模块的基本逻辑受到我们的基因程序所规定。它们的操作是由自然选择塑造而成，是我们的祖先在进化的历史进程中用来解决狩猎和采集活动中遇到的问题的。"[6]但他并没有确切说出这些问题是什么。

我在第四章提到，正是由于环境在宏观和微观上、在内部和年代之间越加纷繁的变化，人类需要并形成了总体的智力系统和具体的认知功能。这种环境要求"程序"进行频繁的变化，这样的话，个体不得不终生对程序进行重造。因此，先天论的说法存在逻辑上的错误。

联想主义

与之相反，联想主义者认为认知的基础是对特定类型的一种持续学习。他们将经验简化为刺激成分的变化，比如感觉性质（颜色、阴影）和特征（线条和其他几何图形）。那些反复在时间或空间中共同出现的事物与我们的心智相连，形成物体和事件的基本表征——符号或者概念。

例如，反复共同出现的一组特征，比如皮毛、四条腿、耳朵等可能会形成"狗"的概念。具有重叠特征的概念会形成更高级的概念，正如猫、狗和其他物种可能会形成"动物"的概念。对于时间或顺序的联想也可能形成"如果－那么"（If-then）或者"刺激－反应"的认知。例如，羊群朝着拖拉机声音传来的方向聚集，因为它们已经将这种声音和即将分发饲料联系起来。这种联系——以及各种联系之间的联系——和知识一并被保持在记忆中。它们可能被当下体验中的刺激物所激活，这时熟悉的联系就会被反映出来。例如，看到沙发背后有一条晃动的尾巴就会形成一个整只狗的形象。

联想主义的模型在 20 世纪 70 年代非常流行，当时可以用计算机进行模拟（并进一步建模）。当然这种进展和原始理论一样，假设存在某种内置的处理机制，以记录这种关联。所以，研究者开始引入其他一些顺序固定的现成过程。结果，基本的联想主义和一些基本的先天论假设相融合，并形成了认知的计算观。

这种认知的计算观认为，认知功能可以被描述为内置于专门神经网络（模块）中的程序组（或应用）。它们在中枢执行者的监控下共同登记、存储并使用关联，就像计算机程序与中央处理器、下属分支和数据文件相互协作一样，处理信息并达成决策或行动。

20 世纪 60 年代以来，这种合并的计算模型几乎就是认知心理学的同义词。正如托尼·斯通（Tony Stone）和马丁·戴维斯（Martin Davies）所解释的："当代的认知心理学的基本原则是认知包含信息的存储和处理，而这种信息处理是通过结构化心智表征的处理或转换达成的。"[7]

这个基础模型现在被直接或间接地应用于健康或者教育情境中。例如，罗德里克·华莱士（Roderick Wallace）和狄波拉·华莱士（Deborah Wallace）认为，"认知功能的精髓涉及感知信号与习得或遗传的关于世界的印象之间的对比，然后基于这种对比，从更为庞大的反应库中选择一个反应"（然而，他们把认知当作"语言"进行讨论）。[8]

当然，已经多次有人指出，联想主义的元素输入难以和原始的动态经验流对应。它们是经过处理、具有意义的信息包，旨在为研究带来便利。还有另一个常常被回避的问题——到底什么是中枢执行？它是如何运作的？它像是被放置在大脑中的另一个小脑，相当于被暗中放在基因中。正如第六章提及的，并没有证据说明我们的大脑中存在这样的东西。

然而，20 世纪 80 年代以来，这些赋予输入特性、预定连接以及中枢执行的自由受到了另一版本的联想主义的挑战。该方法在计算机中建立起一层处理器。该单元的程序设定可以感受到经验的输入。然后，它们以一对全或至少是一对多的对应方式，将输出发送到外层的单元，集成信号（见图 7.1）。问题在于这些连接之后会被程序员根据信号共现的频率给予加强或加权。

结果是共现输入的结构会在之后被登记在单元之间的互联中，这反映了大脑中的真实情形（因此，它们一直被称为"人工神经网络"）。此外，该过程不仅仅捕捉简单的成对关联，同时还表征输入多个单元之间的深层统计结构。因此，正如第六章所描述的，这种关联加权与大脑网络所捕捉的结构参数（以前整体的语法）相对应。

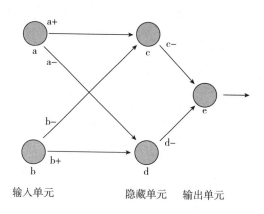

输入单元　　　　　隐藏单元　　输出单元

图7.1　人工神经网络的片段

注：通过键盘输入刺激（通常为实验者所设想的一些定义明确的特征），并被输入单元所接受。这些信号随后被传输到"隐藏"（关联）单元。经过一系列信号的集成，输出的信息应该反映它们之间的数据关联。+/－表示特性存在或缺少，c－/d－表示特征的集成（或共现的概率）。

当然，所有这些都需要程序员（人类，且有单独意识）给予恰当的网络训练。其中通常包括从键盘端输入例子——通过数位指定的元素，诸如"眼睛""皮毛""腿"等——并读出在下一层创建的任何输出。接着通过调整关联加权将其更改为正确的信息——例如"狗"，然后再输入后面的例子。通过对输入和反馈进行连续的近似，就可以获得建模者所期待的网络行为。

成功训练的一个突出标志是网络可以预测局部或者新奇输入，这与真正的认知相似。例如，一个局部的输入，比如一些狗的特征，会引出一个正确的识别，在网络中构建出整个形象。这种网络处理可以近似于复杂、抽象规则的方式，类似于分类过程和简单的语言学习过程，让实验者为之兴奋。

换言之，网络呈现出某种涌现性质，该特质典型存在于认知系统中。有一些大胆的言论声称，联结主义的网络能够解释知识的构建、认知发展的后成论、涌现认知能力，是对先天论的果断驳斥。这些过程并没有分离的中枢执行、提前设定的规则、离散的表征等。

这是否回答了威廉·詹姆斯的问题？不幸的是，这种联结主义模型存在许多问题。虽然它们伪装得像大脑一样，但在生物学上并不现实。该方法归根结底只是一种因素论，在整体上并不具备说服力。比如，键盘向系统键入的输入是预先定义好的静态特征或其他元素，这几乎不像是自然而然的动态经验流动。

而且，让这种网络用更为复杂的结构去学习人类言语片段之类的信息，需要复杂的数据准备以及内置（即准先天论的）处理习惯，以缓慢渐进的方式工作。最后，根据之前许多有关经验结构的假设，计算机操作者训练网络的方式存在明显的人为性。因此，对于在训练过程中，这种网络到底学到了什么或获得了什么，开始出现困惑。

事实上，这种联结主义模型目前只运用于人造的稳定世界，适用于计算机却不适用于充满连续的互动性变化的自然世界。不过值得注意的是，为克服这些人为性而进行的工作仍在继续。自动习得结构并生成反馈的自监控网络现在被普遍运用，对于学习的内容和方式也有了说明，下文将提及这些发现。

建构主义

人工神经网络的发展在某些方面也反映了认知理论的第三条分支。建构主义提出，认知系统不是预设程序的执行者或者仅仅是浅显关联的复制者，它本身就是程序的构建者。该理论提出，认知系统中除了基本的数据分类过程，并没有其他内置的东西。与经验域相对应的概念或者"图式"就是从这些过程中建立起来的。

所以，20世纪早期的格式塔（Gestalt）心理学家认为认知过程超越给定的信息，为感觉数据赋予秩序和组织。之后，沃尔夫冈·柯勒（Wolfgang Köhler）等理论家主张经验具有结构，大脑中的活动一定与之相对应。但对于这种结构的本质，他依旧没有给出明确的解释。

让·皮亚杰无疑是最为著名的建构主义心理学家，他做出了独特的贡献。我们已经看到，认知系统的其他理论将元素视为系统中的饲料和货币。对皮亚杰而言，元素可能刺激知觉接收器，但除此之外，认知系统仅仅对元素在时间和空间中的协调（或共同变化）方式感兴趣。此外，由于元素是从经验中吸收而来的，它们在一个域中的协调会逐渐和其他域协同起来：特征通过协调成为物体，物体协调成为事件，事件成为更广的事件，从而超出域的范围，等等。按照皮亚杰的说法，这种"协调之间的协调"的动态结构存在于各个层级，形成了知觉、知识、思想和行动的逻辑。

皮亚杰认为，协调一定优先于元素，因为经验和行为的世界中不断有新事物的构建。从出生起，婴儿的正常活动就揭示了经验中的协调。起初，它们被看作是随机运动的结果，但是随着关于这些协调的知识逐渐增加，越来越多的活动开始受其指引。

这里用黏土球受到挤压连续变成不同形状为例。按照皮亚杰的理论，主体对客体的活动不仅仅揭示了黏土的单独特性，还反映了它们之间的协调。黏土球的长度和厚度并不是独立存在的维度。它们之间存在一种必然的统计学联结——一个变化，另一个也会跟着变化，即它们共同变化，或者称"共变"。换言之，它们之间相互协调。此外，这种协调本身嵌套在活动的协调之中：黏土球变化的外表和皮肤、肌肉、关节内的感官接收器之间的协调。我们日常思考和活动，比如在挖掘、骑车和举东西的过程中，就发生着这样的协调。

关键是只有通过内化协调——而非内化元素，个体才能在不断变化的外表中构建出物体和事件的固定结构。认知系统只有在这种构想下才能在真实世界中运作。皮亚杰强调这种精神结构既不是预先设置的改变，也不是对经验的简单复制，它们只是以简单关联的形式，随着协调的吸收而发展。

例如，出生时就存在的原始知觉和概念惯例承受着不断的干扰，因而必须不断地再适应（皮亚杰称之为"补偿"或"再平衡"）。皮亚杰称，这些协调在这个过程中变得越加深入并会包含更多的外界动态，慢慢发展为成人认知的"逻辑数学"结构。

皮亚杰尝试用正式的术语来描述逻辑数学结构的性质，但并未得到满意的结果。[9]这些关于经验的真实信息结构的概念显然需要进一步的依据，下面将回到这个问题。显然，这与共变参数和结构语法存在密切的关系，我将其描述为从分子网络到大脑网络的其他层级的治理功能的基础。

以上是解释认知模型的三种理论。然而，值得一提的是这些观点并非平白无故地出现在心理学家的头脑中，相反，它们源于这些心理学家在其所处的社会和政治环境中的亲身经验。毕竟心理学家也是受聘于特殊的机构（就业、教育、法律、心理健康），要解决维持特定社会秩序过程中所出现的需求和问题。

所以，他们与不同的意识形态和政治框架相关联。从古希腊

时期，柏拉图写就《理想国》时起，先天论就和专制主义政权
（预先形成的知识和社会等级）相关联。联想主义和注重学习与
心智训练的友好时期相联系，虽然所依赖的是肤浅的功利主义原
则。建构主义倾向于反映关于更新和革命的深层原则。

当今的认知

　　认知领域产生了一些令人惊叹的发现。但它们大部分仅适用
于与特定模型或理论相关的特定认知案例。除了一些通用的术语
之外，并没有形成一致的观点。当讨论运用这些理论测定认知能
力和给个体定级的时候，需要谨记这一点。

　　要描述这一问题，就要考虑关于思维的认知理论。思维几乎
被一致认为是认知的核心，智商测试的构建者和教育理论家声称
要密切关注思维。然而，几乎和所有的认知理论一样，并没有人
确切告诉我们思维是什么。我们眼前摆着思维似乎已经解决的问
题清单，但并不知道它们是如何被解决的。例如，迈克尔·艾森
克和马克·基恩在他们编写的主流教科书《认知心理学》中告诉
我们思维是一组功能，包括问题解决、决策制定、判断、推理
等。许多新颖的动物和人类研究给出了关于这些过程的各种各样
的流程图模型。其中一些模型用于区分不同的思维方式，比如陈
述性的（用于说话）和程序性的（用于做事）知识。但这些模型
的描述皆服务于各自的目的而并未描述手段，仅仅是用方框和箭
头表示过程。

　　近期最为流行的观点是思维包括运用某种规则对内部认知符
号或表征进行操作，这反映了主流的计算模型。难点在于如何说

明那些表征的性质，它们是如何被建立并被控制的，以及它们背后所依附的规则是什么。目前的做法通常是将输入切分成更小的"如果－那么"关联。在遇到问题时，这些关联就会被大脑根据系统内置规则设置为适当的组合和顺序。根据史蒂文·平克等人的理论，任何问题都可以被分解为一系列步骤，就像是"会思考的"机器的零件，从而解释了人类思想和行动的庞大指令系统。所谓的人工智能就源于一种计算假设，认为机器通过设置可以像人一样思考。

该观点提出的许多假设都缺乏可行性，因此受到越来越多的批判。认知系统的真实输入并不独立出现，这在之前已经被提及。它们连续出现、相互协调，而且通常是新奇的、模糊的和不完美的。此外，虽然内部的表征通常用切实的形象，比如图片、地图、三维模型甚至语言学的命题来进行类比描述，但它们和大脑软组织的活动并不一样。令人怀疑的是，思维是否真的包含连续简单的"如果－那么"规则。这假定了现实世界中的罕见经验会重复出现。因此，真正的认知规则一定拥有不同的形式——而且这种形式需要常常更新。

这或许能解释为什么将计算模型运用于人工智能会制造出能够做好简单、日常事情（比如根据固定的标准选择物品和计算数量）的机器。但这些机器不能处理模糊的动态输入，比如移动的图像或人类语言，除非将这些输入分解为简单的步骤。独立的特征和步骤符合计算机程序，但真实的经验并非如此。因此，那些程序无法产出逼真的思维模型。

同样，为了进行认知研究，人们一直诉诸非常简单、定义明确而且缺乏情境的静止（非动态）任务。但这种策略往往会弄巧成拙，因为大多数日常问题都是动态的、不明确的，而且和背景密切相关。结果是，我们貌似了解了人们在处理虚构世界中不真实的认知任务时所遇到的困难，但对于真实世界中的真实思维过程知之甚少。

该策略同时严重低估了真实世界中人类思考和推理的力量。之前提到，人们对于成人和儿童在认知测试（如智商测试）中体现出的认知能力存在一种悲观态度。与之相反的是，有关在真实背景下解决问题能力的研究发现，思维的复杂度远远超出了解答认知测试所进行的思考（见第三章）。

我们可能还低估了非人类的动物所具有的认知能力。[10]过去几年的研究发现，蜜蜂、苍蝇之类的无脊椎动物，以及鱼类、寒鸦之类的脊椎动物都拥有复杂的认知处理能力，这是我们之前所不知道的。[11]目前的思维模型没能触及复杂动态情境下所进行的认知操作的本质，比如蜜蜂觅食、人类长期合作进行建设性等活动背后的原因。

总而言之，学者围绕各种各样的认知话题进行了大量的研究，但是在什么是认知以及认知如何运作的问题上依旧没有得出一个公认的模型。几乎所有认知科学的教科书都在开篇列出一些方法，然后就像刚从杂货铺回来一样，将一盘理论像大杂烩似的呈现给学生（常常让学生一头雾水），而不是给予特征描述。这种迷惑让许多心理学家转投神经科学去寻找认知科学所没能给出的洞见。

因此，心理学家口口声声说要测量认知潜力，却仅具备一些非常基本的认知理论并且不确定他们要测量的对象，这不足为奇。虽然一些专业测试可以用于识别某一范畴的认知功能障碍（表现在许多方面），但缺乏一个坚实的认知理论基础。这对于了解认知能力的概念，确定个体认知差异的本质，以及研究这些差异背后的基因和大脑因素提供了重要启示。

我认为，难以描述认知功能是因为经验的本质被误解了。本书已经多次提到，认知心理学家的头脑中充斥着物质世界和意识形态衍生出的各种隐喻，他们往往无法领会自然经验结构的复杂性。因此，他们没能将认知功能和进化发展明确地联系起来，不知道大脑和认知的真正作用。

动力系统

在我看来，当意识到进化形成的是一套动力的、非线性过程的系统，其处理的是模式或者结构，而非特定的内容（如符号、特征、编码或图像）时，这些问题就会得到改善。这些模式或结构被压缩为从经验内化而来的统计参数（或规则）。它们反映出了相互作用的变量之间存在更为深刻的联系，而非简单的关联。因为经验由不断变化的环境构成，所以这些规则会被持续更新。这是生命的一般规则，通过这种规则可以在变化中找到可预测性。

认知的进化

之前已经提到，类似认知的互动在代谢系统和发展系统中显而易见。但基于大脑的认知功能可能是随着大脑的进化而出现的，这是应对环境变化中的巨大改变的一种方式。当动物开始在这个充斥着各种有机体和物体的世界中越来越多地四处活动时，就出现了认知的进化。

对于单个有机体来说，"他物"所留下的印象是移动的、变化的、转瞬即逝的，而且通常是不完整的。动物需要一种整合能力，将这些关于骚乱世界的不可靠印象集合成一些更为确定的内部表征。它们需要知道如何预测其他物体（不论是有生命还是无生命的）不断发展的行为，而且即便它们所处的场景不断变化，又同时被个体的自身活动所改变，也要针对外界情况给予各种回应。

那么，认知系统的独特功能就是超越已给信息，澄清令人迷惑的、不完整的而且快速变化的数据，同时生成同样独特却又不失灵活的回应。

这种功能出现在神经系统进化的早期，甚至土壤中的秀丽隐杆线虫也具备认知能力。虽然这种线虫长度不足 1 毫米，大脑仅有 302 个神经元，但它能够习得气味、味道、温度和氧气水平，从而预测其讨厌的化学物质以及食物存在与否。[12]

相比之下，苍蝇和蜜蜂拥有相当复杂的认知。蜜蜂的大脑有不到 100 万个神经元，却能形成复杂的概念，远超出马丁·居法所谓的"元素联想学习"（Elemental associative learning）。[13] 例如，蜜蜂根据概括的属性（如垂直和水平方向）学习分类，这是高级系统中的基础认知功能。此外，蜜蜂在经过"之"字形路线觅食之后，并不是通过简单的原路折返来找到回巢的路，它们记忆并将经过的方向和距离进行整合，从而构建最为直接的路径。因此，蜜蜂就内化了景观地貌的高阶关系。换言之，它们吸收了统计结构参数。

在脊椎动物中，我们从爬行动物、鱼类和猩猩身上也发现了前所未知的认知能力。而且，人们已经认识到这些能力有更为深刻的结构基础，而不是基于简单的"提示－回应"关联。标准的计算模型不能解释我们处理真实的动态环境的方式，那就让我们来看看这些结构是什么以及如何与大脑连接的。清晰了解这点，即便只是基本的了解，对于理解认知系统的差异也至关重要。

从大脑到认知

认知系统首先要擅长将结构内化。这不仅仅是因为环境结构具有深刻的统计意义，而且因为它们频繁变化，速度超出后天的、发展的或心理学的处理能力。认知功能必须能够利用这种结构，根据现有的局部信息预测眼下以及遥远的将来。

如第六章所述，为了支持这种功能，大脑经历了惊人的进化。大脑受到的刺激极为多变且嘈杂，而单个神经元给出的反应也是如此。[14]但根据环境所形成的认知经验相当稳定、连贯。这是怎么做到的呢？

我们已经看到，大脑是一个动力系统，明显不同于认知的计算模型下的线性处理器。它将不同水平的经验结构内化，但所用的形式并非直接的感知记录，如快照或拍电影。描述统计关系的参数必须内化到经验中，其中包括经验的规则。广阔的神经网络中的无数连接都是在为此服务。

凭借这种规则，网络中的活动在受到限制的同时，也开始具备生成能力。它们就像河流中的漩涡（或者贝纳胞，或上百万种其他的自然结构），是吸引子或者吸引盆。和认知规则相一致的输入——比如文法中的单词顺序，或者物体的典型运动，将被吸纳到相应的吸引子中并变得可被预测。吸引子在大脑网络中呈现出各种形式，形成一个不断发展的吸引子景观。事实上，它们可能更像一幅海景，因为它们存在的媒介比风景更为混乱，而且它们不断接收一个领域的经验并进行更新。

由于经验的性质，大脑网络中的吸引子不断被输入流扰乱。有时这些输入会造成暂时扭曲，引起活动（神经脉冲的模式）围绕中心趋势进行循环。这就是极限环吸引子，好比是摆动的摆锤在受到撞击脱离正常摆动后，会形成一个扭曲的环形路径。相反，具有特殊价值的输入常常可以将活动延伸至一个关键状态。吸引子中的活动可以跳出其常规限制，进入一个搜索状态，而新的结构和回应就会在其中出现。

这称为"混沌"状态。一般而言，大脑中的吸引子会在来自大脑内部和外部的扰动下维持在临界点，突然转变为混沌状态有助于快速找到当下输入的最佳解决方案。

沃尔特·弗里曼（Walter Freeman）在研究中阐述了这种大脑状态是如何创建认知状态的。他研究了老鼠在嗅觉体验下的脑电活动（脑电图），并发现之前的气味体验会导致吸引子的出现，如前所述，每种气味对应一个吸引子。这些吸引子将处于大脑皮下第一层，即嗅球中。

新奇的经验会摄动一个对应的吸引子，但如前所述，这并不会引出一个固定不变的反应。弗里曼在报告中指出，每种新的气味都会在那些吸引子中产生"一波活动"。但如果不能调和当前经验和过去经验，那吸引子景观中就会产生混沌的活动。通过调整记录在细胞连接中的参数，这种混沌的活动将迅速分解为更新的吸引子。新的答案，即重新定义的气味，将被快速传递到大脑皮层，寻求进一步的反应。

弗里曼和他的同事在经过这种动力学的研究之后指出，动物并非就外界气味本身做出反应，至少不是直接对其做出反应，而是对嗅球中的动力系统所创建的内部活动模式做出反应。系统的非线性、混沌情况似乎是该过程的重要组成部分。这是因为"不论是线性操作还是点或者极限环吸引子都不能创造出新的模式……被发送至前脑的感知信息是建设性的结构，而不是经过过滤或计算算法的残留"。[15]

弗里曼也引用了证据，说明非线性动力学在分析视觉、听觉和体觉输入上的作用。但关键点在于这种结构现在是认知主体，而不再是简单的神经主体。正如原子结合后具备了组件中所未能预见的性质，并能够与其他同类分子相互作用，同样，这种认知主体和其他主体一同进入一个新涌现出的管理水平，在过程中创造出新的生命性质。认知主体具备这种能力是因为它并不是一个单独的实体———一个表征或符号，而是由一个吸引盆和其结构规则所给出的独特的时空输出。

这种形式和言语中的声学形式相似，能够与其他类似结构相互作用，形成具有涌现性质的新一层级的信息水平。这就是认知在大脑中涌现的方式。它虽不同于大脑，但附属于大脑。现在我们再次利用视觉经验作为例子，来看看那种新层级是如何从更广阔的角度运作的。这个角度对于理解认知中的个体差异将起到至关重要的作用。

认知的规则

当物体在视野中来回移动并且/或者当我们在其周围移动、接触它们时，就会产生视觉体验。实际上，这种体验由视网膜上迅速变化的光斑构成：一片移动的点状云块以看似混乱的连续形式刺激视网膜上的光感受器的区域（见第六章）。

但该云块并非真正混乱无序。鉴于散射出该云块的物体的性质，所以视网膜上变化的二维光斑并不是随机的图案。本书第六章提到，对于自然刺激的统计分析发现不同层级或深度的点之间存在许多相关性。

当你围绕物体移动时，想象一条线（比如一本书的边缘）上的任意三个点。空间和时间中任意两点的表面运动都相互关联（它们一起变化，或者共变），但这些相互关联的运动又在逐渐加深的共变中和任意的第三点共变。这组参数的精确值将成为任意线条所特有的值，曲线、转角、边以及无数其他特征将有不同却同样典型的一组参数。

如第六章所述，大脑感兴趣的正是这种参数，而不是孤立的刺激或特征。网络连接点经过调整之后，将这些参数吸纳到网络之中。通过这些参数，网络能够从感官输入的大量时空变化中计算出可预测性。这种信息规则让无数新奇的形式获得意义。

这正是一条线的概念所在：内化的统计参数集从无数类似经验中抽象而来。你看到三个光点向你移动，结构进入你的视觉网络，然后被牵引到存储着相关参数的吸引子中。经过一系列相互活动（与之前提到的气味活动相似）之后，整个结构被填充为线条并向前寻求进一步处理。的确，当在计算机屏幕前观察时，这种三个光点构成的结构很快便能被观察者识别为线条。

重要的一点是这条线现在是一个认知存在，而不再是简单的神经实体。这是因为该线条将以不断增强的水平或深度和无数与其共变的参数集合并。例如，分别定义你正看到的这本书的边和面的共变结构将在更深层次上共变。当你围绕它移动时，它们共同移动并呈现出一种该物体或该类物体所特有的结构。

同样，当我们围绕一把椅子移动时，从正面收集的线簇会在时间和空间上与座椅边缘或背面浮现的线簇共变。共享的、重叠的参数集在更高的层级上形成一个吸引子。在我看来，这就是物体概念形成知识基础的方式。若变化环境中的体验具有模糊性质时，那么在处理这种体验时，上述过程就会提供庞大的可预测性。

以这种方式看待概念和知识（而非将其看作存储好的现成图像）说明大脑感知的信息与身体感受到的信息不同。通过利用已存储的规则，我们可以不再局限于给定信息。关于视觉错觉的研究也证实了这一点。

我们有过这样的奇怪体验，就是当车子在向前行驶时，却感到车轮在向后转动。在著名的卡尼莎三角（Kanizsa triangle）中，我们会根据大脑网络中的存储参数，在图上添加一些线条（还有研究显示，视觉皮层的神经元恰巧表现出活跃状态，仿佛真的存在这些线条）。动力学的流动性也可以解释两种以上的对立吸引子有可能会争夺感知输入。例如，内克尔立方体错觉（Necker cube illusion）呈现出一个能够反转变化出两种以上样式的形象，一面是一种样子，另一面是另一种样子（见图 7.2）。

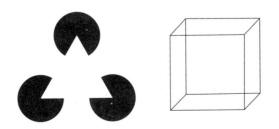

图 7.2　视觉错觉：卡尼莎三角和内克尔立方体

理查德·格雷戈里（Richard Gregory）多年来认为视觉错觉是根据已有知识对当前体验的重建。例如，他表示恢复之后的先天失明者不容易出现典型的视觉错觉。[16]这大概是因为他们并没有习得其他人所具有的可能生产错觉输出的深层次结构参数。

认知智能

如同歌手会在歌曲中相互附和，只要存在相互的共变，结构之间就会持续合并。因此，不同感觉模式中的吸引子将共享一些它们的参数或关联。例如，歌手嘴唇的活动趋向和声音同步。所以，它们趋向于整合到更为包容的多模式吸引子中，从而提供更加强大的预测能力。

这样的话，通过一个感觉模式接收的信息能够轻而易举地澄清从另一种感觉模式所接收的不确定信息，就像唇读一样。当捕食者或者猎物听到一个声音时，它们可能会对草丛中隐藏的东西产生期待；触觉印象会让我们对一个熟悉的表面纹理产生视觉化；气味会传递关于可能出现的味道的信息。

吸引子有时也可能欺骗我们，就像口技艺人所发出的啪嗒啪嗒声让人以为是傀儡人在说话。即使是牙牙学语的婴儿也会因声音和嘴唇运动之间突然出现的不同步（经实验者在计算机屏幕上巧妙模拟）而感到躁动。大脑皮层的多感知性细胞和区域刚好证明了这一点。正如马克·恩斯特（Marc Ernst）所说，来自不同模态的信号具有"耦合的力量"，这种力量"似乎依赖于信号之间的自然的统计共现"，而且"感知会根据变化的环境所给出的统计规律进行调整"。[17]

当我们记住经验的动态方面时，这些点似乎更为明显。物体在被感知的时候，从来都不是完全静止的姿态，而是作为随着时间变化的空间变换的事件。任何特定的观点都可能不被人所熟悉，但它们通常会通过网络中的规则而变得可辨认。

除此之外，大多数物体通常和其他物体被按照熟悉的时空关系算作事件——比如鸟和鸟窝、球棒和球、人和桌椅等。认知心理学家使用"行动图式"或者"事件结构"来反映具备各种特定内容的一般模式。这种一般模式让变化的环境有了更多的可预测性。

最为重要的是，事件概念会被整合到动作或反应的结构中。例如，骑自行车所带来的移动视觉感受将和肌肉与关节的体觉接收器中的已有信息结构整合起来。接近山坡时，就会适时地预测肌肉中即将出现的张力。个体特定经验的积累会塑造神经网络，从而影响动作的表达，即认知塑造大脑网络，而非反之。这样就引起了大量个体差异，以及其他有趣的特性。

涌现功能

截至目前，我们一直在讨论网络吸引子的合并和整合。然而，长久以来，我们都知道这种吸引子的集合并不仅仅是像机器中的齿轮一样通过叠加的形式进行合作。它们在过程中重新相互组合，从而呈现出涌现性质。这种性质并不能从分离的吸引子的行为中得出。这并不足为奇，因为，如之前所提及，涌现也发生在单独的细胞代谢网络、发育过程以及生理机能中。不过，涌现性质在认知水平上更为重要。

值得注意的是，这些复杂的通信量在神经活动之上运载认知结构。它们是吸引子景观的输出，是以认知诠释，而非以神经活动的被动结构的角色出现。神经系统接收二维的光图像，而认知系统将它们转变为有意义的三维物体以及其他可以用来做出预测的结构。这些性质是涌现的，而且不能降为分离网络中的性质。

这一点在一系列的观察之后变得清晰起来。以新奇刺激对杏仁核（大脑中参与连接认知和感觉的部分）的影响为例，已经证明，相比和刺激本身的物理特点的关系，它的反应和吸引子的输出（刺激对于个体意味着什么或者有怎样的预测作用）有更为密切的关系。

同样地，在大脑的许多区域都发现神经活动根据物体或时间所给出的回馈的大小而变化，很少受其物理形式的影响。活动水平同时也和当前的动机程度有关。唤醒、注意以及加强运动输出的方法往往反映了对非常宝贵的回馈的期待。正如路易斯·佩索阿（Luiz Pessoa）指出的："复杂的认知-情感行为的基础存在于大脑区域网络的动态联结中，它们不能被概念化为特定的情感或认知认为。"[18]

关于人工神经网络的研究给出了进一步的证明。之前提到了自监督网络，即便是相当简单的模式也能从输入的统计关联和互动参数中形成吸引子。一些实验尤为有趣，其中两个或多个人工神经网络被耦合（即拥有相互连接），就如实际大脑中的不同区域网络一样。已有研究显示，随着这种网络中单元数量的增加，会涌现出曾经不存在的、成簇的、分层组织的活动，而这些活动是在之前分离的单个网络中未预料到的。

这种以联结为基础的涌现性质让人想起让·皮亚杰的认知发展理论。虽然它是作为人类认知模型出现的，但它可能也会应用到低度进化的动物身上，至少在某种水平上是如此。皮亚杰描述了婴儿是如何协调原始的感知运动活动的，因此出现的预测性将在行为中表达出来。例如，预测在当前轨道移动的物体的落点，如接球的时候。

这些初始的协调会随着经验和发育的进展而嵌套在更为包容的联结（协调的协调）之中。从这些联结中涌现出保持、数量、分类、顺序排列、逻辑等主要能力。婴儿最初掌握的图式是对现实的简单压缩，而更为成熟的图式（比如数学和科学理论）能够表征超出当下的信息，因此能够预期新的可能。

这是皮亚杰提出的"反思抽象"概念，他发现知识能够从图式的互动中涌现，到达一个从即时经验分离出来的较为抽象的层次。例如，从诸如苹果、橙子、草莓这类简单概念中形成更高的包含类（例如水果）。前者是经验抽象，是由直接的体验形成的。但包含类需要对直接体验进行更高级别的自我组织。

另一个例子与递移推理有关。认为物体 A 比物体 B 大的概念也许是从直接的经验体验得出的，关于物体 B 大于物体 C 的经验也是如此，但是领会到物体 A 必定大于物体 C 就需要反思抽象以及新图式的涌现，这就提供了一个重要的逻辑思维系统。

这两个例子都需要越过直接经验或表象信息（或代表相关经验的低层级吸引子），对更为内隐的结构进行抽象。它们所产出的关于世界的知识比即时经验知识更为深刻，而且对于所有动物的预测能力的进化，以及行为的适应力有巨大的促进作用。事实上，这两个例子也已经在非人类动物身上有所体现。

外部结构被吸收到网络联结的过程将外界以前所未有的方式带入大脑和认知中。该系统与当前感觉数据相比，能够让我们感知到更多的外界，比如在视觉系统中，我们能够"看到"比当前图像更多的内容。马克·约翰逊（Mark Johnson）将其称为"涉身理解"（Embodied understanding）。[19] 它"并不仅仅是思维的概念或命题活动，而是构建了我们与周围世界相处的最基本方式，从而更加深刻地了解外界"。

当然，认知的参与为调试外界活动提供了更多视角。认知系统的能力远超出我们的想象，为内部和外部之间提供了更为深刻的协同作用。

第九章将提到人类认知的惊人进化过程。同时，我们还要谨记这些涌现活动影响着生理机能、细胞代谢以及基因转录。这些活动共同构建起嵌套的系统，它们超越直接经验，不断充实适应性。这些活动进一步说明，推翻这种多层级系统而采用只管理其中一个层级的规则是危险的，比如试图将认知功能以及个体认知差异视为神经活动。

正确描述认知

真正的认知系统包含吸引子的各种联结，它们来自感知接收以及更高层次的认知。通过这种不同层级上的联结所具备的涌现性质常被视为关键认知构成——感知、概念分类、学习、知识、记忆、思维等。人们往往将这些构成描述为具有先天处理能力的独立系统。但是，它们属于以共有共变为基础的自我组织系统，是经验结构。下面我们快速了解一下其中的一些结构。

学 习

我在第五章和第六章描述了发展可塑性。这种可塑性为可变的环境提供了适应性，而这是基因决定的功能所无法提供的。学习是处理终生环境变化的终生发展可塑性（大脑中）。在动力学中，我们说学习是宏大的吸引子景观中吸引子的不断更新。

正如我们所看到的，这种更新甚至发生在单细胞、发育过程和生理机能中。在沃尔特·弗里曼解释的认知系统中，"学习在感觉皮质中建立吸引子景观，并为动物已经学会识别的每一类刺激提供一个吸引盆。这些吸引盆不断被经验重塑，每一个吸引子都可以被已经习得的刺激类所存取"。[20] 最基本的吸引子是那些吸纳感知输入结构的吸引子。但它们会集成联结，产出更高级别的概念学习，提供反思抽象的基础。

在认知系统中，吸引盆不断被重塑。这是因为神经网络中的连接可被修改，能够吸纳结构关系。但也有一些大脑区域在本质上更擅长处理特定信息结构。如第五章所述，这种偏好是通过已经形成的发展所塑造的。例如，在哺乳动物的大脑中，海马体的初始外形似乎是进行了特殊的调试以整合空间信息并协助记忆（因为记忆的形式是时空参数，而不是通常假设的"静止"序列）。颞下皮层中的区域似乎已经演化出了支持精细定时运动和声学信息（以及后来的人类言语）的抽象的体系结构。

相比之下，大多数皮层区域——那些最近才进化形成的区域，具有非常惊人的可塑性。例如，研究表明，盲人对音高和触碰的反应比视力正常的人更为敏感。而天生失聪的人比那些听力正常的人更善于察觉周围的动静。[21]

这些发现提出了关于经验和意识的现象学的问题，例如是什么让一组刺激集属于视觉，而让另一组刺激集属于听觉。但是现在重要的一点是大脑所学到的东西——更新的网络组合——远不止对外界的镜像反射。它捕获了表象背后的非显而易见的深度和结构，增加了对信息的可预测性。它包括行动以及情感成分，当然还有一些尚未被直接体验到的涌现而出的方面。

还要注意的是，根据从经验中汲取的统计结构的深度，学习可以是浅显的，也可以是深刻的。当我们在第十一章中讨论学习和学校课程时，也要记住这一点。

记　忆

记忆是学习的结果。然而，几乎所有关于记忆的认知模型都以定点吸引子（分散的文档、顺序或踪迹）的方式对待信息存储和提取。不过，这又是一个不恰当的隐喻。目前清楚的是，认知系统和大脑都不以这种形式处理信息，而是经过不断进化来处理抽象的统计结构，根据这种规则，就能够从不断出现的新奇输入中生成最为具体的例子。作为动态存在的记忆反映着动态的经验，它们就被存储在这种规则中。

这为记忆研究中的几个突出发现提供了解释。语义相关的记忆将倾向于具有相关的参数结构。因此，当一个人被要求从"动物"这样的类别中回忆一些条目时，他倾向于按照相关物种群来回忆，比如会先说所有鸟类，然后是所有的鱼，等等，而不按照经验的先后顺序。这也解释了为什么记忆会随着时间的流逝而变得扭曲，但是这种失真只是特定方面的。例如，弗雷德里克·巴特利特（Frederick Bartlett）在20世纪30年代描述了一些研究，其中的参与者被要求重现早期经历的故事和图片。参与者通常会在阐述原始事件的时候在原始故事线上加入他们的个人和社会经验（这也是意识形态的作用结果）。

这从动力学的角度来说是有意义的，因为事件往往和经验一起被吸收到更为普遍的参数结构——吸引子中。随着时间的推移，这些结构也会包含个人和文化理念，就像孩子一样不断发育。换句话说，随着在一个领域内持续学习，记忆吸引子会在其他吸引子的作用下被修正和重组。这是一个成熟的研究发现，并且反映在知识的本质中（事实上，近年来，大多数认知模式一直关注工作记忆，我将在下文对此进行详述）。

知　识

从认知意义上讲，知识显然是学习的产物（实际上，"认知"一词来源于古希腊语"去了解"）。在过去的几十年中，它被假定存在于神经连接的结构中。如大卫·埃尔曼（David Elman）和其同事所说的，"知识最终指的是大脑中突触连接的具体模式"。[22]

然而，在标准方法中，这却是一个混乱的研究和理论领域。史蒂文·平克在《心智探奇》一书中提到心理学家在知识的本质上是何等困惑和不知所措。伊曼纽尔·波索斯（Emmanuel Pothos）在对这个问题的回顾中说："总体而言，目前还没有一个主导的理论来理解一般知识。"[23]在迈克尔·艾森克和马克·基恩等人所著的教科书中有内容表示，知识似乎被视为各种各样的认知过程的组成部分，但未被看作一个单独的主体。

在一些理论中，个体（动物或人类）的某些或大部分知识被认为是天生就有的。从大多数情况来说，这通常意味着知识是由遗传决定的或是编码在基因中，因此是以"如果－那么"（提示－回应）的形式存在的。同样的观点也被应用于更高层级的认知概念，如我们对空间和数量的概念，并且以限制学习内容的约束形式被运用。但这个观点并没有描述 DNA 线性字符串中的代码如何将这样的复杂结构指定为对象概念。其他理论将知识视为简单关联的目录（如上述狗的概念），还有一些理论以构造图式的模糊概念为基础。

我早前讨论过这些观点的缺点。例如，无法用其找到一个令人信服的模式来说明这种联结和概念在心智/大脑中的实际形式是什么。这些观点提及了符号、图标、图片或其他表征，但这些只是暂时的标签。因此，难以用来解释知识的个体差异。

从动力学的角度来看，知识的每个领域都是一个由关系参数组成的涌现吸引子。这些是在不同级别相互依存的变量（结构参数）之间所体验到的共变，它们在变化的条件下提供了可预测性。

一般知识由吸引子景观，即每个经验领域中更加具体的吸引子联结所组成。吸引子景观包括从每个经验领域抽象出来并集中到神经网络配置中的关系参数。任何个人，当其能够运用这些配置来预测当前或未来情况时，都可以在一个领域中无所不知。

然而，如前所述，局部吸引子往往形成联结，产生原始吸引子中不存在的涌现知识。其中包括上级概念的层次结构、多模式概念、新颖的抽象和逻辑结构。它们的形成反映了让·皮亚杰所说的"反思抽象"的能力，那些对结构共变敏感的系统造就了这些能力。

不幸的是，这些结构在通过知识测试进行的学习能力评估中被遗憾地忽视了。例如，这些测试并没有意识到大多数知识的深度远远超出心理学家的猜测。那些测试和考试仅仅寻求对浅显的事实性知识进行反刍，并没有捕捉到这一点。此外，人类的深层知识在不同的文化间差异巨大，即便有些知识在表面上非常相似（见第十章和第十一章）。

最后，由于有了反思抽象，知识一旦在一个领域中建立，就会像滚雪球一样增大。这也反映了跨领域影响（Cross-fertilization）的价值，比如类比学习和使用隐喻。它有时以灵光一现的形式涌现。知识与感觉和动机相联系而形成观念的方式也常常被忽视，这在诸多教育中都有所体现。我们将在第九章中看到，知识的这些涌现方面已经在人类的文化学习中得到了很大的扩展。

思维和解决问题

思维被认为是认知的核心。最重要的是，当心理学家和行为遗传学家提及认知能力的个体差异时，他们所暗指的是有恰当思考或有效思考的能力（而且这种变化与基因和大脑的变化有关）。然而，正如我们所看到的，传统框架并没有对思维做出清晰的解释。

从动力学系统的角度来看，思维是通过神经元激活在吸引子景观中的扩散。该活动的时空结构决定了它与已有的吸引盆的兼容性，之后它有可能会被拉入盆中，然后可能会形成更多输出，即其他的可能因环境差异而形成各种后果的激活形式。

一方面是在吸引子景观中漫无目的地"思维徘徊"，这可能是由随机的刺激输入引起的（做梦，甚至做白日梦或许就是在睡眠期间吸引子景观中进行的随机激活）。另一方面是有动机地寻找，吸引注意力并将思考转化为解决问题。

例如，饥饿可能会让人开始搜寻食物，当前的不一致或矛盾的吸引子可能需要解决（如在做选择时），或者快速设计出逃避危险的方式。这些都需要思考，然后涌现出回应。这些回应可能是对记忆中的活动模式的恢复，是运动动作的新模式，是对网络的某种重新调整，以及知识的获得或是其他的解决方案。最有可能的是，每一个即时回应会在一系列的激活中引导活动进入下一个吸引盆，从而导向最终解决方案。

这样的处理是以惊人的速度和生产率实现的。不同于基因选择，甚至是发育塑造和生理机能的相对缓慢和不可逆，动态认知系统可以快速回应并适应性地应对快速的环境变化。这些适应

（或"物种变化"）的出现是在几毫秒之间发生的，而不需经过几个世纪或几代。

相比之下，某些决策可能会因中心之间的相互作用而被故意推迟。这样可以在更长的时间后给出反应，比如在围捕和狩猎中，或做某些重要的决定时。思维活动可能涉及逐渐地重新调整，比如当我们慢慢改变主意的时候；或者是做出突然的决议，比如当我们对情况深入了解时，通过语境理解新信息的意义时，或对物体或事件进行分类时。在存在不确定性、干扰或弱动机的情况下，活动也可能在竞争状态之间振荡。

动态系统中的一个关键思维方面是它的创造力。根据定义，可变环境需要来自活系统的反应具有创造性。但是，如果仅仅以先天的知识或处理方式，或浅层联结为基础，则难以具备很强的灵活性。如上所述，不断变化的环境需要不断接受新奇的反应。这种挑战只能通过特殊的混沌动力学来应对，所以思维几乎总是一种一成不变的建设性想象。

涉及情感状态或感觉的吸引子联结让创造力变得更加丰富（见第六章）。正如杰罗姆·布鲁纳（Jerome Bruner）曾经说的：思维的过程既是对感觉的搜寻，也是对独立认知的探索。这种认知活动在感觉之间的网络化，以及外部世界的基础，是动物与机器人的区别所在。它会成为更深层次的观点现象，可能被定义为感觉知识。我们可以谈论机器人的学习、记忆、决策、具备的知识等，但是我们不会说机器人拥有观点。没有观点，它们就不如创造它们的人类富有创造力。

这种结合着认知和感觉的吸引子景观形成了个体特色——存在于人类、情感智力、个性以及自己和他人所知的自我概念中，即我们的心智。

不断发展的认知：概述

达尔文明白，自然选择作为进化的主要建筑师，只有在生物中有一些变异生产系统时才有效。他不明白变异是如何产生的，但他认识到了其重要性。他不理解的另外一点是，在不断变化的环境中生存需要不同的变异生产系统。标准的新达尔文主义观点认为，所有或几乎所有的变异都源于随机基因突变。这就是行为遗传学家所认为的智商遗传性的基础以及基因狩猎的基础。

然而，复杂的可变环境需要在与达尔文自然选择不同的时间尺度上进行适应。也就是说，它需要智能（可适应的）变化而不是随机变化。智力系统中出现的变异远远超过随机基因突变带来的变异可能。然而，后者仍然被行为遗传学家视为差异的主要来源（即使在人类智力方面）。

生命的起源可能需要分子集合的成分之间有随机变化。然而，到了酵母和细菌的时代，生物体已经发展成涉及各种变异生产过程的自组织智能系统（通常被总结为"表观遗传学"）。他们能够在变化的环境中生存至今，是因为其对可用的统计结构具有敏感性。此外，如此产生的变异有助于以一种适应性更强的智能化方法引导未来的进化。也就是说，智力系统是变化的主动创造者，变异并不像是标准的行为基因方程中由遗传和环境力量造成的被动结果。

早期智力被纳入多细胞生物体中，并在发育系统中逐渐扩展和扩增。它被体现在从单一前体产生的各种细胞类型和功能中。智力发展也以两种方式体现在身体形态的出现上。首先，同一物种的不同成员会发展出高度统一的基本特征，即便它们有不同的基因。这是第五章所述的渠化。其次，即使在具有相同基因的一组动物中或者是父母和后代之间，也可以为了应对环境变化而发展出明显不同的身体外形。这是发展可塑性。最后，我们获得了对变异的适应性创造，它可以比基因变异在更大程度上预测变化。

随后，协调细胞的沟通系统随着生理系统一同进化。它们对多细胞体内外的变化非常敏感，从而产生进一步的变化。生理学继而又嵌入神经系统中，在个体差异的范畴上进一步飞跃，从而影响行为。综上所述，大脑的进一步发育产生了认知的涌现性质。

我希望已经向您展示了认知系统中变异的庞大研究范围，如学习、记忆、知识、思维等。反过来，演化而来的是适应变异的风化，这种风化不幸被研究潜能的行为遗传学家低估了。

现在让我们看看上述观点对个人差异的启示。

认知能力有何差异？

关于认知功能的各种模型使个体差异在理论上呈现出不同特点。严格的先天论假设认为，很少存在个体差异，对其关键生存质量的自然选择将确保基因的共性和功能的共通。相比之下，相对宽泛的先天论者认为，认知主体的差异来自随机的基因突变。这就将个人置于能力的遗传梯级中。行为遗传学家就是用速度和权力来隐喻主体的差异这种模型。

然而，几乎所有人都认为该模型中的基因导向的变异将被环境和经验所削弱。通常，学习能力的形式中会纳入一定程度的联想主义。于是，各种各样的变异来源混合在一起，如同当代的先天－后天之争。

在建构主义下，个体差异以超越简单的联想和内置的先天论功能的方式，从发展经验中涌现出来。这并不排除个体差异从遗传和环境差异中形成的可能性，只是它们各自的影响在系统的运作中更加隐蔽。

在本章中，我提出了另一个观点：活跃的生物体吸收环境结构，并改变自己的结构和功能来适应环境。众多证据显示，系统在进化过程中具备了多种缓冲机制和自适应、创造性的变化方式。几乎所有个体都将拥有足够优秀的系统来吸收经验结构，并积极地产生相应的个人差异。之后，再次引用埃里克·特科海默的话："行为源于超复杂的发展网络，而个体基因和个体环境事件是该网络的输入。这些输入对系统的因果影响在网络发展的复杂性中不见踪影。"[24]

当然，罕见的有害基因突变——关键成分缺失——可能会导致其中任何层级出现混乱。特定环境成分或毒性刺激的缺失也会带来相同结果（见第十章）。这种突变和刺激会导致独特的同一范畴内的变体，而不是正态分布的极端或能力梯。

然而，一般来说，个体基因或环境中并不能找到对复杂特点中个体差异的因果解释。尝试这样做是由于误解了这些系统的进化方式和发生原因。这就是为什么那些将个体差异仅仅描绘成遗传和环境力量的结果的文献很少包含这样的认知理论，而且极大地依赖于机械性隐喻，如速度、能力、力量或效率。

类似的观点也适用于寻找大脑差异中个体差异原因的尝试。由于大脑和认知系统随着抽象的外部结构而进化，并将其吸收在神经网络中，所以联想更可能由外而内而非以相反方式出现。这是容易被研究人员忽略的一点。

作为潜意识形态的认知模型

正如之前所述，心理学中的模糊概念很快成为意识形态的载体。为了进一步说明认知科学中的问题，让我们思考一下工作记忆。据说动物和人类一样，也（可能）有工作记忆。[25]如第三章所述，近来已经有人提出工作记忆是人类智力差异的基础。此外，调查人员认为这些差异植根于遗传差异，解释了所谓的智力遗传性。

这种观点的基础是工作记忆能力分数和智商测试成绩之间的相关性。帕特里夏·卡朋特及其同事（在 1990 年的文章中）提出，在工作记忆中保持大量可能目标的能力是个体之间智商差异的原因。彼得·卡拉瑟斯（Peter Carruthers）说，工作记忆的能力"导致一般流体智力或 G 中的大部分（如果不是全部）差异"。[26]

工作记忆的概念最早由阿兰·巴德利（Alan Baddeley）和格雷厄姆·希奇（Graham Hitch）在 1974 年提出，但该概念在之后不断更新。它通常被认为是将感知接收器接收的输入或从其他"商店"中调取的输入保持在"头脑中"的过程。它的中心功能似乎是对注意力的控制。正如彼得·卡拉瑟斯所说的，"将注意力集中于感觉领域的表征上，从而使后者进入工作记忆"，这样的话，"只要注意力集中在这些表征上，它们就被保持在活跃状态"，即其他认知过程可以对其进行操作。[27]

正如刚才所说，据说工作记忆和智力的个体差异在于其容量的差异。对这种能力的测量包括要求被测试者在进行一个任务的同时将另一些内容保持"在脑中"。目前特别流行的是 n-Back 测试。参与者观看计算机屏幕上呈现的一串项目（例如字母或数字），并决定每个刺激是否与出现在 n 次之前的一个项目（n 的位置可能是 2、3 或 4，由调查员规定）相匹配。

这个模型怎样才能运作？当然是通过我们的老朋友——"执行系统"。巴德利用公司老板比喻它。[28]公司老板决定哪些事项值得关注，哪些可以忽略，然后从其他部门收集信息，整合并澄清问题，再选择应对策略。这些部门招募了两个"奴隶系统"，一个是言语商店，另一个是"视觉空间暂存器"，它们以所需格式提供信息。

大量研究和文献对工作记忆进行了研究，尤其将其视为认知潜力的来源。这些模型至少对所收集数据进行了逻辑解释，但它们与动态认知系统的运作方式不甚相似。正如我们所见，没有证据表明大脑中存在执行系统。相反，认知功能是自组织吸引子景观的涌现特征。同样，没有证据表明存在一个互相耦合的"商店"，一个在容量或其他容易量化的维度上有所差异的独立地方。而且，感觉区域中没有以耦合的符号或标记的形式存在的表征，它们肯定没有一个进入工作记忆，只不过是放在信箱中的包裹。

调查人员也承认对该领域的解释存在问题。正如苏珊·杰吉及其同事对于 n-Back 测试的观点："我们对于这个任务中涉及的认知过程知之甚少，当然对于解释 n-Back 训练的过程也是如此。"[29]

换句话说，认知能力的个体差异似乎归因于实际上并不存在的变量。美国心理学协会设立的智力研究小组推论称工作记忆的

定义仍然模糊，而且其与智商或 G 的关系仍然不确定。这个结论
并不足为奇。

反对将极为复杂的功能分解成较小的步骤或块来进行描述的
尝试似乎有些粗暴。但是，当人们基于这些模型和隐喻对关于个
人差异的遗传学进行强烈的陈述时，这种反对不无道理。

后者在社会意识形态上的根源已经在对于其相关性的单方面
的因果关系解释中得到了明确的体现。例如，测试成绩之间的相
关性可以通过与情绪因素（比如测试时的自信和动机）的关联而
产生，但对此我们往往缺乏认识。事实上，卡拉瑟斯也透露称：
"注意力对干扰非常敏感，所以在工作记忆中长时间维持一个表
征并不容易。"[30]

在这种情况下，将分数差异归因为特定方面而不是其他因素
的做法是危险的。对于所有其他所谓的智力测试或潜能测试中所
表现出的差异——尤其是在社会背景下出现的差异，几乎也是如
此。这将是之后章节的主题。

第八章

大脑的潜能：社会智力

关于独立和融合（再次）

由于某种原因，西方心理学家的典型心态不能很好地处理生存成分的整合。我们已经在自然培育辩论中看到了这个问题，其中加上基因和环境的概念以及个体差异，作为独立影响的总和。然而，从生命本身的起源来看，发展过程的许多因素取决于各个组件的相互作用和融合。智能系统的进化是这种集成和交互最显著的结果。随着单个有机体融入社会群体，这些系统变得更加复杂。

事实上，社会聚合的出现，成为生物和个体差异来源的游戏规则改变者，与其他"物体"不期而遇，而这些物体本身是有生命的、移动的、不可预知的，已相当具有挑战性。但是，当它们之间的关系成为合作关系时，对智能系统仍有更进一步的要求。然而，社会合作在物种进化过程中很早就出现了，它最初表现为应对环境变化的偶然行为模式。但是，随着优势的显现，它很快就占据了主要地位；它使生物进化出更合适的生活方式，以在不太友好的环境中生存。因此，至少20亿年来，大多数生物体不是以个体单位存在的，而是以社会集体存在的。

这对理解智能系统和个体差异的本质有巨大影响。本章将探讨这些影响，展示不同社会形式是如何演变的，及其对包括认知

系统在内的智能系统带来的不同影响。这些探讨能够为后续章节
更好地理解人类认知系统提供一些概念依据。

从单细胞到社会存在

社会性的好处常常被简单地描述为双重性。首先，它使人们
对世界上发生的事情有更广泛的有效意识（如两只眼睛比一只眼
睛更好等）。其次，它创造了更广泛的可能反应（如两只手等）。
在多变的环境中，二者特别有价值。就是这些情况首次将许多细
菌和黏菌带进了社会群体之中。智能系统的理论含义解释了为什
么这些群体被人们如此深入地研究。

研究的课题之一是土壤有机质的黏菌。如果营养成分耗尽，个
体便开始分泌一种相互吸引的物质。在压力警告下，被称为自动诱
导剂的小分子在单个细胞中被合成。然后，它们被释放到本地介质
中，并与附近个体的受体相结合。当诱导剂的浓度达到一定的阈值
时，它们会触发内部信号和运动，使各个细胞聚集在一起。

为了响应这种群体感应，大约有十万个细胞聚集形成一个子
实体。细胞间信号的持续波动协调许多基因的聚集，以产生新的
细胞成分。细胞中发生广泛的形态和生化变化，厚壁的球形孢子
在子实体上形成，并从其中脱落。这些是无柄和抗性细胞，能够
抵御饥饿，直到营养素再次出现。

当然，这类似于在多细胞生物体中使用成形基因来协调分化
和发育。随着发育，这些信号的功能取决于统计结构，它们在空
间和时间上的分布不仅是集中。事实上，在微生物对压力的反应
中，多达二十种不同的化学信号被使用。而这些信号必须被综合

起来，以形成分工和协调。正如凯伦·维斯克（Karen Visick）和克莱·福夸（Clay Fuqua）所说："这个反应中的调节级联可能会非常复杂。"[1]

换句话说，细胞中出现的智力、诱导分化与合作，就像细胞内演化的其他物质一样，依赖于环境结构，没有明确的执行或监督代理。个体细胞并不具备子实体或孢子生成的遗传密码。这个过程是自我组织的，由单个细胞之间的相互作用产生效应，是它们自己在对不断变化的环境做出反应。

当然，这样的偶然性进化成多细胞间的永久合作。这要求细胞进行更为广泛的分化并且细胞信号和生理学更加复杂。在多变的环境中进行螺旋式上升，最终这些多细胞团块转变为行为一致的个体。随之而来的是神经系统和大脑以及初步的认知系统。

因此，在更高的组织层面上，进化为另一种形式的合作奠定了基础，以面对更具挑战性的处境。这是现在行为个体之间通过大脑和认知系统，而不是群体感应和生理学进行的合作。显然，螺旋式的转变为个体行为的变化提供了更为广阔的空间，但前提是这些个体可以通过更复杂的监管形式进行协调。我们暂且称之为"表层认知"规定，意味着在某种层面上高于或超出个体认知的水平。但更重要的问题是：这项规定的性质是什么？它对理解个体差异有何启示？

群体智力

这些问题的答案，已经通过现在所谓的"群体智力"模型和理论在社会昆虫中进行了探索。维基百科提供了一个有趣的定义：（群体智力）是分散的、自我组织系统的集体行为……与当地人以及他们的环境相互作用……代理人遵循非常简单的规则。虽然没有集中的控制结构来指示个体代理应该如何行事……但是这些代理人之间的相互作用引发了"智能"的全球行为，而个体代理人对此毫不知情。自然体系中，群体智力的例子包括蚁群、鸟群、动物放牧、细菌生长、鱼群和微生物智能。

缺乏集中控制结构并不意味着没有任何管制。个体感知到局部扰动，并对它们做出反应，但是他们这样做的方式是以其他个体的反应为条件的，而第一个人反过来也会同样感知到，如此循环往复。因此，对刺激和反应的反馈和前馈循环得以建立，一种和谐的智能行为模式出现了。

本书的目标之一是解释这种自然发生的模式在进化过程中多么重要。智力如何使合作伙伴之间出现进化螺旋的另一个转折点，有关蚂蚁、白蚁和蜜蜂等社会昆虫的研究大多已揭示了这些细节。尽管生物形式取得巨大成功，但在生物量方面，他们可能超过了地球上的所有其他物种，它们生活在具有挑战性的条件下。正如邓肯·杰克逊（Dun-can Jackson）和弗朗西斯·拉特尼克斯（Francis Ratnieks）所指出的："群居的昆虫生活在一个动态的、充满竞争的环境中，多变的食物来源在其中不断地发生变化。大多数蚁类都依赖于短暂的食物发现。"[2]其他日常危险包括入侵的掠食者和笨拙的路人、天气波动、水的入侵和地球运动。

在对这些情况进行反应时，蚂蚁的合作程度非常显著。建造复杂的巢穴、抵御掠食者、觅食和食物运输、路线标记、产卵并对其进行聚集和分类、育雏照顾、处理突然障碍、紧急的巢穴修复和维护等，都被严密监管着。显而易见，这是通过发展个人在结构上、生理上和行为上的专门角色得以实现的。繁殖（产卵）

仅限于一只蚁后，防卫由专门的蚂蚁卫兵负责，觅食和食物收集由工蚁完成，育雏护理、筑巢和清洁都由其他专门负责这一工作的蚂蚁来完成。

大家可能会认为这些不同的阶级是通过具有不同基因的不同个体发展而来的，但是事实上并不存在此种相关性。极端表型专门化是通过发育适应性产生的，而这种适应性本身就在整个群体紧密行为的监管之下。多产的蚁后由幼虫成长而来，这种幼虫被一种叫作"王浆"的富含糖类的物质所滋养。这种王浆由工蚁生产，富含一种荷尔蒙，促使幼虫长成多产的蚁后而不是不育的工蚁。随后，其中一个或多个傲慢的蚁后进行产卵，由工蚁照料。在这个阶段，幼虫接受的照料和营养水平决定了它们最终的成虫形态：工蚁、卫兵、护工、成年后能够生殖的有翼"蚁后"等。这些有时被称为"非遗传多型性"，是发育表观遗传学的极佳实例。

蜜蜂、蚂蚁和白蚁以其引人注目的组织能力和对日常挑战的高效反应而闻名，其中大部分是通过被称为"信息素"的化学信息来实现的。根据物种的不同，有 10~20 种不同的信息素，所有个体对这些信息素都很敏感。一些信息素能迅速召集成千上万只蚂蚁找寻食物，其他信息素可以发出攻击猎物、保卫家园，甚至迁移部落的信号，还有一些信息素能够帮助蚂蚁区分不同的家庭成员、群居成员和陌生人，蚁后也有特殊的信息素影响工蚁的行为。

在蚂蚁觅食的路线中，信息素跟踪最为恰当。当一个觅食者最早发现食物源时，它返回巢穴，一路留下信息素，其他的蚂蚁可以循迹而来。反过来，每只蚂蚁摄取食物后都加强了信息素的痕迹，其结果是蚂蚁在食物源周围形成非线性增长，并对食物源进行更有效的利用。筑巢时，隧道和房间构成复杂的地下画廊式住房的树状网络结构，这种自组织反应在类似活动中更令人印象深刻。

那么，结果是如何变得大于其各部分之和的呢？毕竟，巢形的复杂性不在个体蚂蚁的认知潜能之内。正如迈赫迪·摩萨德（Mehdi Mossaid）及其同事所说的："单个个体所拥有的有限信息和协调小组活动所需的'全局知识'之间的对比往往十分显著。"[3]

还没有人十分确定。个体可能会根据简单的"如果－那么"规则做出反应。个体收集的信息以刻板的方式被回应，随后又被其他人回应。所有这些都暗示了认知资源的稀少。所谓的基于个体建模的计算机模型表明，使用简单交互响应规则的人可以获得大量信息。事实上，这些模型已经被复制到商业交付系统、电话公司，甚至空中交通控制系统等人工智能程序中。

进一步仔细检查发现，蚂蚁的认知资源可能比这更为复杂。即使是信息素跟踪，也需要含有许多变量的正反馈和负反馈相结合。这些变量包括挥发性信息素的新鲜度和密度、食物源的质量、觅食点的聚集、与其他巢穴成员直接的身体接触以及环境变化本身（包括原始认知和随后的食物来源枯竭）。

蚂蚁还通过其他几种方式进行沟通，如触角和腿部进行振动、食物或液体交换（交哺）、下颌接触和直接视觉接触。研究还揭示了不同信息素的不同波动性，以及这些不同的通信形式及其在不同的组合（多模态通信）中的使用情况，在所有关键任务中实现了显著的通信复杂性。

这种多样性的变量暗示的是动态原则，而不是线索引发反应（"如果－那么"）规则。在群组中，通信流引发了具有非线性关系的正反馈和负反馈流。这些动态的自组织作为吸引域，反映了这些交互的统计结构（关系参数是"规则"）。这些吸引子的输出随后在个体身上折射出来。就像克莱尔·德特恩（Claire Detrain）和让－路易斯·德内堡（Jean-Louis Deneubourg）所说的："波动，群落规模和环境参数取决于同一个巢穴相互作用的个体之间反馈回路的动态，从而塑造整个蚂蚁社会的集体反应。"[4]

此种正反馈和负反馈回路系统已借由群体行为实验进行了相应研究，包括筑巢、空置、清洗以及觅食。正如克莱尔·德特恩和让－路易斯·德内堡描述的那样："在挖掘时，昆虫将信息素添加到空心墙和铺设的信息素上，反过来又刺激其他巢穴伙伴在该处进行挖掘。随着巢穴体积增加，昆虫的密度及其对挖掘点的访问次数减少，最终导致挖掘巢穴体积的自我调节。"[5]在处理尸体、形成巢群和防御捕食者时，已经对类似的自组织动力学进行了描述。

个别蚂蚁不完全是"如果－那么"的机器，它们可以进行一些复杂的认知和个人学习，即使只有大约100万个神经元和1/4的大脑。例如，至少有一些蚂蚁进行"走路学习"来整合巢址的位置坐标。在觅食和探索时，它们还集成了各种线索，如太阳位置、偏振光模式、视觉模式、气味梯度、风向和步数，以便导航和计算回家的捷径。通过调整对组内紧急交互模式的响应，它们所做的不仅仅是遵循内置规则。它们由此获得的适应性比单独行动实现的要大得多。

因此，如第七章所述，认知系统，即使是蚂蚁大脑，也已经是吸引子联盟（即吸引子景观）。在蚁群中，个体蚂蚁正在形成更高层次的联盟。大脑中除了吸引子联盟，还有"联盟的联盟"。大脑中出现了更高水平的吸引子，就像它们内部的个体神经元一样。这些是超越给定信息新出现的抽象统计。可以说，它们并没有悬浮在网络空间里。通过学习，它们分散在个体大脑中，调节个体行为。

关键是，基于当前更深层次的统计模式，这种新的吸引子水平更高，比内置规则或个体学习所能提供的适应性大得多。这不仅适用于整个集体，也适用于其中的个别成员。

话虽如此，我们不应忽视个别蚂蚁在发展、认知和行为上有所限制的事实。正是由于个体成员的适应能力有限，才实现了整体的适应性。它们在个人行为模式范围有限的基础上相互作用。史蒂芬·格林（Stephen Guerin）和丹尼尔·康克（Daniel Kunkle）指的是这样一种"薄弱"体系，其认知深度有限。它们与在更为复杂的社会系统中能够进行内部推理的"丰满"代理人形成对比，我们将在下面对此进行讨论。

因此，本书的任务是让你想象这样的联盟。鉴于其他的进化原因，合作"单位"已经发展出了先进的认知系统，也就是说，它们具有更为明显的个体适应性。这就像比较两支分别由三孔角笛与八孔角笛组成的管弦乐队。但是，更有趣的事情还在后面。

不过，在研究群居昆虫之前，我们不妨先了解一下那些进化程度更高的物种具备何种社会生活形式特征，或许后者更有启发意义。

鱼群、鸟群和牧群

大约 55000 万年前的寒武纪爆发，产生了种类繁多的物种。这反过来又催生了更强烈的捕食者与猎物之间的相互作用，从而改进狩猎和防御系统。物体之间快速移动，其中是一些物体本身在移动，形成了高度的不可预测性，感官输入大多是转瞬即逝的、零碎的，并形成新奇的组合。在这些变化的环境中，具有巨大机动性和速度的硬骨鱼出现了，它们拥有新的感觉和运动系统、更大体积的大脑和更为高级的认知系统来调节自己。其中一些也进化成了社会团体或者鱼群。

大约 1/4 的鱼类会组成鱼群。其优势似乎相当明显：提高觅食成功率与寻找配偶的机会，甚至是提高一些水动力效率。但其中压倒性的优势是防御捕食者。组成鱼群能够更好地检测到捕食者，并且降低个体被捕获的概率。

鱼类社会群体没有像群居昆虫一样构成结构广泛而紧密的群落。这可能是因为它们的需要主要局限于觅食和躲避捕食者的追捕。然而，它们协调合作的动态令人着迷，并得到了广泛的研究。关于这一切实际是如何发生的再一次引起争议。正如伊恩·库赞（Iain Couzin）所说的："个体在这些群体决策中是如此同步和密切协调，以至于人们认为这需要群组成员之间进行心灵感应或对领导者以某种方式给予的命令进行同步响应。"[6]

有些鱼群组织相当松散。其他的组织更为紧密，都以相同的速度朝同一个方向运动。据说这些鱼在聚集成群时，鱼群内部个别成员之间距离精确，同时进行移动，并实行复杂的机动，就像是自上而下的调控一样。

然而，与社会昆虫一样，鱼群工作中没有执行或监管代理。所有的团体行为都是通过个体与整个团体中出现的结构动力相互作用的机制来实现的。其结果包括用来觅食、躲避和迷惑捕食者等更为复杂的模式化行为。在这个过程中，它们设法避免个体之间及个体与障碍物之间发生碰撞，或导致整体模式一致性的崩溃。对捕食者攻击的反应速度表明信息从一个小组成员迅速传递到另一个小组成员，引发方向的变化。然后它们会协同行动，产生逃离波，有时会形成扇形或使用其他战术来迷惑捕食者。

与蚂蚁研究一样，专家已经提出了一些相当简单的"如果－那么"个人行为规则来解释鱼群的复合完整性和成功性。例如：密切关注你的近邻，与你的邻居朝同一个方向移动，并与它们保持密切距离（但不要太近）。这些都形成了"个体化建模"的基础，但事实上，鱼群中个体的实际行为规则还没有得到很好的理解。如上所述，简单的规则只能部分成功地解释群体行为。因此，一些研究者提出，"心灵感应"来自组织动力学，就像蚁群一样。娜奥米·伦纳德（Naomi Leonard）认为："集体动物行为的动力学通常是非线性的，这是由个体动力学中的非线性、相互作用动力学中的非线性、个体动力学和相互作用动力学之间的非线性耦合以及配置空间中的非线性引起的。"[7]

统治阶层

当然，形成鱼群并不是鱼类社会行为的唯一形式。即使在松散的集体中，个体也可以从其他个体觅食、筑巢和路线探索等活动的成功和失败中学习（这就是所谓的"观察学习"）。或许至少在某些鱼类（以及其他动物）中，最明显的社会形态是统治阶层。在这样的群体中，个人被明确区分开来，其方式是规定获取食物、伴侣或其他资源的优先权。对这种等级制度的研究一直以来都十分具有启发意义。

确定性模型普遍认为，等级地位是由某些个人属性，如大小、侵略性、优越的基因、生理或其他"生物适应性"指标决定的。但伊凡·蔡斯（Ivan Chase）及其同事的实验对这一想法提出了疑问。他们把鱼群放在一个容器里，形成了等级结构。这些鱼被分开一段时间后又被放回到了一起。完全相同的鱼重聚后，形成了截然不同的等级结构。尽管个体属性作用微小，但社会动态似乎更为重要。[8] 这一结果得到了对于其他广泛物种研究的证实。

这些发现表明社会等级是自发组织的、自发建构的、动态的现象。它们的作用可能是减少社会资源获取的不确定性，正如"排队"比混战能给彼此带来更多好处。正如蔡斯及其同事进一步研究后收集到的信息，行为高度依赖于情境，甚至被个体数量所制约。个体属性很少或根本没有能力"预测像是三至四个小群体中动物的优势遭遇结果"。

相反，他们接着说道："我们回顾了另一种替代方法，证据表明优势等级是自发建构的。也就是说，我们认为，等级中的线性组织形式来自几种行为过程，或是相互作用的序列，在不同种类的动物中，从蚂蚁到鸡类、鱼类甚至灵长类动物，这种现象都很常见。"[9]

换言之，个体变化和群体变异是系统动力学的功能作用。这有助于描绘个体或群体差异的起源。蔡斯认为，研究的重点应该是集中在监管互动的动态规则上，而不是集中在个体层面的解释上。

甚至在鱼类中，当群体的社会功能比群居昆虫狭窄时，个体智能系统很大程度上是群体动态的折射。可能存在个别的"宪法性"变化，但几乎所有成员都能充分地参与到集体及集体利益中去。

鸟　群

从鸟群中可以了解到许多集体智慧的动态。鸟群的连贯飞行是自然界中最令人印象深刻的空中表演之一。这真的非常壮观，相关的视频素材在社交媒体中随处可得①。数千只鸟快速地变化速度和方向，表演了一支复杂的空中舞蹈，这整个过程没有指挥，也没有发生碰撞。

聚集成群的主要作用似乎是躲避捕食者。在捕食者攻击期间，鸟类能够观察到来自攻击点的搅动波，波速往往比鸟类本身的速度要快，而且很容易引起捕食者的混淆。研究表明，波速越高，捕食者的成功率就越低。

正如对蚁群和鱼群的研究一样，人们试图用一些基于个体的规则来解释鸟群的动态。一种普遍的理论认为，如果鸟类只与一些邻居（所谓的有影响力的邻居）互动，鸟群行为就会成功。和鱼群一样，相互作用遵循三个简单的规则：靠近邻居、协调速度和方向、避免碰撞。个体的任何反应都会迅速地在鸟群中引发波动。

然而，经验数据表明，总体反应速度要快于这种波动。不同鸟类之间的速度变化与有影响力的邻居相关，这些变化似乎能瞬间引发整个鸟群的反应。这显然增强了逃避捕食者的机动性，但其机制还不清楚。

艾琳·贾尔迪娜（Irene Giardina）及其同事研究了普通鸟群。他们使用多台摄像机，跟踪和分析了鸟群每一秒钟的移动。研究

---

① 例如，请参见 www.youtube.com/watch？v = 8vhE8ScWe7w。

发现，任何一只鸟的速度变化都会影响群体中其他所有鸟类的速度，不管它们之间的距离如何。这种关系称为无标度相关性，在临界边缘的系统中常看到。这种动态是典型的吸引子景观，如细胞内的代谢性相互作用和神经网络的处理，前几章已有论述。[10]

和足球队的队员一样，他们也很清楚地意识到："不管群体规模多大，个体行为状态的变化都会影响到其他动物的行为，并反过来也受对方的影响。无标度相关性为每个动物提供了比直接个体间的相互作用范围大得多的有效感知范围，从而增强了对扰动的全局响应。我们的研究结果表明，群体行为作为关键系统，做好了最大限度地应对环境扰动的准备。"[11]

记得在第四章所述的贝纳胞中，这一临界点是当其中一个系统中相离甚远的元素彼此相关时，远远超出了本地不同元素之间相互作用的范围。正如威廉·比亚莱克（William Bialek）及其同事所说，关于鸟群，"其临界点是社会力量压倒个人偏好之时"，这是"即使在个人及其邻居达成最高程度一致性的时候，仍然控制着自己的速度……远离临界性，一只鸟在鸟群边界上看到的信号只能影响少数近邻；在临界情况下，同样的信号会传播至影响整个鸟群的行为"。[12]换言之，比起用内置规则或个人学习，用鸟群的动态来预测稍纵即逝的信号，效果要好得多。

因此，对群体的研究有助于了解群体动态。作为个体而言，鸟类比蚂蚁适应性更强，但它们在群体中只表现了一小部分行为，只够实现利益范围的缩小。因此，鸟群的动态甚至比不上蚁群复杂。然而，为了参与，个体必须越过一个相当苛刻的认知能力门槛。强有力的自然选择似乎可以确保这一点。通过渠道和发展可塑性的结合，绝大多数个体必须"足够好"才能满足这些要求，并确保在成百上千的鸟类之间保持社会行为的一致性。

社会认知

然而，鸟群并不是鸟类所经历的唯一社会生活。与鱼类一样，许多鸟群只是临时组织，许多鸟类在独居和群体生活之间来回切换（即使只包括交配和养育后代）。

近年来，一个被广泛讨论的假说是，通过与其他人相互作用，个体能够建立他人认知的认知模型，从而能够预测他人的行为意图。这就是所谓的"心灵理论"。这一观点颇具争议，因为许多理论家认为只有拥有像人类这样"先进"的大脑，这种情况才可能发生。

这个观点及其支撑论据来自越来越多的研究。例如，米林德·沃特乌（Milind Watve）认为，食蜂鸟（鸟类）如果看到附近存在一个潜在的捕食者就不会返回巢穴。然而，如果捕食者看不到巢穴，它们就不会那么谨慎。相反，如果捕食者其实之前已经看到过这个巢穴，即使现在一时没有发现，它们也会非常谨慎。沃特乌及其同事认为，这种行为说明，鸟类肯定对捕食者了解巢穴的情况有所认知，也就是说，它们了解对方的认知。[13]

在另一项研究中，内森·埃默里（Nathan Emery）和尼古拉·克莱顿（Nicola Clayton）发现，当其他松鸟独自返回把食物隐藏在不同的地方时，有的松鸟已经将食物藏好以供日后取回（正如往常一样）。如果它们有过偷取其他松鸟食物的相似经验（它们也经常这样做），就更有可能这样做。这些观察已在重复研究中得到结果。就像之前一样，如果被其他松鸟看到，它们会重新贮存更多的花生。[14]

当然，这些能力与社会合作的关系不如与其他动物之间的一般（非社会）互动。但它们可以表明，社会互动可以鼓励更为复杂的认知的演变方式。例如，有人声称，经历社会等级制的鸟类更有能力进行传递性推理：A 比 B 高，B 比 C 高，因此，A 比 C 高。

然而，有人对此产生了怀疑，主要是对观察的阐释有疑问，并认为实验缺乏控制。此处不会对这些细节展开讨论。然而，这些研究表明，鸟类的认知智力比先前我们所认为的更加高级。

哺乳动物的社会合作

目前为止，我们已经讨论了社会群体中认知的本质，并探寻了个体差异可能与其存在的联系，至少在蚁类、鱼类和鸟类中是如此。变化似乎取决于群体的实际凝聚力大小。需要应对的环境变化不同，所得到的优势范围不同，凝聚力也就不尽相同。

面对各种各样的不可预测性，社会昆虫完全存在于高度凝聚的群体中，而不可能存在于它们之外。个体差异是通过发育可塑性实现的，影响到结构和生理上以及认知和行为上的差异。也就是说，群体中出现的动态规则通过已经在个体中成形的偏见折射出来，从而建立了结构化的前馈和反馈回路。

形成鱼群、鸟群和哺乳动物群的祖先已经进化出改进的认知系统（以及更大体积的大脑），其原因不仅仅是社会存在。这些社会群体的动态性不如群居昆虫包容。它们把个体行为的范围限制在一个较窄的群体行为中，主要是基于被动觅食和躲避捕食者。

这种有限的、相当被动的社会行为模式存在一些重要的例外情况，即那些在捕猎中完全合作的个体。有人认为，甚至有些鱼类也会合作捕猎。雷多恩·白沙里（Redouan Bshary）及其同事在一片评论声中说道："严格说来，合作狩猎，即许多捕食者同时捕猎同一个猎物的情况广泛存在于鱼类之中，尤其是鲭鱼，这种捕猎方式被描述为放牧式猎捕。"观察发现，"个体在这种捕猎过程中（将猎物分裂，群体放牧式捕猎）扮演不同的角色，在占据有利位置之前，个体会避免独自捕猎"。[15] 类似行为也可以在其他鱼类研究报告中找到。

此类报告令人吃惊，因为真正合作的认知需求相当巨大。在像在捕猎这样的动态活动中，联合行动需要迅速更新对某个稍纵即逝目标的共享信息，仅这一点就对目标和其他群体成员要求颇高。此外，个人需要形成与它们在全局感知中互补位置相对应的瞬时子概念——某种双重认知。最后，全局和个体认知之间的协调必须引发个体运动反应，也需要与全局进行协调。在这一协调过程中，诸如贮水池、树木、岩石等物体和地面起伏需要进行协调，一切都是在几秒甚至几毫秒的时间尺度上发生的。

这表明在参与者的个体认知中出现了高度细化的规则。让我们类比细胞发展中的表观遗传规则（和同样基于出现的吸引子景观），暂且称之为行为表观认知。鱼类在这方面处于初级水平，这种规则在某些哺乳动物中更为明显。

然而在哺乳动物中存在较大差异。一般来说，陆地哺乳动物由爬行动物进化而来。为了在陆地上生存，它们已经进化出高度复杂的认知系统，应对非社会性的环境。认知系统的社会分组已相当先进，催生了比蚁类或鸟类更大的社会认知可能性。其结果取决于这种适应性被引入群体动态之中的程度大小。

答案在某些物种中似乎相当多，而在其他物种中不多见。在许多犬科动物（野狗）和猫科动物（野猫）中，以社会合作捕猎为主要生存策略十分突出。其主要优势在于在捕获更大猎物时具有更高的成功率，远远超出了个体的能力范畴。群居犬科动物中，好望角（非洲）狩猎犬因其习惯于通过劳动分工、围绕猎物、战略延迟和其他组织策略进行捕猎而得到广泛研究。在狼群和狮子中也能观察到类似的模式。[16]

最重要的是，哺乳动物的社会合作捕猎将个体的适应性认知系统地融合进联合行动。这意味着群体动态拥有更为广泛的可能性。例如，其动态可以结合更深层次的环境结构，因为个体大脑足以应对它。这意味着表观其认知规则比蚁类、鱼类或鸟类复杂得多。

这是否意味着认知能力的增量会超出非社会性的物种，还不得而知。已经有一种方法被用来检查其在大脑的体积和结构中是否有所反映。但是，即便在狼群和狮子中，从非社会性因素中分辨出社会性因素对大脑体积的影响也并非易事。

例如，在物种之间，大脑体积通常随着身体大小和神经分布相应增加。它还与习惯的其他方面有关，比如饮食和行为。大脑体积较大的哺乳动物在被引入新环境时往往能够生存得更好；[17]食肉动物一般比其他哺乳动物的额皮质大。人们认为，这反映了即便是单独捕猎认知也有额外要求。报告表明，进行社会合作的食肉动物拥有更大的大脑，但与对应的非社会性物种相比，差异并不十分明显。我们可以假设，这样的增长如果存在的话，将涉及情感或情感认知调节系统以及认知系统的变化。众所周知，经过驯化后，任何物种的后代都会大大缩小其大脑体积，这表明了生态和生活方式的影响力。

然而，重点是四足动物在进化时，大脑的进一步扩张会受到限制，因为横向延伸的颈部无法承受在一个更大的头骨中装有一个更大的大脑的重量。当然，许多四足动物能够负载头骨上的角或其他突起，但它们并非从事社会捕猎的物种。正如第九章所述，这可能是进一步的进化在等待着两足（直立）步态的出现。

灵长类动物与"自由市场经济"

灵长类动物（猴子和猿类）通常被认为是进化最为充分的非人类哺乳动物，也是在结构和行为上最类似人类的物种。它们与人类的相似之处包括偶尔的直立行走、灵巧的手和众多用来交流的手势和语音。因此，有一种倾向认为它们比其他哺乳动物更聪明，认知系统更丰富，大脑体积更大。因此，它们被列为人类祖先的模型。

然而，关于灵长类动物的认知及其起源的研究也往往充满了拟人论和隐喻的自由使用，即某些情况下来自西方社会的新自由主义经济学。然而，在这一部分，我们必须首先发问：灵长类动物的大脑比其他动物大多少？灵长类动物在多大程度上比其他哺乳动物更"聪明"？

作为认知能力证据的大脑体积问题，要找到其答案并不简单。灵长类动物通常比其他哺乳动物的大脑体积更大，因为它们具有更出色的视觉辨别能力和数字灵敏度。那些以水果为食的动物比以树叶为食的动物大脑体积更大，或许是因为它们需要更详细的认知地图来寻找更多零碎的地点。那些以昆虫为食的动物大脑体积更大，因为它们需要更优异的感官辨别能力和运动技能。

不管其大脑体积是否更大，一个流行的说法是，灵长类动物因其丰富的社会生活而增强了认知能力。罗宾·邓巴（Robin Dunbar）说："与其他脊椎动物相比，灵长类动物的大脑按身体比例来说异常地大，它们进化出巨大的大脑来管理异常复杂的社会系统。"[18]生活在灵长类动物群体中当然涉及群体成员之间强烈的相互作用，需要广泛的手势和语音交流。据说，不利的一面是，它们必须相互竞争以获取食物和其他资源，因此常常形成短暂的联盟。观察家经常反映，预测他人意图的能力得到了增强，以形成伪装、欺骗和作弊等。

然而，有些自相矛盾的是，在群体内部竞争中，人们认为灵长类群体需要复杂的社会认知。这个论点是尼古拉斯·汉弗莱（Nicholas Humphrey）在20世纪70年代提出的。[19]他声称，基于个体在棘手的竞争谈判和等级次序上的需要，必须出现一种新的智慧。"马基雅维利假说"（Machiavellian hypothesis）被广泛接受，这一假说基于对某些灵长类动物群体成员之间彼此欺骗和作弊的观察。通过这种认知上的巧妙手段，人们可以获得社会生活的好处，同时最大限度地降低个人成本。

在某种已经成为范式的教条中，这种合作纯粹是由个体的看法和认知驱使下的个人利益决定的。因此，白沙里及其同事试图基于市场哲学和博弈论的固定规则给灵长类动物的行为建模。[20]《自然》杂志上更新的一篇文章（2015年5月26日发表）援引罗纳德·诺埃（Ronald Noë）——一位灵长类动物行为生态学家——的观点，"提出了以生物市场为基础的合作理论。他建议动物合作交易一种特定商品，比如食物，以换取提高其生存的服务，比如不受捕食者的侵害"。同样，认知能力反映出需要"欺骗"和"作弊"。[21]

　　那么，这种进化的"市场经济"是否在更大的大脑中产生了更为复杂的认知技能？让我们先讨论大脑问题。事实上，证据是间接和单薄的。它主要是以那些生活在更为复杂的组织中的动物是否大脑体积更大为基础。然而，除了群体大小之外，并没有分析其复杂性。人们只是简单地认为，群体越大，需要的认知就越复杂，以处理更多的关系。这种社会性，即使经过精确描述，与狼群狩猎所需的复杂程度也相去甚远。

　　无论如何，不同灵长类动物的皮层和群体大小之间存在着相关性。问题在于许多其他属性也与群体大小相关，比如体积和一般（非社会）性的学习能力。克里斯汀·查尔韦（Christine Char-vet）和芭芭拉·芬利（Barbara Finlay）认为，如果考虑这些因素，相关性就不太可能如此明显了。[22] 我们还不能确定灵长类动物的群体生活是否真的足以比日常的、"生态的"问题的解决需要更为出色的认知能力。

　　那么灵长类群体的认知能力如何呢？在可辨别的实用技能产生率方面，对这一点进行了间接衡量。在发表的论文里，西蒙·里德（Simon Reader）和同事对 62 种灵长类物种的社会学习、工具使用、采掘觅食和战术欺骗程度等方面进行了评估。统计转换后的数据显示，其与大脑体积的相关度中等偏低。[23]

　　然而，对此进行阐释并不简单。首先，根据发布的信息源编译数据需要大量调整和假设。其次，更重要的是，将这些行为灵活性实际定义为认知能力的指标不可能会清晰。社会学习被简单地定义为通过观察或与他人的互动来学习。如上所述，在鱼类和鸟类中已经阐释过这种学习。正如前面的暗示，观察和交互差异明显，这取决于后者的定义如何。不幸的是，在这一领域内，对于因果的微分析并没有像微生物学家揭示细胞智力或是胚胎学家揭示智力发展一样展开。最后，不同灵长类群体中的社会凝聚力也存在相当大的差异。在认知能力和大脑体积方面，黑猩猩被认为是最接近人类的物种。但正如克雷格·斯坦福（Craig Stanford）所说的："黑猩猩的社会称为裂变聚变，这表明其中除了母亲及其婴儿外不存在具有凝聚力的团体结构；相反，临时小团体（被称作党派）会形成并会随着时间流逝而解体。"[24]

有些研究可能是在有限的时间内研究某个物种样本的问题。即使在看似固定的层级上，也可能无法认识到达到出乎意料程度的认知灵活性。例如，狒狒群体中显示出强大的统治等级。然而，观察它们时，也发现在其进行高度的集体决策的时候，高层男性对他人的倾向也颇为敏感。"这些结果与集体运动模型是一致的，表明从简单的规则衍生的民主集体行动很普遍，即使是在复杂的、等级分明的社会中。"[25]

这种广泛的观测表明，"许多"如果不是"全部"，关于"自私的个人主义"范式的结论，可以通过自组织群体的动态而不是个人体质差异来进行解释。正如克莱尔·德特恩所说的，对于猕猴的研究，"自组织……甚至改变了关于高度复杂结构起源的共同信仰，比如灵长类物种的社会等级，从'专制'到'平等主义'……有人认为，平等主义和专制猕猴之间的无数行为差异是自动出现在群体中的，这可以追溯到群体成员互动的简单差异"。[26]

进化成人之路?

许多关于灵长类动物的研究都是出于相信它会为我们揭示更多人类文化和人性的信念，但是在这个过程中出现了一些神话和干扰。例如，假设许多灵长类动物的社会生活与人类一样，它们因为这样的社会生活而拥有更大的大脑（这就解释了为什么人类的大脑体积庞大），而且它们展现出人类的"文化"。

然而，如果在这个（前人类）水平上，大脑体积由于社会生活而增加，那它们并不巨大（与由于物理世界需求的增量相比，其中包括与其他动物的非社会性交往）。无论如何，正如哈里·杰里森（Harry Jerison）所说的，很多社会复杂性并不需要大脑进行多少扩容便可实现。比纯粹的规模和（假设的）处理复杂性更重要的可能是调整皮质中心的情绪和动机表达。

另一种建议是，灵长类动物的社会生活并不像人类那样复杂。与此相对应，灵长类动物社会生活的认知需求可能比一般生活要求更为复杂，但也没有那么大。

例如，仔细观察一下灵长类动物的文化，就发现其与人类没有多少对应关系。在灵长类动物相关文献中，"文化"往往被定义为个体观察学习的产物。比如，黑猩猩会使用棍子蘸取白蚁，猴子也可能会在岸边清洗土豆，因为它们在同龄人中观察到了类似行为。有人认为，这相当于世代之间进行知识和认知能力的文化传递，与人类类似。

在第九章将比较清晰论述的是，这与人类文化截然不同，因为人类文化是紧张的社会动态和具有突发性的产物。对灵长类动物的研究实在是个迷人而关键的领域，但是那些希望从其中找寻对人类的更佳理解的人或许会大失所望。值得注意的是，灵长类动物基本上没有另一种社会生活，一种对认知能力要求更高的生活。如上所述，这就是真正的合作，包括合作捕猎。

超越"市场竞争"

事实上，复杂的合作活动，如狩猎、觅食、防御等，在人类灵长类动物中很少见。虽然在其他方面社会生活丰富，但猴子和猿类很少帮助除亲密家人以外的群体成员，联合行动和教学也颇为罕见。即使在黑猩猩之间，也没有什么证据显示它们会同意分享或交换。

例如，黑猩猩并不利用机会向其他成员传送食物。在 2013 年的实验报告中，安克·布林格（Anke Bullinger）及其同事发现，倭黑猩猩、黑猩猩和狨猴都喜欢吃独食。[27] 观察家报告了黑猩猩、倭黑猩猩和人类孩童创造的手势在形式和功能上的相似之处。但是几个月之内，人类婴儿已在发展其转换机制和协调的声音交互。[28] 此外，甚至对于人类的孩子而言规范性的交际意图（例如发声和持续眼神接触）的多模态表达，在猿类之中也并不常见。

因此，即使是手势交流也存在差异。"与人类孩童的手势不同，大多数猿类的手势是二元的，而不是三元的，旨在引起他人对自己的注意，不会将其引向另一个外部实体……与大多数人类不同的是，猿类的手势通常是指令性的（请求），而很少是陈述性的（尝试与他人分享经验）。"[29]

事实上，灵长类动物的生存方式，即它们的生态区位，可能要求从来不会超过限制的合作形式。与鱼类和鸟类一样，猿类在社会生活方面的主要优势也是防止受到捕食者的侵害。否则，正如迈克尔·托马塞洛（Michael Tomasello）所说的："除了人类，绝大多数灵长类动物的合作都是内部组织竞争的结果。"这种生活方式的作用"与这些物种中合作方式的演变背道而驰，因为得到同种优势待遇的正是最具有竞争力和统治力的个体"。因此，非人类灵长类动物缺乏"共同意图"。正如托马塞洛在其著作——《人类思维的自然史》（*A Natural History of Human Thinking*）中所说的，他们不以他人或团体的规范性观点和标准来进行自我监督和评估自己的想法。[30]

正如彼得·克罗波特金（Peter Kropotkin）在其著作——《互助：一个进化的因素》（*Mutual Aid：A Factor in Evolution*）（1902 年出版）中所强调的那样，托马塞洛的这些观点与达尔文在另一方面彼此呼应。克罗波特金提醒我们，达尔文并没有将最适合的个体定义为最强或是最聪明的个体；相反，最适合的个体有可能是彼此合作的个体。达尔文认为，在许多动物社会中，对抗被合作取代，同时他也在《物种起源》（*Origin of Species*）一书中警诫世人，将他的理论进行过分狭隘的解读是危险的。

后来，在《人类的由来》（*Descent of Man*）（1871 年出版）中，达尔文分析了许多动物社会中独立个体之间为了生存而进行的斗争消失并被合作所取代的过程。这为进化出更出色的"智能"创造了条件，他认为这反过来也为生存提供了保障。他再次强调，最适合的并不是体能最好或最为狡猾的个体，而是那些为了整体利益学会彼此支持的个体。

克罗波特金抱怨道："不幸的是，这些评论本可以成为卓有成效研究的基础，但是被大量为了演示真正生存竞争所收集的事实所掩盖。"[31]在今天人们急于将人类弱化到马基雅维利个人主义者的情况下，这一切似乎都早已被遗忘。

实际上，除了人类的其他灵长类动物中，黑猩猩似乎偶尔会合作捕猎。已被研究证实的例子有很多，包括突袭邻近群体，杀死其中一些男性并捕捉一些女性；或伺机捕食其他灵长类动物、小猪，等等。很难从零星的观察中确定这种罕见行为背后的意图、认知和动机到底是什么，但它们很可能象征着基本的社会合作。因此，这表明某种真正合作在这一进化水平上有所显现。然而，正如我们所见的，这种行为在其他社会性哺乳动物中发生频率更高。

自达尔文以来，人类与其他灵长类动物之间的智力差距一直是进化论中最具挑战性的问题。也许我们要问：其中还有其他因素吗？也许本章，甚至达尔文本人，已经对答案进行了暗示。事实上，接下来要讨论的是，人类的进化遵循不同的路径，是基于真正合作的认知需求和社会组织的其他方面，即智能系统的进一步进化，而不是固定模式的适应。这将是下一章的主题。

第九章

人类智力

个人主义

自达尔文起，对于进化论——或者人们称其为智力论而言，人类与其他灵长类动物的智力差距一直是最具挑战性的问题。它曾被描述为人类的悖论：在生物学上，人类与其他物种关联如此密切，可是又如此不同，尤其是潜能方面的差异如此之大。这一悖论困扰着进化心理学、社会生物学以及其他解释人类潜能的进化论。因而，人类智力带来的困惑日益增多。

在我看来，这一问题具有误导性。它试图将一个狭隘的"生物"模型强加给人类潜能，而并未适当考虑到人类进化的缘由和方式。所以，在人类智力这一领域中充满了紧张和怀疑，并非只是几个谜而已。其中，先天与后天之辩是最突出的。它阻碍了对人类智力更深入的理解。

其分歧之一在于经常感觉到需要消除对人类独特性的暗示。最重要的是如何不威胁到达尔文在《人类的由来》中的著名主张，即人类与高等动物的智力是程度上的差异，而非类别的不同。因此，一定要确保尚有回旋的余地。我们要保持达尔文学说的完整性，如人类是基因进行自然选择的产物等。在此，本书给出弥补这一巨大进化差距的建议：不是颠覆生物学，而是去改变和丰富它。

改变生物学的主要障碍在于理解文化如何辨别人类与猿类（被认为是最相近的生物学模型），以及人类真正拥有的系统是什么模样。留有余地使得许多观点在这个问题上遭到否认。然而，进化过程跨越了许多桥梁，在变异创造和适应性方面也有重大飞跃。其一是从单细胞到多细胞形态的转变，其二则是大脑和认知系统的进化。在其他诸多方面，人类与猿类相去甚远。

这些方面包含硕大的脑袋、直立行走、手工灵巧、制作工具和更复杂的认知系统，这仅仅是个开端。人类还有复杂的技术、合作生产系统以及与动物界完全不同的交流系统。最引人注目的是，包括猿类在内的所有其他物种都要适应特定的环境，而人类却并非如此。人类没有特定的生存环境，甚至可以殖民整个世界。人类不是去适应环境，而是改变世界使其适应自身的需要。困惑由此而生，人类是如何进化而来的，或究竟是什么样的条件孕育了人类这种动物。

大多数研究者承认，人类的文化能力是促成其成就的主要因素。但是，为了与达尔文学说保持一致，文化能力被强加了一种特殊定义。它被缩减为"社会学习"，指从其他个体获得知识和技能的一种能力。因此，文化"就可以作为达尔文学说的一个进程，包括对有利的文化传播变体的选择性保留"。[1]

依照这一定义，文化包括可以被自然选择的离散信息包，如基因。在《自私的基因》中，理查德·道金斯称这些信息包为"模因"（来自希腊语，意为可以被模仿的事物）。虽然这一概念最初指的是工具、服装和技能等，但它现已普遍化，既包括思想和信仰等，也包含具体行为。所以，文化被缩减后，似乎终于可以被纳入新达尔文学说的框架中。

当然，这一文化中的人类合作也必须要加以明确。与第八章所提到的马基雅维利假说一样，合作被定义为一种认知智能的手段，通过这种手段，个人可以在个人成本最小化的同时获得社会生活的利益。因此，合作也属于自私基因方案，基因通过这种方式进行自我复制。反过来，这又意味着智力的一种特殊定义：由于在生活的博弈中有许多幸运的基因，所以在自私的意义下要变得聪明。

然而，这种方案并未彻底消除困惑。大多数行为基因学家、进化心理学家和社会生物学家都同马克·福林（Mark Flinn）及其同事一样愤怒。他们认为，人类已经发展出了非凡的智力，"这一伟大的进化很异常"，并且"其背后的进化体系也非同寻常"。为了遵循达尔文学说的逻辑标准，他们在某一特定环境中寻求"同种个体间发生竞争"的解决方案。不幸的是，"选择性压力让人类血统尤显独特，要想确定这一系列选择性压力并非易事"。[2]同样，弗雷德里克·门格（Frederic Menger）也很不解，因为"现代人类比我们的进化论经验所要求的狩猎采集者更有智慧"。[3]我们也已经注意到迈克尔·托马塞洛的观察所得，即竞争的自然选择难以解释合作进化。

反之，有些理论家则倾向于爱德华·O. 威尔逊（Edward O. Wilson）的笼统而绝望。他在《人类存在的意义》（The Meaning of Numan Existence）一书中将人类描述为"智力发展中遗传规律的集合，在智力发展过程中，偏斜文化的进化方向与其他进化是相反的，从而每个人都将基因与文化联系起来"。我们"是圣人也是罪人，"他说道，"因为我们的物种起源于数百万年的生物进化。"[4]

在我看来，这一切都源于在认知层面对人类产生方式的微观分析不足。显然，刚刚提及的前提是人类进化与存在是由于存在竞争的个人主义，并且他们的认知机制已具备。这一假设当然是在自由市场经济中服务于阶级结构（获胜者之所以获胜，是因为他们是"最优秀的"、"最聪明的"，诸如此类），但它也阻碍了试图理解人类大脑和认知的行为，甚至扭曲了研究方法。

谈及这一点，最好的办法就是引用尤里·哈森（Uri Hasson）及其同事的观点："虽然认知神经科学研究的范围广泛而丰富，但研究范例主要涉及个人行为过程中的神经机制。典型的实验将人类或动物与自然环境隔离开来，他们被放置在密封的房间里，只能与计算机程序进行互动。这个以自我为中心的框架让人联想到太阳系的托勒密地心参照系……尽管在塑造某个个体的思想时，其他多个个体起着核心作用，但大多数认知研究仍聚焦于单个个体内部发生的过程……我们需要从单个大脑向多个大脑的参照框架转变。"[5]

当然，智力测试及其相关的研究和模型亦是如此。在本章中，我将展示雷蒙德·塔利斯（Raymond Tallis）在其著作《模仿人类》（*Aping Mankind*）中谈及意识时所提到的人类潜能。它"不会仅存于孤立的大脑中，也不会仅存于某个个体的大脑中，甚至不会仅存于与其他大脑有互动的某一大脑中。有意识的人类历经数十万年建立起智力社区，人类潜能参与其中，是其中的一部分"。[6]

换句话说，壮观的人类变异，或人类的个体化只有处于某种文化及其历史的背景下才会发生。通过这一框架，我认为没有"异常的进化"，也没有幽灵般的"罪人"，我们的基因或认知能力中也不存在怪诞的钟形曲线。存在的只是几乎完全被忽视的进化逻辑连续性，它会引起生物复杂性的巨大变化。

我会解释为了合作生活方式而做出的激烈选择是如何通过塑

造一种独特的智力系统来帮助克服复杂多变的环境的，这一智力系统与其他系统一脉相承，却又高于其他系统。并且我也会讨论它是如何进化为个体认知和文化之间一种全然不同的关系的，而非在其他灵长类动物间被描绘的那样。最终，我会阐述它对形成个人智力差异的影响。

进化中的人类

根据非洲的化石发现，人类进化的故事可追溯到七八百万年前。这个故事依旧很朦胧，而且比环境复杂性和不确定性更棘手的问题也牵涉其中。之前的图像（现在变得越来越复杂）相当整齐。因气候干燥，森林稀疏，以前在森林里的居住者被迫进入森林边缘和广阔的草原。由于缺乏自然防御设备和传统粮食资源，这些人变得极其脆弱。他们在广阔的范围内没有稳定的粮食供应和新的食物，还要面临暴露在大型捕食者面前等情况。

他们通过彼此合作进行回应，其程度远远超出了他们的灵长类祖先。但这种行为对认知系统提出了新的要求。与宏观的气候环境、地球物理变化以及非人类灵长类动物的社会分组相比，真正合作的微观环境更为复杂，对认知系统的要求也更高。

这是人科动物出现的背景（"人科动物"一词通常指人类家庭的成员，人科是由人类和活猿的最后的共同祖先身边的所有物种组成的）。某些新的适应性改变是身体上的，例如750万年前，我们最早的祖先开始直立行走。但是认知需求更为重要，如第八章所述，大多数灵长类都会呈现出不同程度的认知需求。然而，只有在这个新的分支中，这些认知需求才能真正起到作用。与仅仅是多个个体的集合相比，一个有组织的团体的防御、狩猎和觅食效率都能大大提高。此外，当合作关系秩序井然后，生殖关系、抚养子女、劳动分工和产品分配等也变得有条不紊。

如前所述，这种生活方式的某些方面在进行合作的猎手中，如狼和非洲猎狗，都有表现。同样，猿类中形成的一系列预适应对此也有预示。一些猴子和猿偶尔直立行走，是为了增加高度去察看高大的草丛和灌木，或者在河流中跋涉。人科动物的祖先进一步选择和改进。被释放的手可以使用基本工具，连同变得宽阔的视野一起改善了视觉运动能力。这些因素可能增加了大脑尺寸的首个增量。从解剖学角度而言，直立行走的方式以及能够在现在垂直的脊椎上平衡更重头骨的能力也都将促使这一现象的发生。

然而，我们需要回到真正社会合作的益处中来。更完善的认知、更缜密的交流和更完整的表象认知促使脑部更快地扩张。这在认知系统中开始了一个良性的进化螺旋。人科动物逐渐能够摆脱单一栖息地的限制（在这一点上，甚至我们最近的表亲仍然受束缚）。随着世界动态的深入抽象化，他们能够更好地预测和改变环境。他们通过这种方式使世界适应自己，而不是使自己适应世界，他们能够扩展到许多恶劣的环境中去。

近期的化石发现使这一古老的故事——或者至少是它的年表——更加复杂了。正如任何入侵物种进入新的栖息地一样，事实证明，人科动物的进化过程与其说是梯子，倒不如说是灌木丛。它包括不同的"实验"，每个都具有不同的特征排列，例如直立行走、饮食、手工灵巧和更大的脑袋。[7] 四五百万年前，他们中有的脑壳体积相当于现在黑猩猩的脑壳体积（340～350立方厘米）。其他特征，例如手和胳膊都适于攀登，显示出他们是在稀疏的丛林里生活。

450 万~200 万年前，人科动物以一群不同的直立行走的群居生物为代表，他们的脑壳体积更大（450~500 立方厘米），还有像人类一样的牙齿和手，被称作更新纪灵长动物（最著名的是南方古猿阿法种，存在于 390 万~300 万年前）。化石沉积表明，他们生活在 20~30 人的团体中，可能栖息在湖边或河流泛滥的平原，树木帮他们逃过捕食者的追捕，尤其是夜间的诸多危险。但是，《科学》或《自然》上时不时地刊登关于化石发现的报告，对这个故事进行进一步修改。

新的发现并未否定上述合作方式进化的总体情况，只是在时间上有所交叉。250 万~160 万年前，东非的化石记录中出现了很多其他物种的遗骸，其中一个物种具有更多的人类特征，最初被称为能人（2015 年发现另一新物种的报告使情况更加复杂，这一物种被称作纳莱迪人，其骨骼细节与人类相似，但脑袋较小，不过目前尚未确定其生活时期）。这是目前所知最早的人属成员，即他们是首个人类物种。在他们生活的时期，更多的森林变得稀疏，因而传统森林水果逐渐稀缺。他们的遗址与一个特殊的工具系统相关，其特征是粗石片、圆形锤子石头和其他可能的石头武器。这些工具经常在动物遗骸附近被发现。

2014 年，《科学》刊登了一篇评论称："在过去的十年里，新的化石发现和……新的环境数据表明，长期的干旱致使各物种长时间处于颠沛流离的状态，人属则是在此种背景之下不断进化的。""250 万~150 万年前，早期人属的三个谱系在栖息地不稳定和分裂的环境下进化……这些环境为特征提供了选择性优势，例如饮食灵活性和更高大的身材，这些都有助于在变化的环境中生存。"[8] 近期的许多报告都证实了这一点。不过，他们仍然倾向于强调宏观环境因素（饮食灵活性、不可预测的环境、范围扩张等）而非合作本身的认知需求。

能人遗迹周围的动物残骸分布表明，他们生活在大型群体中，习惯合作狩猎，或者打扫。但是最重要的特征是他们的脑壳很大，颅骨约有 650 立方厘米，比更新纪灵长动物的脑袋约大30%，更是远远大于黑猩猩的脑袋（适合于其体形）。此外，他们的骨骼和头骨都变得更轻，牙齿也大大变小，这显示出在饮食方面，他们不再那么依赖坚硬的蔬菜。这都表明，一方面，合作狩猎和更加大型的群居生活之间具有平行关系；另一方面，这种平行关系也存在于脑袋的尺寸和认知复杂性中。

直立人是一个新物种，首次出现在约 180 万年前。他们不仅具备了大脑尺寸的另一个增量，而且在存在期间大脑不断扩大：从 150 万年前的 850 立方厘米增长至 20 万年前的 1200 立方厘米（现代智人的平均脑尺寸为 1400 立方厘米）。直立人可能起源于非洲，但很快就迁移到亚洲和欧洲的广大地区。路途中，他们遭遇了一些最为恶劣的气候条件，这可能在一定程度上要求更为密切的合作方式（在刚刚提及的大脑扩大这一点中可以反映出来）以及相关的认知和实践能力。

利安内·加博拉（Liane Gabora）和安娜·罗森（Anne Russon）列举了以下证据："很多迹象表明，为了适应环境求得生存，直立人的能力增强，包括复杂而任务明确的石手斧、复杂而稳定的可全年使用的堡垒以及涉及大型比赛的远距离狩猎策略。"[9]140 万年前，直立人也能生产石质工具，这一行为需要一定的认知想象力、灵巧的手和敏锐的眼睛。

这些工具明显的一致性也能反映出这是群体行为，即具有共享想象力和行动的交互认知文化。直立人的遗址也显示出他们是大型群居团体，并且在非常大的猎物（大象、野牛等）残骸周围还发现了他们的手斧和燧石。此外，遗址处有大量证据显示直立人会使用火，还可能会做饭。

似乎可以放心地假设，这样的群体也会要求其他的文化创新，例如群体行为规范和比黑猩猩的 30 个固定信号更复杂的交流系统。

现代人类

从解剖学来看，现代智人可能起源于约 15000 年前的非洲。7000 年前，他们已经遍及欧洲和亚洲，取代了在那里已经存在了数十万年的尼安德特人。化石显示出他们的文化复杂、适应性强、变化大。

家庭遗址表明他们有大型社交乐队，乐队之间还有联盟，他们的社交狩猎和家庭生活技能也极其娴熟。那个时期的化石头骨也显示出他们的大脑已扩张至现代人类的平均尺寸——1400 立方厘米。即使考虑到体形，也比黑猩猩大脑尺寸的平均值大三倍。

如第六章所述，体积掩盖了皮质折叠的大幅增加，而增加的目的是要增加功能性组织的体积。因此，体积和功能之间的相关性总是不太明确。不过，似乎有理由认为，皮质折叠的大幅增加是为了支持更加复杂化的合作生活方式。当时那种规模的合作狩猎不仅要求个人层次的高级认知技能，而且需要群体层面具有分享表象认知规则的能力。合作狩猎还要求熟知猎物及其典型的行为模式，当地及更广泛地区的生态、地形、捕食者风险、天气情况等。

得以保存的石质工具的材料文化尤其强调了新的认知灵活性。直立人和尼安德特人的石头文化持续了 100 万年，趋于符合成定型的样式或风格。然而，大约 7000 年前，风格的创新与变化蔚为壮观。其文化包含复杂的骨科技、多部件导弹头、穿孔贝壳装饰品以及复杂、抽象而艺术的设计。这种文化的分布也表明了群体之间存在交易往来，其中技术交流加速了文化发展，群体间的联系越密切，科技发展就越迅速。[10]这是分层动力系统中的一个重要的附加层，将会产生更多的创造力。

旨在合作的进化

这就是高级的认知和外部认知系统共同进化的背景，包括支持它的遗传资源和容纳它的大脑。人类的社会合作不是一个自愿的过程，也不是一组"聪明"的人选择一起工作。相反，它的出现是为了把握环境的动态变化。换言之，社会合作是认知快速进化的背景，而不是结果。这对于了解人的大脑和认知意义重大。

经过多年的比较，迈克尔·托马塞洛称，人类进化是为了合作，而猿不是。也就是说，大脑之间皮质和情感中心更密切的联系通过多个大脑之间的关系促进了对他人更加深刻的认识。人类不但能够想他人之所想，还能感他人之所感。

托马塞洛的研究表明，虽然黑猩猩偶尔也会合作，但是人类的孩子必须合作。例如，在有奖励的集体活动中，任何一个黑猩猩都可能会将奖励据为己有，而人类的孩子会平均分享。人类的孩子喜欢一起工作，而不是单独工作。然而，黑猩猩很少表现出合作的意愿。在集体活动中，人类的孩子不接受不公平的奖励，也不会容忍自私的行为。[11]

真正的合作允许人类居住在越来越边缘的领土上，共同进化的影响使人类生物学以其他方式独一无二。危险的生活、广泛的移民和不断开拓新的栖息地意味着我们的祖先经历了一段时期，其间他们面临着激烈的生物选择。在那段时期里，那些身体状况不太能够适应合作的物种被快速消除，这些时期被称为生态瓶颈。这可以进一步保证幸存者的健康情况。

因此，基因遵循文化——被选择来支持社会设计创新——反之却不然。在15万~6万年前，我们人类的祖先从非洲的热带草原越过阿尔卑斯山来到北欧，也有的向东北出发到达亚洲。迁徙途中，气候更冷，食物来源也与之前不同，新的捕食者也出现了。基因选择支持某些具体的适应性变化，如皮肤增亮、可以消化新的食物、免疫新型病原体。但是，适应性变化，如获得食物、发明温暖衣物、使用火、建造稳固住宅等，都发生在一个完全不同的层面——文化层面上。

所以，人类在基因上是非常相似的。不过，由于个体足够优秀而参与到文化层面，从而也会产生一个新变异。人类仅有猿基因变异的1/4，而在生物学上，猿是我们最近的亲属。[12]尽管如此，人类的行为和认知多样性远远超过其他任何物种。下面，我们看一下多样化的复杂性是如何产生，又是如何在认知能力中表现的。

（人类）生活之音乐

在不可预测的环境中，生存只能通过模式抽象系统来实现。基因选择的适应性变化太慢，难以跟踪。仅靠简单的线索也不可行，所以生物是基于模式抽象的智力系统（本书中，我已经用其他多种名称来称呼它）。在某种意义上来讲，模式抽象是智力，智力是模式抽象，生命本身就起源于此。但随着这些生物体居住的环境更加复杂，其模式抽象的力量也必须增加。

与他人合作求得生存、完成任务都反映出环境极其复杂。人类进化到可以应对极其复杂的环境，这就解释了为何人类现在是痴迷的模式抽象者。我们不仅陶醉于在自然中发现这一点，还为创造这些模式的能力而庆贺。那就是音乐、舞蹈、艺术和美的所在。我们还在各种各样的游戏和运动中，设计并运用模式抽象。以任何方式所遇到的模式都让我们感觉更好，因为它使世界变得更加可预测，也更加安全。发现和创造模式是一种良好的治疗方式。

换言之，人类就是模式痴迷者。但是，从中也可以吸取其他教训。人类为何如此积极参与艺术、舞蹈和音乐等活动，一直是进化心理学/文化生物学传统中的一大难题。在《人类的由来》一书中，达尔文写到，音乐能力无疑是人类被赋予的最神秘的能力。2008 年，《自然》杂志发表了一系列相关文章，这些文章的作者都认为："至今还没有人……能回答这个基本问题：为什么音乐的力量如此之大？"[13]

在狭隘的达尔文学说传统中，只有严格的适应性变化才有意义，那上述这些属于哪一种适应性变化呢？正如史蒂文·平克所说的，很有可能，它们是因其他目的而进化出的能力所产生的欢乐的副作用。不过，对此可能会有更好的解释。

这些结构形式可能反映了我们更加普遍的结构抽象能力。已故的奥利弗·萨克斯（Oliver Sacks）在其著作《音乐癖》（*Musicophilia*）中说道："在所有社会中，音乐的主要功能是集体的、共有的，它将人们聚集在一起。在各种文化中，人们都一起唱歌，一起跳舞。我们可以想象，在 10 万年前他们围着火堆起舞歌唱。" "在这种情况下，节奏似乎真正把神经系统结合起来了。"[14]

神经系统的"结合"

神经系统的这种"结合"正是在社会动物（从蚂蚁到狼）的认知动态中发生的。对于群体和个人来说，这些自我组织的动态都会产生惊人的创造性结果，但它依赖于潜在的模式抽象。事实上，从细胞的分子集合到高级认知系统中捕捉经验结构会使系统更加聪明，会使不确定状态向可预测性转变。当人类发现或找寻到它时——如在自然界中、图画中或人类的脸庞中——他们会将其描述为美丽且和谐的，并且他们的感觉会更好。人类故意以简单的音乐形式（以及艺术、舞蹈等）设计出这样的结构化体验。

因此，人们并不讶异于奥利弗·萨克斯的观点竟然引出了霍尔格·亨尼格（Holger Hennig）的问题："音乐结合"的主观经验是否存在潜在的和可量化的结构？就认知性质而言，我们当然希望这种结构是存在的。据此，亨尼格通过让一对对的人类同步演奏韵律的方法，来研究统计性质，结果为人类文化和人类智慧的真实性质提供了进一步的线索。

众所周知，任何演奏乐器的人感知到的每个节拍的时间都会有略微的偏差——在节拍器前后几毫秒。然而，事实证明，在任何个别序列中，偏差都不是随机的。在较长的序列间隔里，它们都相互关联。也就是说，它们揭示了潜在的统计依赖或结构（也称为分形结构）。

亨尼格的志愿者音乐家会在键盘上敲击节拍，上述结论就是亨尼格从这些音乐家身上得出的。不过，几分钟后，他还观察到一些事情：他们与节拍器的偏差虽然最初彼此不同，但很快就开始相互关联。他们没有跟随节拍器的节奏，而是开始跟随彼此的偏差。

对这种模式的融合似乎只有一个解释。一直以来，每位演奏者必须要跟随另一位的节奏偏差，然后将其吸收，以便最终预测下个节拍。即使仅有两个人合作，抽象结构似乎也实现了"神经系统的真正结合"，亨尼格表示。

值得一提的是，听众显然更喜欢表现出结构偏差的音乐，而不是具有独立波动的音乐。也许这是因为前者具有更丰富、更深层次的结构。现在我们知道了原因：结构提供了可预测性，并唤起了刚刚提及的良好感觉。当然，这种结构已经在细胞代谢、生理和脑功能成分中被发现，并且它也存在于蚂蚁、鱼类和鸟群中。"人际大脑和大脑的耦合"形式也会通过脑扫描的新技术展现出来。

神经系统的结合也表明，人类文化远远超过个人从社会合作中获得的东西。现实情况要复杂得多，具有更强的表象性和动态性，发生的事情不仅仅是被动的社会学习。无论是合作狩猎还是制作音乐，群体中的每一成员都在参与并适应一个或多个其他行为结构，每一行为都对其他行为进行补充、增强和弥补。一个新的管理层面出现。

人类似乎从小就是如此。例如，7个月至1岁之间的婴儿在与他人咿呀发声时就会学会话轮转换行为，这就是在生命阶段他们和照顾者之间的互动的认知结合。为了开始正确地学习语言，婴儿需要检测并吸收在高度复杂的声音流中划分单词的统计结构。我们知道，只要讲话者这样做：发声清晰、有重点、预见困难，并且为婴儿搭建起经验的"支架"，婴儿很容易就可以正确学习语言。

在所有情况下，即时结果是复合时空结构的，在大脑内部，却又不仅仅局限于大脑，会充满非线性前馈和反馈回路。与蚂蚁的动态一样，文化是一种自我组织的结构。最大的优势在于，这种动态文化比任何一个人都可以达到的复杂环境更具代表性，也更能适应环境和社会变化。同理，动态可以更迅速、更有创造性地产生有针对性并且和谐的反应，还可以通过个体参与者进行折射。

乔安娜·桑格（Joanna Sänger）及其同事将这些共同的文化结构称为"超脑网络"。它们出现在"大脑网络"，然后对其进行调制。[15]其他人称其为"超脑""看不见的社会大脑"或"分布式"的社会认知。尤里·哈森及其同事表示："认知在人际空间中物质化。复杂行为的出现需要根据一套共同的规则来协调个人之间的行为……脑与脑结合约束并塑造每一个体在社会网络中的行为，导致复杂的共同行为，这些共同行为不可能孤立出现。"[16]

这就是人类文化和文化本身所在。它不是猿的心理和社会生活的苍白延伸，而是一个全新的智力体系，就如加博拉和罗森解释的那么完美。"人不会像杂货清单里的物品那样去累积文化元素，而是会融入一个独特的理解画面、一种世界观……它们通过各部分之间的互动而出现。"[17]

合作、民主和历史

在此，我们通过比较和对比人类社会智力与蚂蚁、鱼类和鸟群的社会智力来反思一下这些观点。蚂蚁大脑的可塑性较小。个人对群体的投入在范围上是有限的，尽管社会动态增加了在具有挑战性情况下的适应能力。鱼类和鸟群同样如此。

相比之下，像所有哺乳动物一样，社会哺乳动物居住的环境更加苛刻。它们的大脑已经进化到具有相当的可塑性，独立于"社交"之外。当它们这样做时，它们对社会狩猎和其他社会结构的微观需求的贡献非常大。

早期的人类似乎经历了更加不可预测的环境，这需要更多的合作。换句话说，在人类的进化过程中，参与集体智力这一能力本身就成为生存和自然选择的先决条件。生物反应使大脑变得更大，并且用于社会参与的神经网络的范围也更广泛。因此，个人大脑可以对集体智力做出更大的贡献。这将使合作的统计结构抽象化的能力向更深层次发展。

所以人类合作与蚂蚁、鱼类和猿之间的合作意义不同，前者建立起了创造性和适应性更强的智力系统。就第八章所述的蚂蚁而言，它们之间的互动导致智力整体行为的出现，但个人贡献的后果是个人未知的。与之相反，人类共同行为的参与者需要相互认识个人贡献的整体目标和后果——如果有的话，那就是个人和群体将合作与个人发展的利益都实现最大化。

但这些都是民主的生物，认知和社会基础被定义为"一个政治人民参与决定事务的系统"（来自维基百科）。因此，民主远不是一个非自然的状态，正如一些人所认为的那样（见第一章），是人类的认知功能要求民主的存在。出于种种原因，个人被排除在这种意识和民主之外时，社会和个人就会出现异常（将在第十章讨论）。

然而，这与以前所有的社会合作形式还有另外一个很大的区别。我们知道，从人类进化的早期开始，人类在合作中比在孤立的群体中发展得更快。狩猎和聚会乐队在较大的联盟中合作，这种合作有时是偶尔的，但在其他时间里是更加长久的。在当今的狩猎采集部落中（及其在现代社会的后继者），仍然能够观察到这种安排。这些额外的联盟在互动方面——互惠前馈和反馈循环、群体动力学和行为创新上呈现出更深层次的水平。换言之，它们提供了一个更深层次的反思抽象的范围，以便从更高层次去了解变化的世界以及如何管理它。

再者，如果没有相互依赖关系的跨层次的共同进化，这些动态是不可能存在的，这些相互依赖的关系一方面体现在社会、认知和情感交互之间，另一方面体现在生理和表观遗传过程中。正如刚才所提及的，新兴的社会神经科学和社会表观遗传学研究领域正在揭示社会/文化经历影响和补充这些进程的方法。

例如，不同的认知状态会有不同的生理、表观遗传和免疫系统后果，这取决于社会背景。重要的是，基于社会意义和参与的独特的幸福感与基于个人苦乐的享乐性幸福是有区别的。这些不同的状态与不同的表观遗传过程相关，正如在补充不同的转录因子（因而是基因）的进程中，甚至在免疫系统反应中所见到的那样。[18] 所有这一切都是人类智力系统的一部分。

这样，人类进化史成为人类的历史。大脑之间的合作和新兴的社会认知提供了个人限制的概念突破。它导致人类历史从原始的狩猎采集者到现代化、全球化、科技化社会的快速发展——所有这些都基于相同基因的相同生物系统之上。

现在让我们看看心理学的一些影响，包括对人类潜力和个人差异的影响。我希望展现出这样一个令人眼花缭乱的体系的"成本"（如果我们可以这样称呼它），就是将个人的潜力（或缺乏潜力）与其运行所在的文化和环境分开是不可能的，人类智力只能通过这些动态文化过程来实现个人化。

人类只能依靠文化进行个体化

自古希腊起，哲学家和心理学家就已经知道，我们只能通过社会互动成为可被识别的人类。部落社会似乎也认可这一点。2006 年 4 月，在《新科学家》的一个采访中，德斯蒙·图涂（Desmond Tutu）告诉我们，"在非洲班图语中，Ubuntu 这个词是指人只有通过其他人才能成为人"。[19] 在西方世界的方法论个人主义中，并未认可上述观点。但是，若不认可这个观点，真正认识认知潜能和认知差异就会变得困难重重，所以我们要提醒自己谨记这一点。

即使只有两个人共同执行任务，也会有真正的合作。这一合作是对感知和认知的挑战。当坚持共同的最终目标时，每个合作伙伴都要形成与他们在整体认知中的互补位置相对应的瞬间感知。然后，整体和个人认知之间的协调必须引起个体运动反应，这一反应也是整体协调的。所有这一切都会在几秒甚至几毫秒内迅速变化。

在这一过程中，合作伙伴共同揭示了自然界中力量的深度，而在彼此之间，任何单独一个人都不会经历它。我们已经知道，即使只有两名音乐家协调敲击键盘几分钟会发生什么。随着实际性的任务越来越多，例如移动物体，这种协调已经远远超出了所需要的程度。现在每个人都已经考虑到新的力量复杂性——质量、重力、形状和摩擦力——为了使共同行动协调一致。这样说来，要共同举起一个物体，每个参与者的力量和行为之间的自然关系都受到另一个参与者的行为的制约。此外，当然，所有这些力量都必须与共同目标相适应。

在狩猎和防御掠食者时，任务更加复杂，因为对象本身是活跃的，会对这些共同行为做出反应。行动和反应的动态甚至都不能由不进行合作的动物远程体验，它们也不会被狭隘范围内的刻板的化学、手势或其他信号，或者较小的大脑网络所监管。

正如帕特里夏·祖科 – 戈德林（Patricia Zukow-Goldring）所说的，普通的经历涉及许多来自诸多变量的信号，通过各种各样的感觉，构成许多进行快速时空变换的物体（有生命或无生命）。但在社会合作中，这些投入需要在个体之间进行协调，以便"一个人的感知和行为会持续并本能地影响另一个人的感知与行为"。[20]

文化工具成为认知工具

心理理论忽略了这些需求对人类智力的意义。其大部分的证据来自发展心理学的两位巨人让·皮亚杰和利维·维谷斯基（Lev Vygotsky）。他们的解释在某些方面是不同的，但又是互补的。

皮亚杰认为社会参与是发展思维中的烦乱或不平衡的主要来源。例如，通过讲述有关幼儿的不当行为的故事，然后询问谁是"最顽皮的"，他了解到孩子的思想会随着时间的推移而改变。他认为，社会观点的协调比物质环境中的任何问题都更加苛刻。在这种情况下，他说，认知不可避免地从与他人的相互关系中得以发展。正如他所说的，"只有处于集体互动的背景下，个人才能实现他的发明和智力建构"，并且"既没有这样的个人，也没有这样的社会。有的只是个人之间的关系"。[21]

皮亚杰聚焦于发展过程中个人认知系统发生的变化。相反，维谷斯基着重于集体和个人之间的辩证法发生了什么，以及集体与个人变化的相互交织。这些似乎遵循上述动态模型。

因此，集体观念和集体行动会产生迅速变化的前馈和反馈循环，这些循环作为商定的条例——或吸引者出现。例子包括转弯、排队、商定的信号和要求共同关注的手势、指向（集中集体注意力）、指示行动目标和路线的手段（战略和"地图"）、劳动分工的协议、监测和调整进展的信号以及独特语言的使用。想想帮助某人抬起一张长桌通过几个门道，或者抬衣柜下楼，通过相互吸引的地形产生的一系列认知——我们认为理所当然的规则和惯例。

其他规则出现在共享的机械装置和工件的制造中。从简单的石头工具和石头住所到新兴技术，都是与他人共同设计的。设计扳手的关键不仅仅是与手相配合，它源于其使用的抽象统计结构，即设计师心中共享的吸引盆。

人类的大型联盟的自我组织也以高度结构化机构的形式出现。他们在婚姻规则、亲属身份、资产所有权约定等方面颁布明确的或合法的义务和公约。这些限定和合法化更明确地表达了个人的期望，通常在规定的法律中塑造了认知。

人类语言具有复杂的结构、独特的生产力和传播速度，其进化专门用于协调社会合作。而且，如上所述，为了简单地庆祝和享受合成结构的表达，设计了其他规则（设计吸引盆，如在方形舞蹈中）。在所有这些规制形状和牢固的合作社会关系的形式中，大多数在不同群体中或在不同地方都会迅速发生变化。但是，它们的详细的认知结构，即使是年幼的孩子所使用的，也几乎都是极其复杂的。

维谷斯基将这些规则和设备（或正如我们现在所说的共享吸引子）称为"文化工具"，它们都反映出了以前的物种所没有经历或要求过的信息结构的深度和细节，但同时也内化为心理工具。人们就是通过它们来进行思考和行动的。据此，个人的认知是在其社会文化工具的影响下形成的，正如单一神经元的活动是在其网络的整体活动中的影响下形成的，或者又如蚂蚁的行为——尽管这种行为受到诸多限制——是在集体动态出现的影响下形成的。

正如维谷斯基所说的："通过加入行为过程，心理工具改变了整个心理功能的流动和结构。它通过确定一个新的工具行为的结构来做到这一点，正如技术工具通过确定劳作形式来改变自然适应过程一样。"[22]

维谷斯基得出结论，从诞生的那一刻开始，人类的思想和活动就嵌入在社会生活中。他认为，儿童从婴儿期开始心理发展的整个过程是通过社会手段和文化工具的同化实现的。极其复杂的人类认知形式只能以人类生存的社会和历史形式来理解。从如厕训练到成为航空公司飞行员、科学家或公共汽车司机，社会设计工具变成了个人的认知工具。以此为基石，他提出了"文化发展法则"："儿童文化发展中的任何功能都出现过两次，并显现在两个不同的层面，首先是社会层面，其次是心理层面。前者是在个体之间，属于一种心理间的类别；后者是在孩子内心，属于精神内部的类别。"[23]

现在似乎可以肯定的是，这正是为了同化这些工具，以便人类大脑进行可塑性极强的进化：为了社会设计的应用程序内在化的大脑，而不是依赖于内置例程的大脑。最大的区别在于，与我们在手机和电脑上下载的应用程序不同，大脑不断地重制它们并将其反馈到集体中。然而，我们现在从脑成像和其他研究中了解到，具体文化工具或程序的背景经验是如何导致脑网络的相应变化。[24]

例如，这种经验往往反映了职业专业化。伦敦的出租车司机需要详细记忆街道布局，经显示，他们涉及空间记忆（后海马体）的那部分大脑增大。同样地，小提琴演奏者有关手指协调的感觉运动方面的皮质部分在大脑相应的一侧扩大，而不在另一侧。另外一项研究表明，军队学员在密集的外语学习后，其皮层厚度和海马体体积发生变化。在一篇名为"文化影响大脑"（Culture Wires the Brain）的文章中，丹尼斯·C. 帕克（Denise C. Park）和黄志茂（Chih-Mao Huang）评论研究表明，即使是广泛文化的微妙差异，如观念趋向于个人主义者或集体主义者，都体现在大脑网络中。[25]当然，这些差异明显不会是学习能力的差异，它指的是它们将如何在智力测试的单一文化尺度中出现。

大脑之间以及个人与文化之间的这种互动的关键产物之一，是从石器工具制造到现代技术和艺术文化的创造力。这是在第八章中描述的吸引子联盟和反射抽象在个人之间的表现。一个简单的例子——但它远远超出了其他物种的能力——即使是在最早的人类进化中，制造广泛使用的最简单的石头工具也需要创造性想象力。一个人可以拿起一块粗糙的石头作为工具。但是，提及群体这一概念，大概是通过更多的沟通，去想象制造能够供所有人使用的手斧的目的。而且，它运用一种动态关系将这个目的在个人大脑中转化为手眼协调和视觉想象力。这些集体动力使工具制作方法超越了鸟建造鸟巢、海狸建设大坝，以及黑猩猩使用吸管浸渍白蚁。

这些都不意味着个人思想被动地被社会力量所安排。社会生活的动态不断被个人的创造性认知体系折射出来。专业知识（不分年龄）的发展在于文化网络中成熟形式之间的"碰撞"（如维谷斯基所说的），而新手的形式不太成熟。解决不协调的需要往往导致个人创造出更新的概念，这些概念会前馈到更广泛的文化变革中。远离仅仅被传播或被复制的文化，正如提姆·尹格德（Tim Ingold）所说的："知识不断地再生……将传播与知识生成分开是不可能的。"[26]

石质工具的制造者是世界上首个产品设计师。但我们和他们一样，每个人在每天中都是富有创造力的。无论是突然想出一种新食谱，还是遵循一种不常见的路线走过城市街道，或设计服装，我们将这些想法传递给其他人，他们将它们改进并传递给集体。此外，还有其他，只要个人拥有这样做的自由和途径。

这些社会认知动态的另一个主要特征是，对于在野狗或狼中狩猎，即使在相当新颖的情况下，合作模式的转换也可能几乎是在瞬间发生的。这是一个非常戏剧性的例子，2015 年 6 月，在伦敦的一条街道上，一辆公共汽车撞到一名骑自行车的人，几秒钟内，几十名前旁观者聚集起来，协调行动，经过一致努力，将沉重的公共汽车抬了起来，被害人被拉了出来。

"有这么多的陌生人突然迅速地一起努力，很难辨别出这其中有多少协调行为。但至少，对他们试图实现的目标的某种集体性认识开始形成……（这）很像是不知不觉地朝着共同的目标努力，但未经过实际沟通。"[27] "对社会认知动态的理解有助于阐释集体理解。"

这些动态的力量也解释了为什么人类文化不仅仅是人类认知的产物，而且是其媒介和构成方式。正如人类学家克利福德·格尔茨（Clifford Geertz）解释的那样，文化不仅仅是"补充、发展和延伸有机的能力"，观察学习的概念也表明了这一点。相反，它是这些能力的构成要素。一个没有文化的人，格尔茨认为，"虽然可能不是一个内在有才华的未进化的猿，却是一个完全没有思想，因而也就不能工作的怪物"。[28]

当然，在个人竞争的文化中，这样的想法可能看起来很奇怪。正如丹尼尔·西格尔（Daniel Siegel）在他的著作《发展中的思想》（*The Developing Mind*）一书中所指出的那样，我们不"拥有"自己的思想，独立于他人之外，这一思想让人感到不舒服。这与另一种想法截然相反，即人的智力或认知功能反映出一些基本的非社会功能，这些功能在个人间变化，如个人力量或能力。这就是意识形态的力量。

我们也许现在可以明白，为何要试图用一个简单的标准，比如说智力测试，来总结人的能力，粗略地涉及作为人类意味着什么。为了说明这一点，我接下来将讨论一些在智力测试中会测量的"认知能力"。在第七章中，我讨论了其中的一些，将其作为动力系统的产物。在这里，我将它们放到人类的文化背景中。

文化背景下的智力

思考或推理

思考、推理和解决问题被认为是智力的核心所在。最重要的是，智商测试被认为是拥有"良好思考能力"的措施。但是，如前所述，对于思考什么仍然存在很大的争议。主流调查已经剥离成众多专题。研究主要包括当下几代参与者（通常是长期受苦的学生），他们有诸多深奥的不解，这些不解大多与现实生活中的问题脱离。在这些情况下，思考有时被描述为判断或决策。曾被反复报道的是，人类不善于思考，而且经常犯下令人震惊的错误！许多畅销书和成千上万的学术论文都以人类思考"非理性"的众多方式为我们提供了乐趣。

因此，心理学家花了很多时间思考为什么大多数情况下看似"聪明"的人会在实验室设计和简单逻辑的呈现问题上犯错误。举个例子，参与者遇到了这样的问题：球棒和球共花费了 1 美元10 美分，球棒比球要贵 1 美元。这个球多少钱？

大多数人自信地脱口而出，"球的价格是 10 美分"。这是错误的答案。稍微反应一下，你就会知道球花了 5 美分。研究者向参与者提出大量此类问题，最终表明，平均分数与智力测试表现无关（甚至相反）。这些研究结果导致许多心理学家提出我们在基本认知"机制"方面不太健全，或者大脑被"影响"的方式存在缺陷。我们的理性被认为是"有界限的"。丹尼尔·卡尼曼（Daniel Kahneman）是一位畅销书作者，他将实验室里的思考错误当作认知系统的基本"架构"的缺陷。[29]

在我看来，这又是一个使人类思维脱离背景的问题。有些人没能答对那些问题的原因与有些人没能通过智商测试项目，如瑞文测试（如第三章所述）的原因完全相同。这根本不是人类认知系统被使用的方式。

如第六章所述，认知系统进化到能够处理更深层次的体验结构。学习不仅仅是外部世界的镜像反映，它能捕捉到外部世界背后微妙的深度和结构，提供可预测性。知识也包括那些没有被直接经历过的新出现的方面，它们是能使熟悉的问题可预测并得以解决的认知结构。瑞文测试被广泛视为"纯粹推理"（即个人脱离经验的推理力量或能力）的测试。但是，如第三章所述，他们只是测试了某些人吸收文本管理等文化工具超越其他人吸收的程度。不是别人不能处理这种把戏问题，他们只是不习惯于这样的问题。

要证明人类思考是在文化背景下出现的，是一件比较简单的事情，可以想想我们大多数人在简单算术中做乘法的情况。数千年前，它作为一种文化工具出现；现在，我们在某种程度上将它运用在我们的思考中；它在儿童身上的发展在皮亚杰的研究中得到了很好的描述。儿童一般从直接经验开始形成加法概念，例如：

$$3 + 3 + 3$$

这个概念是皮亚杰所说的"经验抽象"之一。我们可以假设它在早期人类中存在。但是，与群体中的其他人沟通所产生的反射抽象将其转化为乘法的概念：

$$3 + 3 + 3 = 3 \times 3$$

所以，正如皮亚杰坚持的那样，从古代到现代，数学的整个发展历史可能被认作是反射抽象过程中的一个例子，但这只有通过文化动态的思想分享才能实现。他展示了认知需求是如何导致新的合成反应的，这一合成反应会大大扩展个人计算能力和可预测性。长期的研究传统，特别是对儿童发展的研究，已经揭示出推理普遍依赖于背景知识。日常推理的基础是特定的文化知识。例如，当在解答实验室问题有困难时，个人的逻辑能力就会受到质疑，这种问题如下：

所有的 A 都是 B，那所有的 B 都是 A 吗？

然而，在社会相关背景下提出与上述基本相同的问题时，解答起来就不会有困难，如：

所有人类都是哺乳动物，那所有哺乳动物都是人类吗？

换句话说，认为个人的推理差异是个人认知能力的差异这一想法太狭隘、太机械化了。兰布斯·马拉福里斯（Lambos Malafouris）称"工具塑造心灵"[30]，这仅有部分是正确的。事实上，是集体认知在个人思想的帮助下塑造了工具，而工具又塑造了这些思想。

知　识

通常认为，智力系统必须在知识的基础上运行，而不依赖于固定的线索或信号（这是智力与本能的区别）。因此，知识的本质应该存在于认知理论的根源中。标准化智力测试中的许多项目都是基于简单的知识问题。然而，在《心智探奇》一书中，史蒂文·平克提到心理学家对知识本质感到困惑，并将其描述为继续阻碍现代思想的问题之一。与其他心理学家一样，平克认为知识几乎涉及所有的认知过程，但他仍然没能明确知识的本质是什么。

这个问题似乎源自忽视了人类智力系统是自我组织文化的一个组成部分。它忽略了这一观点，即文化延伸和扩展人类知识的方法，与计算机数据库的运行方式完全不同。

以物体的基础知识为例。在前人类的认知系统中，从物体——它们的各个方面是怎样在空间和时间中共同改变的——自我组织到物体概念都会发生共同变异。这些概念是共同变异集群，它们的特征相同，因而具有可预测性（我也曾称它们为吸引子和文法）。如果一只兔子在灌木丛中看到一条浓密的尾巴和一身红色毛皮，那它就可"清楚"地预测到将要发生的事情，并做出相应的行动。这就是兔子对于狐狸的认知。

然而，人类使用物体实际上从来都不包括对孤立实体周围的孤立认知。我们通过社会关系模式了解物体——它们的属性、用途等，它们是这些社会关系中完整的一部分。带有物体的社会行动远比纯粹的个人遭遇更能揭示出比表面外观和表面物理性质更深层的东西。专为他人使用而生产出的人工制品尤其如此。婴儿对勺子和叉子的发展认知远远超出了它们的直接效用，包括使用它们的社会关系模式。婴儿正在形成的对勺子和叉子的知识远不只是直接使用它们，还包括使用它们的社会关系模式。

这种社会嵌入的物体知识转化扩展了个体认知。例如，社会合作要求我们都要明确我们的知识，分享它、教授它、运用它去工作并且交流与它相关的事情。但是要与他人分享我们关于一个物体的经验以及它预测的内容，它必须归于一类，由一个词定义（例如"狐狸""表""家具""神器"）。然后，通过言语和写作的话语工具，这些更加明确的知识结构可以被公开改造并扩展成更复杂的形式。它们可以进一步相互关联，用作探索新领域的隐喻等。

这同样适用于所有经验知识。在促进反射抽象方面，社会参与从根本上改变了个人认知，这一过程在人们身上产生了巨大的认知潜力。随着概念在广泛的知识网络中得到扩展，对世界的预测性比在非人类动物中的更为深刻、更为有力。例如，在典型的智力测试中，向儿童提问法国的首都在哪里，或水的沸点是多少，就完全忽略了这种知识质量。这一观点，即上述问题能表明儿童的真正学习潜力或知识能力，是完全错误的。

记 忆

在智力测试中，记忆主要是许多简单项目的测试内容，如数字跨度或短期回忆。工作记忆的形式被认为反映了个人更普遍的认知性的，甚至是神经的"力量"。我在第七章中谴责过工作记忆的观点。但是，记忆理论通常认为它主要存在于个人大脑中。

然而，在人类中，在文化工具的帮助下，记忆也以表象认知的形式存在。即使在尚无文字的社会中，记忆也是，或一直都是以共同的言语和图形（绘画）、歌曲、舞蹈、故事和传说的形式表达出来的。在人类历史的某个时代，记忆开始以书面符号的方式，如棍棒上的标记和稍后的象形图被共享。即使是这些新工具的基本形式，也成了社会合作的关键媒介，并且扩展了个人的记忆能力。

维谷斯基和卢里亚（Luria）指出，书面形式的沟通大大扩展了自然记忆功能，并将其转化为认知组织和规划的新媒介。这种辅助记忆工具通过印刷、图书馆、计算器、计算机和互联网得以大大增加。经过内化，它们都形成了能将其同化的个人认知工具。这种记忆中（将会）存在个体差异，但除了可证明的病理学外，不可能将个体与社会来源分开。

科　学

个人与文化的相互依赖已经成为文化工具中最复杂的形式，这一文化工具被我们称为"科学"。科学和科学思维的历史是确定知识的共同工具箱。当我们需要合作获取并传达知识时，在所有其他物种中发现的隐性知识在人类中是显性的。与折射抽象一样，在所有认知系统中发现的更深层次的结构暴露出不一致的表观。

从古希腊时代开始，科学研究的任务就是通过学术分析和话语将确认知识的过程系统化。在最近的科学革命之前，这个过程就已彻底改变了我们对日常观察的一些解释。例如，它彻底改变了平坦的地球或宇宙的地心结构的认知。这样，在允许更多智力干预的情况下，当前对未来状态做出的预测变得越来越精确。

目前，通过设计新的知识共享程序，已经完整记录了现代科学自 17 世纪以来的繁荣发展历程。观察结果变得更加系统化，实验性更强，更易于记录共享及尝试复制。在自然现象中观察到的共同变异可以用邀请他人检查结果的方式共享。理论模型可以共同构建，以便更加明确其组成部分及其运作方式。然后在受控实验中可以进行预测（假设），随后对其进行测试。

上述所有步骤都要明确，以便它们可以被他人共享和复制，并可用于确定现代经验科学的逻辑结构。事实上，有人认为，17 世纪至 18 世纪科学家之间的会议、合作和发表等社会进程的高涨，是科学方法发展历史中最重要的一步。

因此，目前的科学方法自然地从表象动态发展出来，它们完美地说明了文化工具的成果。但理性的社会程序也被个人内化为个人心理工具，这样做促使我们作为个体去科学地思考。这是通过文化工具改变和扩展其他有限认知能力的另一个例子。

言外之意就是，要求个人记忆和复制那些方法的学校测试忽略了科学思考这一点，它只是在描述个人的"学校教育"，而并未成功参与到真正的科学中。因此，如第三章所述，学生的这些考试成绩与其未来能否成为科学家几乎无关。

科学知识和推理当然也得到了其他文化工具的大力协助。特别是，数学精确地发展为一种语言，用于表达现象中深层结构和模式，这种模式在普通语言中很难被表达。正是通过这种方式，科学家揭示出其他物种和前科学人类所不知的自然结构。就是对隐藏在所有的和谐构成中的结构的揭示，导致阿尔伯特·爱因斯坦（Albert Einstein）宣称"没有什么比伟大的理论更美丽了"。然而，如第一章所述，它也是科学文化的一部分，不断地识别和重新评估其预设，特别是它们在社会意识形态中的根源。

个体差异

当然，科学本身就是关于人类潜能的经验。谁会想到十万年前用简陋的武器狩猎，用石质工具屠宰，手工采集根茎、植物和水果的生物，能将自己变成我们今天看到的与之基因完全相同的同一物种？维谷斯基在他的文化发展法则中指出，儿童现在能单独做的事情——经常被看作儿童潜力的指标——可以通过家长、教师或更有能力的同龄人提供的文化工具来改变。

换句话说，潜力是由动态体系创造的，而不只是由个人来表达。目前的状况不一定能很好地预测未来的状况，除非人们被人为地限制在相同的环境中（而且在意识形态的力量下，通常是这样）。如果像行为遗传学家声称的那样，将人类智力系统模拟成简单的数量性状，如高度或体重，那么人类仍然会像猿一样被限制在狭窄的居住环境中。

天资聪颖或是其他？

当然，一种文化的动态吸引子被吸收到个人思想中，转而变成新鲜和原创的东西，这个过程非常奇妙。当人类致力于特定领域时，他们发展的速度和程度是非常显著的。值得注意的是，所有的人类儿童的学习速度都非常快，因为他们在很小的时候就学会了极其复杂的人类语言。

然而，令许多心理学家和其他人最兴奋的是特定儿童在特定领域中发展的特殊程度，这样的人被称为"天才"。由于（未经完全证实的）"遗传"优势，这一话题极具神秘性。例如，DNA的惰性化学链是如何增强数学或音乐发展的？这一疑问从未被解释过。

然而，对于那些希望子女拥有这种天资的父母来说，这可能是一个容易引起争论的问题。这使他们更易轻信来自科学家的"消息"及其影响。所以，《新科学家》的一封信期待着这一天，"某天，精子的筛选试验可以用于筛选遗传标记，从而至少使我们生育出聪明后代的机会增加"。而且，在一个更受父母欢迎的作品中，琳达·戈特弗里德森提出："天才儿童拆穿了我们生而同样聪明的这种虚构……大自然母亲不是平等主义者，她给每个人赋予了不同的天赋。"[31]

在过去的一个世纪里，某些研究试图通过跟踪已经成年的天

才儿童来证明这一概念。事实上，智力测试的设计师刘易斯·推
孟以大量高智商的人为样本做过这个研究。当然，这些研究的设
计是致命的，因为孩子大多是继续享受他们开始就拥有的有利的
社会环境。

那么，毫不意外，其中的大多数人在以后的生活中都做得很
好。但几乎没有人在他们所选择的领域内获得国家认可。琼·弗
里曼（Joan Freeman）在 2006 年的一篇评述中指出了刘易斯·推
孟的著名"天才"是如何在儿童特权和环境的群体规范之上享受
的。然而，当他们七八十岁时，他们并不比那些随机选出的社会
经济背景相同而不考虑智力得分的孩子更成功。近期的研究也出
现了类似的结果。[32]

政府也信任这种神秘性，将国家的经济成功至少部分归功于
这些人。这就是他们出资寻找"天才"基因的缘由。我在第一章
中提到，英国和中国的团体是如何从一千人中的那个智力分数最
高的人的血液样本中扫描 DNA 的。他们希望在这样的个人中找
到突出的魔术基因，从而可以告诉我们他们何以变得如此天资聪
颖。有人认为，将来有一天，这可能会帮助父母选择具有高智力
遗传倾向的胚胎。在我看来，这似乎太过迷信了。

比这种寻找（几乎肯定是徒劳的）更加有趣的是"天才"发
展的条件。如果对天赋异禀的人的研究存在一个确定的结论，那
就是他们深深沉浸在文化的某一具体层面，或是出于自己的意
志，或是由于父母及其他赞助人的意志。我之前提到的有关反射
抽象的一件事情是，知识一旦在某一领域中被触发就容易不断壮
大。这似乎在研究中得到了证实。

马尔科姆·格拉德威尔（Malcolm Gladwell）在他的著作《异
类：不一样的成功启示录》（*Outliers：The Story of Success*）一书

中说，如果没有至少一万个小时的练习，在任何领域内都不会有人取得成功。其中也包括天才，例如莫扎特。他还提到，如果在幼时没有优越的经历，也很少有人能取得巨大的成功。他提到这一类别中的具体人物，例如太阳计算机系统的创始人比尔·乔伊（Bill Joy），以及微软的创始人比尔·盖茨（Bill Gates）。同样，迈克尔·霍伊（Michael Howe）在对能力强的儿童的研究中说道："伟大成就总是依赖于勤奋的付出……要有数千小时致力于培训和实践。"[33]他还指出，早期参与到领域中去，成功的机会是如何增加的。

有趣的是，琼·弗里曼的纵向研究（其中包括对照组）的结论之一是"提及生活中常见的成功，如很高的考试分数、升职或者赚钱，其关键在于热情和努力工作、具有足够的能力、正规的教育机会和给予情感支持的家庭……这些因素一再被发现"。[34]当然，我会将"足够的能力"解释为文化发展的产物，而不是神秘的组织实体。

这同样适用于知识"高度"，如科学发现。努力是关键因素，社会环境和他人提供的文化工具也至关重要。我们公正地赞扬个人的特殊努力和成就，但大多数人都会欣然承认这一背景的作用，思想不会重新在个人头脑中出现。爱因斯坦自己也经常指出，麦克斯韦尔（Maxwell）和洛伦兹（Lorentz）以前的理论"不可避免地导致了相对论"。他坚持认为，个人的工作与同时代的科学工作是息息相关的，它是一代人的客观产物。[35]

沃尔特·艾萨克森（Walter Isaacson）在其著作《创新者》（*The Innovators*）一书中指出，合作是创造过程的基础，而且，事实上所有的科学革命，尤其是目前的数字科学革命，都是由创造过程产生的。"只有在故事书中，"他说道，"发明，如雷电或电灯泡，才会仅靠一个人在地下室、阁楼或车库就能完成。"事实并非如此，想法会在文化认知动态中酝酿，然后作为一种新的综合体出现。关于综合体，前面已有论述。正是这些观点导致盖伊·克拉克斯顿和萨拉·梅多斯（Sara Meadows）争辩说："研究基础和实际与精神考虑两者竟使我们将'天分'内在和不可改变的思想从我们的教育实践中剔除，认为其是错误的、非人类的、适得其反的。"[36]

总而言之，特殊的天分真正体现在一些更普遍的事情，即通过上述认知文化互动，在某一特定领域能发展多快多远。我认为，从这种意义上来说，大多数儿童都能极具天赋，但又并非像诡辩家所鼓吹的那样："把一个儿童的前七年交给我，我就能还你一个男子汉。"最重要的事情是获得、同化、影响并吸取繁荣文化的整体力量。下一章的主题主要是在这一过程中所遇到的阻碍。

第十章

促进潜能

因果模型

我们都通过外部现实的精神模型发挥作用。它们通常是非正式的且隐含的，会借助身体体验和文化体验在大脑中形成人、交通、语言 、疾病、儿童发展和各种各样的其他模型。这些模型在我们生活中的各个领域帮我们预测事件和行为的影响。

科学家尝试通过系统性观察使这些模型更加清晰，建构因果理论、测试假设、批判、提出修改或替代方案，等等。每个步骤都是以允许他人复制的方式操作和报道的。当所有人都确定我们"看到"的事物相同时，我们对模型就会更加确定。

不论目标物在时间上多么遥远，这种科学建模几乎都是以干预为目的在大脑中完成的。基金组织和政府提供资源正是希望科学家的工作能够帮助设计医学、社会和其他问题的干预模型。众所周知，出于现实的和意识形态的原因，政府对于人类潜能尤为关注，这种意识形态也渗入到科学之中。智力和学业成就就是例子。

好的模型对于任何干预都非常关键。它将提供一个系统运转的过程叙述，比如，儿童时期智力如何发展和引起智力变化的因素。所以一个好的模型将有助于描述促进人类发展的最好条件，消除障碍，必要时指导干预。当然，人类发展模型仍不清晰，并引发了争议。我曾解释过这种情况部分归因于关于发展什么和如何发展的模糊性，也归咎于意识形态先见的影响，特别是涉及先天－后天的争论。

在本书中，我一直在对比最近的动态模型与传统的机械（投入→产出）模型。本章中我首先阐明这种机械的投入→产出模型如何统治关于引起个体差异的"基因"和"环境"因素的思考以及如何塑造干预。然后我将对此进行反驳并讨论其他的动态观点。在第十一章中，我将此分析应用于为促进潜能发展而设立的制度，即教育中。

基因干预

直到最近，几乎所有构想对于人类发展的基因干预都存在于医学方面，以处理单个基因状况或紊乱为主。这些与在个人生活中发生的或子女从父母遗传的基因突变有关。已知的单基因突变有上千种，新生儿的发生率约为 1%，其中许多对于认知功能都有明显的影响。

自基因被发现以来，对于治疗此类紊乱可能的方法的研究已展开，在某些案例中取得了显著成果。因为其病理基础在于单个基因类型和分类结果，一旦因果关系明确，干预也相对直接，没有争议。标准例子是苯丙酮酸尿症，这是一种酶缺乏症，若不治疗，会引发智力残疾、突发疾病和其他医学问题。理解其基因根源，或更准确地说，理解基因在新陈代谢中的作用，可以产生阻止该疾病发展的饮食干预。

对于新陈代谢先天缺陷的环境干预没有引发争议。以类似方法治疗心理问题的可能性令人兴奋，即假设不同环境对于拥有不同基因的个人将产生不同影响。这被称为"差别感受性"，据推测适用于不同状况，例如，酗酒、烟瘾和各种儿童行为问题。

然而，学界已反复提出诸多理论忽视干预途径，因而已经被指出不够成熟（如我在第四章和第五章中所述）。[1]无法解释这些相互作用的原因很可能是结果不一致。正如艾琳·帕帕（Irene Pappa）及其同事在评论中指出的，确定不同等位基因的独立功能或功能变化是不可能的。研究已经导致"全面匮乏"和"难以确定这些（等位基因）差异是否产生生物和功能性影响"。[2]

如果疾病状况反映的不是一个而是多个变异基因共同作用的结果，那么人们将进一步遇到难题。然而，应用于诸如人类智力等复杂认知特征的正常序列的是由不同数目、或多或少的"好"基因构成的多基因模型，其希望找到帮助那些基因组合较差之人的类似的环境治疗方案。

这似乎是凯瑟琳·阿斯伯里和罗伯特·普罗明在他们的著作《G 乃基因》中所建议的。他们的描述很模糊，但似乎每个孩子在做过 DNA 测序后，上学时都能够携带学习芯片，作为学习"长处和短处"的"基因预测器"。老师能够设计合适的学习方案，因而保证每个学生都能接受可能的最好对待。事实上，普罗明在接受《卫报》采访时表示："既然预防性药物能被完全接受……为什么预防性教育不能呢？"[3]

其他灵感来源于由基因测序带来的直接的基因治疗或基因工程的可能性。这包括通过改变一个 DNA 序列进而于结构上"改正"一个基因，从而阻止或治疗一种疾病。几种可能的技术目前正在完善中。比如，一个变异的基因可以被打败或者被一个健康

的复本取代。一种新的技术［基因编辑技术（CRISPR），荣获
《科学》杂志 2005 年"年度突破"称号］通过使用选择的酶或者
"分子剪刀"可以在需要的地方切除 DNA，并且粘贴代替的序列。
这些技术目前正应用于人体临床治疗研究中，但是仅仅被用于没
有其他疗法的基因疾病。[4]

然而，这些发展也引起心理学领域一些相当想象性的解释。
例如，普罗明的同事史蒂芬·许在网上杂志《鹦鹉螺》（*Nauti-
lus*）中发表了一篇题目相当长的文章——"超智力的人类即将到
来：基因工程有朝一日将创造有史以来最聪明的人类"（Super-
Intelligent Humans Are Coming：Genetic Engineering Will One Day
Create the Smartest Humans Who Have Ever Lived）。在这篇文章中，
许说道："如果一个人能够具备所有原因变量的积极方面，他可
能表现出相当于平均值之上 100 标准偏差的认知能力。这对应
1000 分以上智商。"他暗示这可能包含上千个基因，"需要直接编
辑人类基因组，保证 10000 个基因位点中的每一个都有有利的基
因变体"。乐观地说，与最近发现的、在过去一两年中已引起基
因工程革命的 CRISPR/Cas 系统类似的基因编辑技术有朝一日也
将成为可能。[5]

正如第一章提到的，帝国理工学院团队认为可以用来提升智
力的基因已被发现。正是这些想法和模型使媒体激动不已，促使
一些父母幻想"量身设计"婴儿。这是典型的投入→产出机械模
型，而且非常幼稚。除了明显的实际问题（例如，面临许多独特
的学习芯片的老师——他们怎么可能知道哪些能运转），这些想
法包含巨大的基因谬误。

学习或智力，以及其中的变化，不是由于好或坏基因的简单
加总。它们几乎涉及上千个基因，这些基因不涉及发展和个体差

异，并且似乎彼此不甚相关，"好"或"坏"等位基因的效果仅仅相加得出总的基因数。相反，每个基因按照其基因背景——全部基因组——被一个动态的新陈代谢系统在不断变化的环境中使用。如第四章所述，除了罕见的、定义清晰的紊乱以外，遗传变异大多数是不相关的。因生理原因的基因产出也不可预测。

正如第四章解释的，在单细胞中进行的不是一个"哑巴"投入→产出机器，而是很有活力的智力系统。这样的系统可以应对基因产品的巨大变化。通常，这个系统可以通过使用替代产品弥补缺失的基因资源。或者它可以找到通往指定基因端点的其他路径，就如造管术一样。该系统也可以利用相同的基因资源以获取惊人的发育可塑性，甚至作为终身过程。也许，进化最有趣的一面就是动力系统出现于不同层面，创造并管理远离基因变异的变异。我们现在清楚这些智力系统可以利用"自我治疗"的方法修复，甚至改变基因本身的 DNA，就如自然的基因工程一样。

这当然是在基因组范围相关的研究中遇到的问题。预期的直接联系无法找到，导致所谓的"缺失遗传"问题。还有其他经验可以学习。但是这确实阐明了将一个完全不恰当的模型应用于高度复杂的功能和社会语境的危险之处。

还有其他用基因方法促进潜能的建议。这些是优生学家的建议，竟然还是用未完全清除的信息。高尔顿及其追随者认为优秀基因能够经过数代"集聚起来"，而"坏"基因则被清除。优生学家声称这可以利用以下多种方式实现：选择性繁殖、婚姻控制、绝育手术或者隔离（如避难所）。在 20 世纪 20 年代的美国，绝育手术被几个州采用，这影响了纳粹思想家。在纳粹德国和"大屠杀"中，因为假定的"坏"基因，数十万"精神堕落者"在安乐死和杀婴计划中惨死。

这提醒我们，受意识形态驱使的科学会走到何种境地。但我们也必须记住那些良性的甚至无害的或治疗的计划可能是幻想——特别是当变异对于绝大多数个体而言，与基因学几乎没有关系的时候。而且，我们也需记住智商不是总体智力的衡量标准。它是与社会阶级和文化背景相关的特殊学习的衡量标准。正如第十一章解释的，教育成就不是潜能的"测试"。

但是，这些计划中构成基因概念基础的许多基本假设也能在环境概念中找到。这些概念和它们的替代概念占据本章剩余的绝大部分。

环　境

关于环境影响的研究要比基因影响的研究多得多。毫无疑问，这是因为环境干预比基因干预表面上看来容易实行。在先天－后天（部分基因、部分环境）框架下，对于智商或学业成就的较高遗传性估测为环境干预留下空间（无论可遗传观念受到多大误解）。

我的首要目的是阐明关于环境引起潜能发展差异的一些观念（认知能力和学业成就）。下文将描述假设的原因模型和它们如何暗示假设的干预类型。我们将看到，大多数研究都是探索性的，对于环境和影响的定义不准确。一些研究暗示真实原因和有成果的干预，大多数展示环境的基本概念（之后我将对此进行评论）。

由于此类研究的数量和多样性，这篇综述并不详尽全面。我仅仅根据研究范围和具体性，说明几个大类的研究。主要区分简单的物质环境和更复杂的社会心理环境。划分这一区分的关注点是环境对于发展产生的后果是积极还是消极，它影响的是身体还是精神特征或者是两者皆有。之后将看到这些类别并不完全排除彼此，但是我的目的是说明，而非全面的综述。

物质因素的影响

和基因研究一样，一些研究聚焦于独特的、定义清晰的环境组成要素。研究表明，一些具体的、有害的因素会影响发展。比如，各种各样的有毒物质能扰乱细胞新陈代谢，影响健康和发育，很可能也影响大脑和认知功能。[6]这些物质包括食品中的重金属（如铅和水银）、水源、工业废物和工业与交通废气中的碳颗粒及气体。有机污染物包括扰乱荷尔蒙的杀虫剂、涂料和防腐剂。

媒体也详尽报道因药物副作用引发的一些案例。自 20 世纪 70 年代起，怀孕期间吸烟已成为人类关注的重大问题，怀孕期间滥用或错用其他物质被认为也会对后代产生影响。

这一范畴也包括由紫外线辐射或核放射引起的基因突变（即起源于环境因素的基因突变）。这些例子都源于核电站发生的事故。这对各方面的发育、之后的健康和活力产生不可预计的、有时非常有害的影响。这些影响会在智力测试结果和学校表现中反映出来。

相反，已有许多研究试图确定促进大脑和认知发育的具体物质是什么。比如，一些研究表明当将其他因素考虑在内时，母乳喂养能促进孩子之后的智力发育。[7]一些实验报告表示，大脑中的白质含量与智商相关（白质指的是围绕在长长的神经纤维周围的脂肪条，起隔离和速度信号控制的作用，它与神经细胞体的灰质不同）。[8]也有研究表明母乳中的脂肪酸能促进认知发育，主要是通过对神经元白质和细胞膜产生影响。

然而，其他膳食因素也和有害影响有联系，包括一般的营养不足以及营养不良（具体营养物质的缺乏）。比如，印度一项对缺乏蛋白质的儿童的研究表明，这些儿童与不缺乏蛋白质的儿童在认知测试得分上有巨大的差距。[9]这类实验最著名的也许是对饥饿造成后果的研究。这包括1944年的荷兰饥荒，据估计，当时德国封锁食物影响450万人口，将近20000人死亡。后来，荷兰饥荒生育世代研究（Dutch Famine Birth Cohort Study）发现，饥荒时期怀孕的母亲生下的儿童体重低于平均水平。这些儿童成年后生育的孩子也同样受到影响。据报道，这些儿童也患有各种医学和精神病学方面的疾病。然而，认知影响却更有争议。

营养不良的因果关系经常被测定影响的时间弄混乱。贾尼娜·盖勒（Janina Galler）和罗伯特·巴雷特（Robert Barrett）在2001年的一篇评论中指出："在从怀孕第6个月到2岁的大脑发育关键时期，大脑容易受到侵害的影响。在此期间的营养不良将会产生终身影响，这种影响是后期充足的营养也无法逆转的。据报道，产前、产后和儿童期的营养不良产生的影响是长期的，甚至在疾病康复后的很长时间内影响也存在。"[10]

补充这些研究结果的是关注饮食补充产生的影响的研究。动物和人类认识研究表明，某些微量营养元素（金属，如铁和锌；维生素）在大脑发育中发挥具体的、关键的作用。伊丽莎白·艾萨克斯（Elizabeth Isaacs）认为，蛋白质和卡路里摄入量的差异会影响与智商相关的（她认为的）具体的大脑区域的容量。[11]一些研究表明，Omega-3和Omega-6脂肪酸（存在于某些脂肪和油中）在大脑和视网膜发育中发挥重要作用。桑德拉·霍夫曼（Sandra Huffman）及其同事对此做出评论："怀孕期间和婴幼儿期的摄入量会影响儿童期的发育和认知表现。"[12] 由于这些物质主要集中在鱼油中，因此被用于许多干预研究中，也被许多商业公司以"提高"智力为目的进行销售。

如果营养物质与认知功能没有以某种方式相关，才令人惊讶。然而，对于调节这些相互关系的物质却存在一些疑虑。一个问题是：认知功能是直接受到影响还是治疗方案仅仅引起健康和活力的变化？比如，后者对于任何要求高的任务（不仅仅是考试表现）都有显著影响。

不一致之处也存在。比如，在有关荷兰饥荒研究中，一些关于成年人的后续研究发现："饥饿对于认知功能有很小影响或没有影响。"[13] 2014 年的一项研究中，一组母亲从妊娠期 20 周到婴儿出生，通过食用小甜饼接受蛋白质能量补充。控制组则从分娩之日起食用 6 个月相同的小甜饼。A. D. 斯坦（A. D. Stein）评论说："在这项研究中，在 19 岁时，两组被试者在认知发育的几个衡量指标中没有表现出差异。"[14]

这些研究表明，因果关系比预期的更复杂。很有可能时机对于结果也很关键。例如，霍夫曼及其同事的评论指出，没有证据证明 2 岁以上补充脂肪酸的儿童的成长得到提高。然而，研究发现反映了一个从投入到产出的相当简单的"成长"模型以及干预的清晰暗示。但是这些只涉及定义清楚、可识别的物质因素。

社会－心理因素的影响

大多数关于环境对精神发育影响的研究都优先考虑定义不清晰的社会－心理因素。因此，一些研究很宽泛，另一些却更具体。它们包含定义不明确的发育和个体差异的原因模型。

证明婴儿期的"全球"匮乏产生的长期影响一直是一个研究项目。一个最著名的实验是英国与罗马尼亚收养研究。该研究对一组在物质极度匮乏的收养所生活的罗马尼亚孤儿进行定期评估。这些孤儿营养不良，大多数时间都待在儿童床上，缺乏身体的、社会的、视觉的和听觉的刺激。研究的对比对象是那些在不同年龄被英国普通家庭收养的孤儿。

事实上，大多数被收养者表现出快速的心理恢复，但是，有少数人，特别是那些在 6 个月后被收养的人，继续经历行为问题。最近的报道指出，在刚刚成年后，"行为损害模式的核心特征是社会认知和行为的不足并带有准自闭症的特征，常常伴有认知损伤和注意力缺陷多动症的症状（ADHD）"。[15]

众所周知，不利的胚胎环境能长久影响生理机能，导致成年人罹患心血管、新陈代谢和神经内分泌疾病的风险增加。[16]妊娠期压力大也与母亲和孩子患有许多长期、有害的心理和生理疾病有关。

研究也表明，婴儿期在家中承受的压力会导致其以后更大的应激反应力。这反过来会削弱孩子信心和学习上的注意力。[17]正如第四章提到的，怀孕前体验的压力也会通过后续作用或基因在胚胎中的使用方式传递给下一代，结果是其子女甚至孙子女都会承受痛苦。

然而，由于结果经常不一致，理解这些发现并不容易。比如，压力体验和测量的循环压力荷尔蒙并不按照预期的方式相关联，原因可能是压力管理的个体差异本身就需要额外的解释。[18]正如库姆斯塔（Kumsta）及其同事对罗马尼亚儿童的报告所说的，结果的异质性大多数不可解释。

其他研究调查"丰富的"或"匮乏的"环境对于大脑发育和

认知功能的影响。环境通常被构想成包含可供实验的许多（或较少的）刺激物、物体和机会。比如，20世纪60年代和70年代的研究发现，黑暗环境中养育老鼠会减少大脑视觉区域内神经细胞的联系、氨基酸和蛋白质生产。

20世纪60年代，马克·罗森斯威格（Mark Rosensweig）及其同事开始长期研究，将在正常的、装饰较少的笼子里成长的老鼠与装有玩具、梯子、水管、转动轮子等的笼子里成长的老鼠进行对比。他们发现，早期丰富的环境能提高老鼠在几项学习测试中的表现。其进一步的研究揭示，皮层厚度、大小、突触数目和树突分布范围均有所变化。

这些发现在最近的研究中都被复制并扩大。例如，几天的摩托技能训练或走迷宫学习似乎导致大脑结构发生变化。众所周知，认知刺激和训练增加了大脑某些部位的神经再生（产生新的神经元）。罗森斯威格团队得出结论："足够丰富的体验对于特定物种的大脑特征和行为潜能的全面发展必不可少。"[19]

关于社会福利机构成长儿童的进一步研究具体关注脑发育的结果，前提假定是这会在认知发育上反映出来。例如，布加勒斯特早期干预项目（*Bucharest Early Intervention Project*）发现，与从未在福利机构生活过的儿童相比，那些有福利机构生活经历的儿童的大脑皮质活动较少（借助脑电波录像带进行测量）。然而，两岁前被领养的儿童，其活动最终回归正常。

其他研究也发现有社会福利机构生活经历的儿童，其大脑皮层某些部位的新陈代谢与不同脑区域的白质均较少。也有研究称，之前有社会福利机构生活经历的孩子，其灰质和白质数量较少，杏仁核数量较多（杏仁核是脑边缘系统的一部分，调节大脑的认知与情感活动，如第六章所述）。[20]

随着功能磁共振成像扫描仪的应用，近年来人类研究范围进一步扩大。之前几章提过，这些研究报告称，脑组织的发育取决于所体验的不同经验化。甚至对成人而言，短期的具体认知或技能训练、一般学习或记忆训练，也会对大脑产生结构性影响，例如，脑区域容量增加，甚至短期的有氧锻炼——老年人跳舞——都会产生轻微的影响。

然而，如马丁·路维登（Martin Lövdén）及其同事指出的那样，许多研究都有方法上的严重缺陷，且影响不是很大（大多数实验是2%~5%）。而且，皮层容量和厚度的变化并不一定反映学习。组织变化可能仅仅反映更强的神经活动的新陈代谢需求。[21]

我们需要指出人类对于文化工具的吸收，从早期的社会化到具体的技能学习是"丰富性训练"。正如第六章提到的，对出租车司机、小提琴演奏者、玩杂耍的人和其他人的研究发现，训练能在皮质区域的灰质变化上反映出来。大脑容量和相关的智力上的个体差异可能仅仅反映获取这些文化工具途径上的不同，而不是学习潜能上的差异。

这些研究都用一个简单模型暗示由环境匮乏引起的直接的因果关系。但是其他发现使之复杂化。例如，生理性缓冲保护大脑发育免受有害影响，这一点现在似乎很明确。"脑保护"的概念建立在人体流行病学研究和动物实验研究获得的证据基础上。成年人的饥饿反映为体重和其他器官重量下降，然而大脑和认知功能几乎未受影响。相似的是，研究已经表明，母亲若在怀孕期间营养不良或产生其他方面的匮乏，会如预期所料一般生育出身体发育迟缓的胎儿。然而大脑发育受到的影响似乎小得多，大脑重量和其他器官重量，以及身体体重的比例都在增加。

大脑保护的生理性基础已经建立，它包括确保血液从身体其他部分流回重要器官（包括大脑）的重新分配的神经反射。然而，此话题并未远离争议：一些研究表明，至少怀孕期的严重匮乏会产生长期的大脑损伤和认知损伤，与大脑发育关键时期有关的匮乏的时间可能很关键。

最后，这个类别也包括对总体的人类环境经验的调查；这些研究采用假定环境因素的方法，并与认知和/或教育测试得分关联起来。研究涵盖从小规模的观察研究到涉及上千儿童的大规模调查。采用的主要方法是针对父母的问卷调查，父母组织完成的量表，家庭、学校、同伴和邻里的观察清单；一个主要目的是从与测试得分有关的相互关联中确定未来干预的可能对象（假设这些关联具有因果关系）。

小规模研究的最佳例子是使用家庭环境评定量表（HOME）的研究。正如清单网站所写，其"设计目的是测量孩子在家庭环境中获得的刺激和支持的质量和数量。关注点是孩子……是与家庭环境相关的物体、事件和交往的输入接收者"。[22] 这些"输入"——包括父母回应与鼓励等因素，父母与儿童的交往质量，玩具、游戏和书籍的提供——在短期访问中被测评并记录在清单上。

这些措施与儿童智商或学习成就之间的关系已经有报道，作为关联因素的家庭收入、父母教育水平和邻里环境的重要性已凸显出来。因此，一个重要因素是社会经济地位（SES），通常定义为父母的职业水平或收入。据报道，排除其他因素，来自较低社会经济地位家庭的儿童获得书籍、游戏、教育活动和乐器的途径相对较少，他们的家也常常很拥挤、吵闹、没有条理、不整洁。这些儿童的父母让他们阅读、同他们交谈的可能性较少，并且父母掌握的词汇和语法的范围有限。所以这些儿童获得的学前教育较少，如对字母表、数字概念、颜色和形状等的熟悉性训练。

被收养儿童经历的巨大环境变化证实了如上论断。如果研究从低到高的社会经济地位家庭，可见智商测试得分和学校成绩的巨大差距（见第三章）。然而，即使有如此广泛的环境类别，要确定清晰的因果联系也不容易。比如，推迟或促进测试表现和学校成就的社会经济地位究竟是什么？我之后将讨论这个问题。

另一个主要研究策略是大规模调查和几个国家的全国性纵向研究，包括美国的国家儿童健康和人类发展研究所进行的儿童早期和青年研究；在英国，最佳例子是国家儿童发展研究项目（National Child Development Study）。它包括所有个体——约 16000 人——从 1958 年出生的第 1 周一直持续到成年后的许多后续研究。

这些研究的目的不仅仅是复制已经清楚的环境因素与发展指数之间的关联，尽管它们确实复制了。更重要的是，具有如此大的样本，这些研究能够进行更详细的统计分析，从而可能指明原因和干预目标。

然而，由于样本如此巨大，这一目的再次被使用大类的环境因素的需求削弱（除了一些容易确定的具体因素，如怀孕期间吸烟）。例如，关于 11 岁儿童的阅读和数学能力，国家儿童发展研究发现，从统计角度而言，学校表现与以下变量有关：社会经济地位、父母与学校接触的主动性程度、住房居住权（拥有还是租赁）、地理区域、家中的便利设施（如卫生间）、父亲的受教育水平、母亲的受教育水平、家庭规模和拥挤程度。

拥有如此庞大的样本，每个因素对于成就的影响在统计上可以与其他"区分"。然而，尽管这些联系在某些重要方面有所指示，但是这些因素的本质及其运作方式难以确定。例如，对于 11 岁儿童阅读成就产生重大影响的一个因素似乎是其是否拥有单独使用的便利设施，比如室内卫生间。换句话说，这些因素留下了足够的推测空间。

在这些研究中，同一个家庭中的儿童自动经历同样"环境"的假设激活了隐含的输入→产出模式。然而，同一个家庭中的儿童在认知方面迥然不同，正如来自不同家庭的儿童彼此不同一样。罗伯特·普罗明和丹尼斯·丹尼尔斯（Denise Daniels）在一篇著名的文章中表示，这是因为同一个家庭的儿童实际上体验着不同的环境。[23]

但是指明这些"非共享的"环境非常困难。例如，一篇文章在对 43 篇研究非共享经历与兄弟姐妹的差异表现的论文进行分析后，得出的结论是"测量的非共享环境变量无法解释大部分的非共享变化性"。[24] 最近的反思也没有改变这些总体性结论。

这一证据暗示家庭环境这一概念存在问题。它暗示和上文提到的"缺失的继承性"问题同样严重的"缺失的环境"问题，是一个可能无法经受简单的相关性分析的问题。然而，这个问题却加强了琳达·梅斯和迈克尔·刘易斯在 2012 年《剑桥人类发展环境手册》中发表的同意的观点："确实，对于环境特征和其多样结果的理解很糟糕……令人惊讶的是对此进行研究的系统工作如此之少。"[25]

我稍后将说明这对于环境概念的意义。我们先看看目前已经确认的简单联系是如何应用于干预项目中的。

各种模型的应用

这些因素的得出方式，进一步体现在一系列试图将研究结果转化为干预措施的计划中。早在 20 世纪 50 年代，心理学家爱丽丝·海姆（Alice Heim）在《智力评估》（*The Appraisal of Intelligence*）中就得出结论："如果家里能提供更好的食物和更多书籍，与那些条件更优渥的同龄人相比，贫穷的孩子即使不能在测试中胜出，也至少可以与他们势均力敌。"[26]

20 世纪 60 年代和 70 年代，国家机构资助干预计划时就采用了这一模型，并认为通过这种模型可以展现他们正重新致力于提供平等机会，即缩小社会阶级和族裔群体之间的差距，让社会看起来更公平。

相关数据表明家庭问题最严重，从而引发了所谓"对家长的战争"。这些干预措施包括让家长多鼓励孩子努力学习，改善家长与学校之间的关系，鼓励家长参与家庭作业，提高他们对学校课程的兴趣。这些措施中，至少有一部分确实对提升学校成绩起到了一些效果。

然而这些效果的真实属性如何切实调控，以及能持续多久，长期以来备受争议。[27]有质疑称某些表面成效仅仅源于教育和心理学工作者带有同情色彩的短暂关注，属于另一种不同的运行"环境"。随着这种关注的消失，效果也将弱化。

"缩小差距"的另一个表现形式是（针对教师和课程）发起"对学校的战争"，包括加大学前教育，设立规模庞大、影响深远的补偿教育计划，以帮助处于不利地位的儿童充分发挥其"潜力"。在美国，这些计划包括动脑计划，芝加哥儿童－家长中心计划、高/广计划、早期干预项目、密尔沃基项目和 21 世纪社区学习中心。在英国、其他欧洲国家以及一些发展中国家均有类似项目。

然而，这些项目的成效一直饱受争议。一些项目声称在提高儿童智商和/或学习成绩方面取得了成功，还有些则表示从长远来看收效甚微，更有甚者，有些项目报告表示几乎一无所获。2010 年，美国卫生与福利部（U. S. Department of Health and Human Services）对动脑计划的效绩评估为"低"，据其深入评估，"动脑计划各活动中心与其他活动中心的运作基本相似。研究结果表明对于该计划的期望可能过高了"。[28]

一些评论员警告说，提供几个小时的家庭帮助或学校补习不能从根本上解决问题。利奈特·弗里德里希·考弗（Lynette Friedrich Cofer）在一次审查中将这些做法描述为"对复杂社会问题进行直接简单化处理，势必会引发意想不到的后果，这便是一个经典案例"。她还警告说："如何解读人文发展这一概念是解决这一问题的关键。"[29]

越来越多的教师、社区工作者和学者都认识到，提高考试成绩只是一个狭隘的目标，仅仅密切关注这一目标实属自毁长城。我将在第十一章中详细阐述。

当前环境

进入 21 世纪以后，机会平等和"缩小差距"的精英主义目标变得更加难以捉摸。在大西洋两岸，社会不平等现象在扩大，学校表现令人失望，社会阶层流动已趋于停滞。因此，关于儿童的成长环境和个人潜力的标准概念也备受压力。美国心理学协会（American Psychological Association）2006 年的一份报告，特别是关于社会经济地位的报告，认同了阶层流动停滞的报道，也因此承认了美国梦的消亡。这些报告中经常强调的两个因素是：①贫穷率的不断上升；②收入差距的持续增长。

经济合作与发展组织（OECD）2014 年 6 月的报告得出相同结论：不平等现象有所增加，社会阶层流动在美国和英国等国家已实质上停止。甚至连国际货币基金组织也在 2015 年指出，收入差距的扩大是我们这一时代最严峻的挑战。作为挑战的一部分，必须克服各类虚虚实实的障碍以实现更大的平等。然而，这一趋势并不是去扩展视野来思考目前的意识形态可能会出现什么问题，而是以两种方式强化旧的意识形态。

第一种方式是重新从生物学角度探讨解决问题的方法。如第一章所述，投入大量资金以寻找与智商和受教育程度相关的基因，比如，操控一些候选等位基因之类的，或提出建议，采取更有效的"环境"干预措施，同时还要求行为遗传学家向政府提供证据。与历史先例的微妙差异在于它在比过去更加温和的议程下完成，我们被告知，找到问题源头基因将引导出解决问题的办法（尽管同时也被告知这样做并不会从根本上改变"遗传"能力的不平等性）。

第二种方式是加强对家长和学校的战争。例如，"不放弃任何一个孩子"计划，这个始于 2002 年的项目，在 2012 年得到了贝拉克·奥巴马（Barack Obama）总统的支持，旨在缩小成功差距，增加平等机会，提高教学质量，提升所有学生成绩。[30]

不过，OECD 的"国际学生评估计划"（PISA）评估报告再次发出警告。教育部 2013 年的报告中引用美国教育部部长阿恩·邓肯（Arne Duncan）的结论，美国学生在最新 PISA 评估中的表现反映出"教育停滞"。[31] 报告指出："需要向弱势学生提供更多的资源。"因此需要更多税收资源，为公立中小学提供资金，提高社会弱势学生的师资水平，并建议采取方案，减少社会经济背景对教育效果的影响。这些显然都属于操纵环境因素的范围。

英国也曾采取类似的措施，时任教育部部长迈克尔·戈夫（Michael Gove）对学校采取了更多的测试、检查和评比，对教师施加了更多的压力。在2011年的一次演讲中，他对英国教育在国际评比中"跌出榜单"表达了担忧，并指出大量贫困儿童学业不佳是"人才的悲剧性浪费，以及对社会正义的侮辱"。[32] 他认为，尽管受到来自教师和教育专家的严厉批评，我们也不应急于大规模地推行干预和考试改革。

"对家长的战争"也加剧了，尤其是在英国。前首相戈登·布朗（Gordon Brown）曾说这个问题源于（孩子的）背景，他的继任者戴维·卡梅伦（David Cameron）也秉持这一观点，声称有必要解决"是什么让人一直贫穷这一问题：分崩离析的家庭、无用的学校，还有使人沉迷其中不可自拔的福利制度，这些都使人们贫困且越陷越深"。劳工及养老金事务国务卿伊恩·邓肯－史密斯（Iain Duncan-Smith）在2009年4月26日《星期日先驱报》（*Sunday Herald*）上更是强调"破碎的社会"发生在面临家庭破裂、债务、毒品、教育失败等问题的特定社会阶层。声称如果不解决这些"源头"，情况只会变得更糟。他不能理解自己所支持的自由市场经济原则何以会催生这种"经济与福利支出双双增长的奇特现象"。[33]

环境是什么

此处并不是要对环境做出文学意义上的详尽梳理，尽管那通常是值得称道、内容广泛，而又颇有意义的一个议题。我只是试图找出对环境、对人与社会相处模式更隐蔽的思想观念及其深层次的思想根源。

在此，主导概念被描述为"元素"，而环境被视为一个包含各种名义因素的集合，每一个因素都具有一定的独立发展效应。因此，它们被认为是产生个人差异的原因，构成一组简单的线性输入→输出关系（输出指标即智商或学校成绩）。

换言之，这又是幼稚的园艺观。对身体成长和物质因素的具体方面可能有一些助益，但是对于人的认知潜力，恐怕难免偏差。下层阶级和少数学生因基因、父母、家庭背景、语言和文化等不同而受困于智力障碍，这一观点只会更让该群体沦为"责怪受害者"论调的牺牲品。

我认为还有另一个失败的原因：要摆脱不平等并公平对待个人及其潜力，不可能像"园艺"补偿那样容易，而需要在一个宽广的生态体系中更深入、更广泛地将个体视为有意识的、有反应的有机系统。

真正重要的环境

接下来，我建议着眼于儿童的实际发展，采取一个完全不同的环境观。在某种程度上，它重申了前文中关于结构而非元素的内容，故在此仅做简要说明。

要发展的是智能、动态和自组织的系统。为了正常发展，智能系统不但需要上述的许多成分，还需要更多其他因素。它们通过学会适应快速变化的环境而演进，高度依赖其中的统计模式或结构并以此为预测变化的唯一来源。它们不是简单构架于元素"输入"之上，与旨在实现稳定功能的装配线完全不同。

即使在细胞分子的角度，智能系统也依赖对环境结构的抽象化来展开预测。在细胞中，抽象化是自组织的构建法则，也称为吸引对象。根据以往经验，它们可以从同化变量的关系中预测未来。

可想而知，这样的系统中，对这一结构的广泛同化特性的任何阻止或干扰行为都有抑制功能。例如，破坏或阻断细胞信号的传导和相互作用会导致疾病（包括癌症）。发育中的胚胎，由于药物、毒素或缺乏某种特定资源等，仅仅是从局部屏蔽外来信号，就会导致正常形态和功能出现扭曲。更大范围的生理环境干扰（包括心理）都可能引发疾病（如心律失常和其他心脏病）。

在更复杂的可变化环境中的演变需要更强大的结构抽象能力，最重要的进展是大脑和复杂行为的演变。大脑通过超连通性和超通信，将环境结构同化到极端的抽象深度以实现可预测性。正如第六章中曾阐述的，早期感觉体验中的结构缺失阻碍大脑相关连接和功能的发展。

认知系统出现在神经网络中的结构化通信之中。它们形成强大的吸引对象联盟，具有紧迫的抽象层次（见第七章中描述的反思性抽象），但对结构或结构缺失特别敏感。不完整或片面的参与会导致认知发展、感知和功能产生偏差。

调查人员发现，以剥离元素而不是剥离结构的方式很难解释这些差异。如前所述，心理学家对同一家庭中的儿童如此不同感到惊讶。但从家庭的角度而言，分组和关系可能会有很大不同，特别是考虑到出生顺序、兄弟姐妹数量，以及他们之间的年龄差别等。动态而言，一般家庭的吸引对象群体可包含许多不同的变量（不同步的吸引对象），而它们会以不同的方式投射到家庭的不同成员。

兄弟姐妹一般分享一半的可变基因。但是如第五章所述，即使在相同环境中饲养的基因相同的小白鼠也会出现一系列不同于正常小白鼠的个体差异，反映在大脑网络中。只有通过试图将"环境"视为不同元素的集合，我们才能错开这样的结构效应。

在人类中，通过大脑之间的合作，出现了新的联盟水平，形成了文化工具形式的表象规则。这些是文化的基础，包含对世界更广泛、更强大的表象和对它的行动（如我所说，科学只是这样的文化工具）。因此，认知与文化之间相互作用重新定义了人类的潜能和智力。

文化——包括思想、价值观、制度和意识形态——成为人类智慧最重要的环境。但是，这些不是通过简单的关联来学习的元素，就像购物清单一样，它们都是由系统动态管理的抽象结构。如果不能访问它们，或者不能至少保持最不重要的接触，可能会产生毁灭性的影响，一如我现在所做的说明。

社会阶层结构

与其他发展水平一样，在社会中获得系统动态对于个人充分发挥作用并在其中发展个人潜能至关重要。也就是说，人类心理学只有在充分和平等地参与整体动态的情况下才能充分实现。不平衡的信息对某些人意味着权力，对其他人则意味着从属。当然，这是一个用比较复杂的方式来重申以前从亚里士多德（Aristotle）到约翰·杜威（John Dewey）说过的：人类是政治动物，需要以不同于蚂蚁或羊的方式从事社会活动。

在人类进化的早期，这种社会参与可能是一种规范。人类大概是以集体的目标和活动的共同概念发展起来的，共享着机构制度以及对世界的观点。这是第九章中描述的认知"约束力"。早期智人遗址的化石表明当时人们已经开始小规模族群生活，也许还与其他团体形成过零星联盟。

在非洲和南美洲及其他一两个地方的边缘地区，还有少数以狩猎采集为生的残余部落。他们的生活方式被认为是现今我们所能接触到的最古老的人类生活方式，涵盖人类历史95%以上的时间。他们的心理和社会构成非常特殊，鲜有阶层差异，资源公平分享，个人财产很少。

一位《科学》杂志的作者彼得·格雷（Peter Gray）把这种社会称为"我们的平等的伊甸园"。他在《心理学现状》（*Psychology Today*）（2011年5月16日）的博客上说："无论在非洲、亚洲、南美洲或其他地方，在沙漠或丛林，这些社会有许多共同特征。人们生活在20～50人的小族群里（包括儿童），在相对有限区域内追随着猎物和食物从一个营地迁移到另一个营地。人们在邻近族群有朋友亲戚，并与他们保持和平关系。大多数这样的社会都不知战争为何物，只有在与非狩猎采集社会的战斗族群有交会的地区，才有战争发生。"

当然，我们不能轻易相信那些缺乏实证、易于杜撰，且脱离实际的描述（也不应被有卢梭风格的"高贵野蛮人"的甜言蜜语所迷惑）。然而，这些观察结果反映了平等参与环境和社会结构所产生的认知效益和社会效益。

随着时间的推移，这些原始的狩猎采集社会结构也发生了变化。人口增加了，早期人类也扩大了结盟范围，小族群演变为大联盟，然后形成农业"城市"，产生分工，最后再形成国家和全球贸易网络。这种文化创造力为人类提供了创新技术，对人类总体发展非常有益。但是，这些进步是建立在将人口分为不同社会阶层基础上的，其代价是产生了权力不平等。

不同于平均主义的狩猎采集社会，社会阶级各组织通过采用不同的职位、奖励和特权来实现不平等。它也限制了文化工具的使用，包括前文所说的系统动能。简而言之，制度化赋予少数人凌驾于大多数人的权力。阶级分化也引发了意识形态，以合理解释社会结构的变化。在这种结构中，亚文化以不同的兴趣和信仰，甚至是与世界和自我相矛盾的方式出现。社会阶级制度不再是一个和谐的联盟，它伴随着摩擦和冲突，并极大地扭曲和分裂了全球认知。

阶级社会中的个人没有平等分享意识，不能参与重大社会决策进程，许多人缺乏关键性的政治途径。没有这种途径，一些人的发展和潜力就会受到限制。

我认为这样表述可以更好地界定环境，也可以更明确地解释心理差异的起源。这不是一个先天或后天的问题，也不是在实现某一个阶级地位时它们各自能起到多大作用的问题，这是一个关乎文化地位的问题——在不平等、不安宁的文化联盟中的地位。因此，任何特定阶级的问题，不应来自该阶级的内在属性，而应来自阶级结构的整体动态——人们已经开始广泛认识到这一更深层次的观点。

例如，柏妮丝·洛特（Bernice Lott）在 2012 年的《美国心理学家》（*American Psychologist*）上的一篇文章中暗示："在美国，身份和权势通过家庭所拥有的资源来界定，一个人一出生就被认定为工人阶级、中产阶级或富裕阶级。"她的文章"探讨了社会阶级成员与各种个人和社会日常生活经历之间的关系"，最后"展开了关于阶级划分减少低收入家庭的机会的讨论"。[34]

此外，美国心理学会（2006）关于社会经济地位的特别报告指出："基于态度、信仰、行为和体制的一系列机制使按阶级区别而享有不同权利的制度合法化，以牺牲穷人和工人阶级的利益为代价，维护中等收入和高收入群体的利益。"或者正如弗雷德里克·奥丁（Frédérique Autin）和法布里齐奥·布特拉（Fabrizio Butera）所说的："通过考虑社会的构成方式和人们经验的组成模式，可以更好地分析不平等的决定因素……制度反映并催生思想和价值观（例如，机会平等、精英主义等），从而影响人们对自己、他人和社会的反思。"[35]包括心理学家以及政治家在内的大多数业余观察家似乎都不知道阶级结构对心理的深刻影响，及其对潜力发展造成的长期负面后果。

那么动态的观点表明，个人智力上的差异问题根本不存在于某个特定阶层的特征中，也不能作为准园艺因素被归因于环境。相反，它们的根源在于维系跨阶级关系，当然还包括主流意识形态。社会结构关系是构成认知发展环境的关键。所以让我们看看这些关系的几个例子，并考虑它们的后果。

财富关系

罗伯特·普罗明及其同事在他们被广泛使用的教科书《行为遗传学》上说："环境本身当然并没有被遗传。"只有在考虑如何把统计模型中"遗留"的独立因素收集起来时，才需要辛苦地剖析环境。

当然，这些作者真正的意思是"像基因一样"继承，但环境是以许多其他方式继承的。我在前几章提到了表观遗传学，父母受到的环境压力会影响儿童基因转录。尽管我们还不确定这种遗传的程度，但它肯定存在并会造成个人差异。然而，在行为遗传学家的方程式中，它们被描述为基因遗传。

更明显的是财富的传承。财富包括私人储备的各类"物品"，整体而言由社会创造并被不均分配。在现代世界，它包括收入储蓄、土地和产业、公司股份、汽车和船舶、艺术品等。从父母传到子孙，无论后代的实际能力如何，都能在收入、权力和特权方面为其提供巨大的优势。财富强烈地反映了历史不平等现象，并将它们代代相传，给予受益者"生来好命"。因此，财富比收入多得多。如前所述，过去几十年间社会阶层之间的财富差距日益明显。

数字说明问题。OECD 在 2015 年 5 月的报告《在一起：减少不平等为何能让全民受益》（*In It Together：Why Less Inequality Benefits All*）中提到贫富差距不断扩大。OECD 的 34 个成员国中，最富有的 10% 的人口收入是最贫穷的 10% 人口的 9.6 倍。作为"储存"收入，财富被用来（通常雇佣他人）增加财富。所以卫生部门负责人马克·皮尔森（Mark Pearson）告诉 BBC 新闻："我们看到的不仅仅是收入非常集中，说到财富时，你会发现富裕国家底层 40% 的人口只有 3% 家庭财富，而顶层 10% 的人口拥有超过一半家庭财富。"[36]

美国的贫富差距是最大的。爱德华·N. 沃尔夫（Edward N. Wolff）和莫里·吉特曼（Maury Gittleman）在 2010 年的政府统计中发现，最富有的 1% 的家庭平均从父母那里继承了 270 万美元。[37] 这是最不富裕（财富少于 25000 美元）的人继承数额的 447 倍。

换言之，最富有的 20% 的美国人拥有大约 85% 的财富，而最底层的20%仅有约0.1%的财富。[38]在英国情况大致也是一样的：国家顶层的5%控制了约45%的财富，如果不考虑住房因素，这一数字还将上升到近60%。皮尤研究中心（Pew Research Center）2015年12月的一份报告指出，上层社会平均收入是中层的7倍，而1983年时才刚刚2倍。

显然，财富继承大大增加了受益者的收入水平，给家庭及其子女都带来了巨大的个体差异。这些好处既是物质上的，也是社会心理上的。富裕家庭可以在年轻的时候为子女提供良好的环境。其子女从出生到整个成长时期都有丰富的物质保障：良好的生活条件、稳定和安逸的环境、安全的幼儿园、厨师和保姆、私人医疗保健、国外度假、多套住房、游艇、私人俱乐部会员等。所有这些都提供了更健康的生活方式，促进子女身体成长和认知活力。[39]

继承的财富也使儿童无论能力如何，都能在阶级梯级上占据有影响力和权势的地位。进入私立学校（美国约10%的学生，英国约8%）是实现这一目标的主要途径。这些高期望值的学校往往更注重与高等教育和高级职业对接。因此，它们有更严格的学术课程，专门对学术能力评估测试和其他考试提供指导。

私立学校同时也确保与有影响力的人保持联系，这也是重要的一点。因此学校就获得了社会阶层的赞助，能优先获得资金，并增强了参政议政能力，学校对社会也有了更广泛的认知，并积极参与到了这一认知过程中。结果是，在发达国家所有机构的关键性职位上，尤其是政治领域的机构，具有私立学校背景的人士具有更大的优势。

更重要的是，继承财富会产生强大的心理影响。哪怕是相对较少的数额，或者仅仅是有望继承，都可以使子女产生经济安全感、家庭稳定感和对未来的确定感。英国和美国的心理研究表明，这些心理影响将增加人身安全感、自我效能感，增强自信心。[40]这些心理反过来又会增强人们对政治的兴趣和政治参与度，促进对未来发展方向的规划，加强职业信心，提高风险承担的能力。

有趣的是，继承财富虽然对个人差异具有重要意义，但很少被认为是儿童发展研究中的环境因素，或个人和社会阶层差异的原因之一（最接近的是社会经济地位分类）。我从来没有听说过，应该为了机会平等而废除遗产继承。这也许证实：把注意力转移到注重基因和智商、展开对家长和学校的"战争"、实施少数补偿计划，其实更多的是要强化维持阶级结构的意识形态，而不是试图实现真正的机会平等。为了强调这一点，让我们接下来从另一个方面来探讨。

消除心理学

与社会系统动态的认知互动对于个人的充分发展和潜力创造是至关重要的。那些社会阶层结构边缘的人在许多方面都被忽略了，这会严重影响他们和孩子的学习潜力。我在第三章的智商测试中考虑过这些问题，但在归因于个人差异的背景下，值得再分析一下。

理查德·威尔金森（Richard Wilkinson）和凯特·皮克特（Kate Pickett）在《精神层面》（*The Spirit Level*）（分析了许多国家及美国 50 个州）中的主要发现是：社会的不平等程度越大，孩子的学校表现差别越大。也许是因为，身处一个更陡峭的社会悬崖底部，会感觉到更大的心理压力。意味着比"上述"沮丧情形更糟糕——更低的自尊心和安全感、更多的失控感。

其他研究也支持这一观点，帕米拉·史密斯（Pamela Smith）及其同事展现了无力感是如何让个人把自己视为"别人达成目标的手段"的。[41]最近，康迪斯·奥吉尔（Candice Odgers）还发现："在富裕国家中，收入不平等程度较高的国家的儿童在健康、教育程度和福利等多重指标上的表现总是更糟。新的研究还表明，低收入儿童在和其他更富裕的同龄人一起上学时，可能会经历一种更糟糕的'双重劣势'的情况。"她补充说，少量的钱就是所谓的"主观社会地位的作用"。[42]

这些心理影响使社会底层的物质环境更加糟糕。情况本来就已经很严峻，而父母表现出来的对未来没有安全感、日夜为钱操心会让人耗尽心力，无力再去认知。《科学》（2013年8月30日）的一份报告指出，贫困问题影响人的认知能力和其他行为："穷困消耗着人的精神。也许这可以解释为什么穷人比别人更倾向于采取对健康有害的方式行事，无暇顾及长远利益，从而一直处于弱势地位。"[43]

这就解释了为什么工人阶级那个容易知足的所谓"弱点"，在未来充满不确定性的现实世界里反倒可能是相当合理的行为。[44]正如阿努·K.沙（Anuj K. Shah）及其同事所说的："因为没有，所以才要。"他们认为，稀缺性改变了人们的注意力，"引导人们深入地研究一些问题而忽略其他问题……这可以用来解读诸如过度借贷等类似行为"。[45]同时也可以说明，为什么家庭越富足，平均儿童人数却在下降。

一个重大问题是就业。上层阶级很少有就业压力，而近年来低级阶层的这个问题变得越来越严重。正如安东尼奥·齐伦博拉（Antonio Chirumbola）和亚历山德拉·阿雷尼（Alessandra Areni）

所指出的那样："近二十年来，美国和欧洲职场的合并使得缩编和重组等现象越来越普遍……这些变革改变了工作的性质，让许多工人对工作没有安全感，备感压力和焦虑。"[46]如第三章所述，必须在这样的背景下，判断智商测试是否可以作为有效的智力测量措施，预测工作绩效。

缺乏就业安全感和紧迫的债务问题，先期远期规划或思考超越现在的情况，这些也会影响自信心、压力、动力、焦虑，并减少身心活力，这无益于参与更广泛社会认知，也无益于表现个人能力。长期的调查表明，缺乏信心或自尊是低收入或无薪群体的障碍之一。例如，英国的反简约心理学家为英国社会底层确立了五个严重后果：

（1）羞辱和耻辱。

（2）恐惧和不信任。

（3）不稳定和不安全。

（4）隔离与孤独。

（5）被困和无能为力。

阿尔伯特·班杜拉（Albert Bandura）在"认知自我效能观念"中提到了这样的后果。通过援引不同的研究方向，他说："他们对人类的发展和适应产生了相当大的影响……这种信仰影响承诺实现目标的愿望和力量、面对困难和挫折时的毅力和动力、对逆境的抵御能力、思维分析的质量、成功与失败的因果归因、对压力和抑郁的承受力。"[47]

然而，威廉·弗兰特纽斯（Willem Frankenhuis）和卡罗莱纳·韦尔斯（Carolina de Weerth）最近的研究报告显示，承受更多压力的儿童，即使在标准测试中表现较差，在思维分析中通常也不会受到干扰。而且，与那些受到细心呵护的同龄人相比，他们的洞察力、学习能力和记忆力在与其生态环境相关（如危险）的情况下会有所提高。[48]

也许最讽刺的是，低级阶层的父母，根据自己的经验，尤其是在学校期间的经历，很可能会对自己的能力抱以否定的态度。媒体对他们失败的"遗传基因"的大肆报道在此可能起了推波助澜的作用。一旦被社会认定为"脑残"，就很难建立起自信，为自己或儿童树立远大目标。带着这样的标签进入学校的儿童也不太倾向于好好学习，而是变得更容易分心，甚至反叛［见第十一章，特别是卡罗尔·德韦克（Carol Dweck）的作品］。

以上提到的调查中经常发现家长不再鼓励学生用功学习，也不再让学生参加与升学有关的活动，这就说明了为什么。下层社会阶层的父母不太有信心帮助子女成功升学，对他们的学业期望较低，即使担忧被标记为劣势潜质也可能会妨碍表现。"社会心理研究表明，对于女性和少数民族的负面陈旧观念，可以通过刻板威胁对成功造成微妙阻碍。"[49]我在第三章中描述了这些影响智商和教育测试表现的因素是如何导致个人认知潜力被严重误读的。

请注意，这些影响并不来自实际的个人潜能或育儿质量。他们生成于在社会秩序中所感知到的地位、对该社会秩序的控制及认知参与的程度。

个人差异的关键来源往往是被忽略的，虽然简单改变统计标准可以轻松让人们"摆脱"贫困，但个人差异的影响并不会随之而去。

大多数人都认为患病、忍饥挨饿和无家可归的人很难抓住、创造机会来规划生产生活、实现自力更生。而少数科学家意识到，对于那些自己认知能力被错误假设及其衍生的能力标准所损害的人也是同样的情形。这些基本的意识形态假设是严肃的社会正义问题。但它们也是严重的障碍，阻碍实现"足够好"的智能系统，全面发展并实现最充分的社会和民主参与。

尽管如此，在这一领域还是有值得一提的其他调查，因为它们反映了人类在压力下的不屈不挠。保罗·皮夫（Paul Piff）及其同事在 2010 年的一份报告中指出，较低的社会阶层享有更少的资源，面临更大的威胁，容易产生失控感。因此，人们可能不会期望下层人士从事太多的亲社会行为，默认下层人士更看重其个人福利。然而，在此项研究中，他们发现下层人士比其上层同辈更慷慨、慈善、信任和乐于助人。进一步分析显示，较低阶层的个人有更亲社会的方式行事，因为对平等主义价值观和同情心的承诺更加坚定。[50]

本章讨论了一些造成个人潜力差异可能的因素，尤其是与认知智力差异相关的因素。相较于过去的零碎努力，提出了更好的干预和提高智力策略。然而，在世界各地的教育机制内，这些因素都在机构层级上发挥着更强劲的作用。关于这个问题已有成千上万的书籍和论文。在下一章中，我将仅关注教育制度中与产生个人差异有关的部分。

第十一章

教育问题并非遗传

教育的功能

教育体制所提供的功能可谓名目繁多且目标清晰明确：教育使孩子拥有经济有效的身心和技能，为他们进入社会角色和成为一名公民做准备，传递重要知识，传承重要民族文化和遗产，等等。但是对大多数人而言，可能最重要的理念是实现孩子内在的潜能，以进入受人尊敬的职业领域。

同样，对大多数人而言，这似乎是一个自然的过程。由于国家义务教育体制存在于世界的各个角落，几乎每个人都视学校成就为孩子潜能的发展和最终测试。这也就是孩子的智商测试与学校表现背道而驰的原因。因此，对普通大众而言，学校教育被看作一个公平的自然选择过程：孩子通过在相同环境下学习中立课程来"证明"自己内在的潜能。几乎对每个人而言，孩子都被认为是公平地进入教育体制，然后出来时带着不同的分数，这些分数正好再现了他们最初踏入的社会的阶级结构。

实际上，教师将这个自然选择功能看作他们对社会和国家目标以及实现孩子内在潜能的职业贡献。的确，学校和整个教育体制以等级森严的就业市场和阶级结构的社会为导向，这让教师很难以其他的方式来看待自己的作用。政治家赞誉这样的体制对国家经济至关重要，也欢迎其作为"社会正义引擎"在社会不平等意识形态中扮演重要角色。[1]据称，孩子有各种机会证明自己内在的潜能；如果他们在攀登社会阶梯时没有成功，并且没有获得奖赏，这都是他们自己的错。

然而，研究清楚地表明，学校教育与学习能力、认知潜能和智力毫无关联。实际上，学校教育由基于社会阶级背景的伪评价和潜能归属的过程组成。

或许赛米尔·鲍尔斯（Samuel Bowles）和赫伯特·金迪斯（Herbert Gintis）将这个问题解释得最透彻。他们认为学校不是给雇佣者提供技能，而是提供社会化的工人。学校再现了价值观、期望和态度，这些让人们做好准备来忍受不公，接受他们的命运并支持这个体制，即便这个体制并不公平。[2]这个任务解释了学校中正发生的许多事情。换言之，在培养与学术的外表下，还有其他的事情正在教育体制中进行——这些事情确保了平等的机会不能被平等地获得，大多数人的学习能力遭到低估，甚至遭到压制。

关于学校教育的这个方面已经存在大量批评。大卫·柏林纳（David Berliner）和吉恩·格拉斯（Gene Glass）在《教育中的50个神话》（50 *Myths …in Education*）中说道："我们一直都在用最适合19世纪教育模式的方法来评价我们的学生和他们的教师，这种模式基于简单的知识传递。"[3]在这一章中，我只想展示典型的国家教育体制，尽力把社会阶级制度聚拢在一起，分析其是如何编造个人在潜能和智力上的差异的。它们通过要求伪学习过程做到这一点，通过所谓的"秘密课程"，把结果以潜能的多样性呈现出来，因此，再现了一代又一代的社会的阶级结构。

自我实现的标签

隐性选择几乎立刻就开始了。从上一章描述的研究发现可见，孩子入学时显然不是平等的。很多孩子由于社会继承了对自身能力以及身心健康方面的先入之见，已经处于优势或劣势。并且，他们显示出了所属社会阶级的文化方面——语言、着装、自我表现等。

一进入学校，孩子们很快就被老师贴上了"机灵"或"愚蠢"的标签。虽然这些词不是专业术语，但频繁地被教育家、心理学家和政治家使用。同时，这些词汇还被行为遗传学家大量使用，他们认为它们反映了潜在的基因变异。

《课堂中的皮格马利翁》（*Pygmalion in the Classroom*）出版于1968年（1995年修订），作者罗伯特·罗森塔尔（Robert Rosenthal）和莉诺·雅各布森（Lenore Jacobson）在书中总结了教师期望对孩子课堂表现的影响。他们在一所公立小学进行了一场实验，实验中，老师被告知，基于一项心理计量测试，某些孩子可能有望成为"成长激增者"。实际上，测试并不存在，孩子是随意选出的。然而，这些被贴上标签的孩子经过8个月的时间在智商分数上与控制组孩子相比，表现出极大的提升。自此，期望效应在更多的研究中得到证实。

20世纪70年代和80年代的研究表明，这些属性基于语言口音、自我展示、父母的指点，甚至面部长相，即与社会阶级背景密切相关。盖·克拉克斯顿和萨拉·梅多斯总结了近期的研究，列出了一系列其他标准。

（1）高度的警惕与充沛的精力。

（2）强烈以成年人为导向并警觉于他们的存在。

（3）面部表情。

（4）对课堂环境的合理回应。

（5）全神贯注的能力。

（6）口齿清晰。

（7）快速的领会能力。

（8）安静地坐下和倾听成年人说话的能力。

（9）与同龄人相处更轻松、更流畅。

（10）记住所发生的事情并与之关联的能力。

（11）积极主动与好奇。

（12）对认知细节和模式更大的感知力。

基于此，他们认为"机灵"显然是一个混成词："'机灵'不是一件简单的事；它由大量分散的发展性成就交织而成，这些成就包括社会的、感知的、认知的和语言的范畴。"[4]

似乎是由于他们读过一些遗传学——或者至少通俗读物和媒体报道——教师愿意认为那些学前差异至少部分是天生的。因此，根据这样的先入之见，他们会以不同的方式对待孩子。很快，孩子们就吸收潜意识的信息，来增强自我效能信念，这些信念已经从家庭和邻里的学前经历中获得。因此，早期的观念变得自我实现。但是这个过程贯穿整个学校教育与高等教育。

卡罗尔·德韦克在她的研究中已经表明，教师乐意并轻松地将这种理念传递给孩子，即成绩的取得是由于机灵。因此，失败的孩子往往认为是由于他们缺乏学习能力。种种研究已经表明了这些学校中等级排序的微妙影响，这些影响甚至出现在之前被其他教师评为拥有同样能力的孩子身上。其中的一个研究表明，被归入更高等级的孩子对他们的智力有更高的认识，对将来的职业有更高的期望，也从他们现在的教师那里得到更多的支持。"如果拥有同样能力的两名学生在各自的群体中有不同的等级，等级高的学生更可能读完高中，进入大学，并完成四年的学习，拿到学位。"[5]

正如乔·博勒（Jo Boaler）所言："无论什么时候能力归类发生时——无论学生是否被告知归类及其含义——学生对于自身潜能的看法依据回应其被归入的群组而变化。"[6]

自我实现的预言与数学有关的学科相碰撞，尤其对女性而言。在一项研究中，唐纳·K. 金瑟尔（Donna K. Ginther）和舒拉米特·卡恩（Shulamit Kahn）得出结论："女性没有进入数学密集型领域的核心原因……是教师和小孩子家长的模式化观念，这种观念从很小时就成为孩子自身自我实现信念体系的一部分。"[7]

这一观念似乎在后来更加恶化，因为女性入职与数学有关的行业遭到教师的打击，他们认为，这需要"原始"的内在天赋。美国的早期儿童纵向研究的数据已经表明，低估女孩的数学潜能是男孩、女孩数学成就差距形成的主要原因，他们在小学低年级时原本表现一样。[8]这种性别偏见近年可能有所改变，但关键是归属过程的影响力。

相反，消除"基因"偏见已经相当有效。正如博勒在他的综述中所言，当学校放弃通过假设的能力分组，转向混合或异质分组，成绩和参与会大大提高。同样，在《思维定式》（Mindset）（出版后很快就成为《纽约时报》的畅销书）中，卡罗尔·德威克总结了自己的研究，表明改变教师和孩子对于能力的"思维定式"能极大地提高动机和成绩。

美国卫生与公众服务部看似赞同这一观点，因此对领军计划做出了改变（2015 年 6 月 19 日）。他们表示，"鉴于研究表明孩子早期的学习受到与不同同龄人交往的积极影响"，这些改变旨在"更好地支持各项计划，以服务来自不同经济背景的孩子"。

毫无疑问，这些预期影响将至少部分是来源于宿命论和悲观主义的文化，宿命论和悲观主义由认知能力心理学家通过智商的工具而创造。并且，这些影响会显著造成个体在测试表现和学校成就方面的差异。但现在让我们来看一看课程的影响：正在教什么，怎么教的。它如何反映不断增加的焦虑，这种焦虑不是关于真正的学习，而是关于维持孩子潜能的意识形态以及虚假的机会平等。

疏远的课程

学校的隐形选择也可以通过一种特殊的学习类型以固定课程的形式实现。这种基本的学校课程模式已经遍布发达世界。但对于真正的教育而言，这种模式的设计并不合理，犹如把鱼拿出水面教它游泳，或把鸟拉下天空教它飞翔。查尔斯·达尔文在其《自传》（*Autobiography*）（1876）中指出，对他而言，数学完全没有意义，特别令他反感。今天，在课程的许多方面，学生也有同样的问题。

问题是，课程——教什么以及教与学的过程——被设置为对孩子普遍学习潜能的"测试"，而实际上，它是对社会背景的测试。研究人员从以下方式中很快就注意到这个问题：具有独特特征的知识被专门准备，以便测试的特定方式得到学习，然后很大程度上被人遗忘。旨在某种模糊的将来使用和作为一种基于孩子基本学习潜能而将其分类的方式，课程归根结底首先是一种对学生动机、恒心和信念的测试。

这个问题的线索是许多学校知识丧失了对环境、经济以及孩子真实社区的社会结构的有意义的参照，而这些可能有助于他们成为负责任的公民。知识以一种似乎最小化其直接的社会和历史利益的方式被抽象、提炼和打包。教育中的学习理论——孩子是如何学习的——偶然夹带几个来自发展心理学家的以孩子为中心的概念。但它几乎不加掩饰地完全由传统的学习模式操纵，每个人都得记住知识"块"，以便在测试和考试中翻来覆去地消化。

学校学习涉及教育理论家杰罗姆·布鲁纳所称的"人工编造的学科"。这些学科以独特包装的形式，在仔细控制的时间空档、单元和设计中出现，以固定的模块和顺序出现，可以在单项选择或简答题中再现。

这种形式的学习极其不同寻常，与在社会及现实世界中学到的和使用的知识相去甚远。学校知识不是我们日常意义上认识的"知识"——如我们在工作和社交中一直使用的知识，它也不是我们从学术意义上认识的知识。作为一种独特包装的变体，它的学习以支离破碎的片段发生，对学生而言，这种学习是受到长期的地位目标驱动的，而非目前内在的兴趣。

但是对于测试机械学习和反复消化的坚定动机而言，这种学习还好，不是因为它作为社会有用的学习的内在价值而受到重视，而是作为达到一种目的的手段。在那种冗长的折磨下，正如柏林纳和格拉斯所说的："学习必须以物质刺激，为此要奖罚分明，（以便）激励学生好好表现，要么通过避免处罚，要么通过从老师那里得到积极的强化。如此一来，学校不再是创新蓬勃发展的地方，而是毁灭创新的地方。"[9]

在《学习科学百科全书》（*Encyclopedia of the Sciences of Learming*）（2011）的一章中，J. 斯科特·阿姆斯特朗（J. Scott Armstrong）同样指出："任务对学生而言通常很无趣，反馈关注内容（事实）而非技巧，应用很少被人提及。动机在竞争环境下是基于外部的奖罚。"[10]

大多数教师违反机构常规尽力在学习过程中注入一些与社会相关的东西。但是"学科"，尤其是数学和科学，在学校课程环境下变得特别难而费力。约翰·加托（John Gatto）在其畅销书《让我们哑口无言：学校教育的秘密课程》（*Dumbing Us Down：The Nidden Curriculum of Schooling*）中表明，甚至阅读和写作都被弄得比原本要难。

最重要的是，学习过程依赖学生及其父母与生俱来的学习能力的先入之见，以及随之而来的动机和父母的鼓励。学习过程涉及学生通过机械记忆的填鸭式学习，已经把准备学术能力评估测试变成一个暴利的商业领域。现在，许多私人公司和机构以容易记忆的模块形式为学生提供备考和修订书籍，如"Bitesize"是BBC为英国学龄儿童免费提供在线学习资源的一个网站。

难怪学生成群结队地丧失学习兴趣。调查证实，学校的大部分学生很多时间都会感到无聊，缺乏信心，感觉努力学习没用，不喜欢学校，也感受不到自己被重视。这些人认为他们就是没有努力学习的基因或头脑，这一点儿也不令人惊讶。在美国，现在有9%的学龄儿童患有注意力缺乏多动症，这或许就与之有联系。然而，学习过程以两种相反的方式正被人揭露。

成就驱动

如上文所指，其中之一是学校改进成就的强化的压力。这部分是对于不断增加的社会不公的回应以及强化平等机会意识形态的需求。部分是恐惧落后与发展中国家，尤其是东亚的发展中国家。正如在第十章所述，东亚发展中国家在国际学生评估项目评级中的优势已经促使大西洋两岸国家做出许多尝试，以通过学校改革努力赶上它们。

这也导致了更多的比赛排名表、更多以测试为中心的教学、孩子更多的压力、更多的作业，以及父母更多让他们的孩子进入"最好"学校的压力。在美国，在学生、教师和管理者评价方面，顶级项目竞赛已经增加了标准化测试的使用，并基于测试结果给学生、教师以及管理者排位和贴标签。但众所周知，这种测试并不完美。

在英国，教育部部长已经宣布（2015 年 8 月）了"中国数学学习方法"的延伸，它涉及在运算过程（如解决一个等式）的细枝末节方面训练有素的实践，如此一来，学生将能够机械地、一步一步地重复学习，但它很大程度上缺乏有意义的内容或社会关联。

许多教育家正在抱怨狭隘的学习形式现在正变得普及，抱怨其学校培育的独裁氛围。他们正在警告学校教育强化成令人紧张的"考试工厂"正损害孩子们的心理健康。例如，2014 年，将近 100 名来自全世界的教育家签署了一封给国际学生评估项目负责人安德里亚·施莱歇尔（Andreas Schleicher）的信，攻击经济合作与发展组织的国际学生评估项目评级，说下一轮测试应该取消。他们抱怨转向"短期解决方案"，抱怨"与跨国利益公司联盟"，抱怨测试重心"伤害我们的孩子并导致课堂恶化，因为它最终涉及更多、更长的单项选择测试，更多脚本化的'商贩'制造的课程，以及教师更少的自主权。它还进一步增加学生和教师的压力水平"（这封信于2014年5月4日发表在《卫报》上）。

这个观点得到一封来自一所英国公立学校年级长的信的强化，他说："真正的问题在于在全国范围训练我们的年轻人通过考试的驱动力，以及把他们的人性降到他们产生的数据之下。由于政治教条和学校寻求所有维持其通过率途径的需求，合适的、相关的课程安排已经消失数十年了。我会认为我们的孩子根本就没有受到'教育'［给《观察家报》（*Observer*）的信，2015年7月5日］。"

这种由新的管理制度培养的"成就"在美国的一所公共资助的独立学校得到展示，并在美国持续扩大，其赞助者视其为提高国家教育水平的方式。这些学校在教育和鼓励学生参加测试方面投入很大精力，纪律和对学生的处罚很严，有问题时，学校很快会找来父母。

教师的压力巨大。他们工作时间很长，这对于自己有孩子的教师而言很难。因此很多教师是刚毕业的青年人，并且教学表现也受到严密监控。这意味着学生成绩好时，教师能快速晋升；否则教师可能被降级至教学助理，或者如果他们的表现没有改进，甚至会被免职。这样产生的一种结果就是许多教师辞职，抱怨残酷的工作氛围。相似地，现在英国教师离开教师行业的数量正在破纪录。[11]

这显示了潜能作为某种学生"内在"的东西，要通过压力和

"竭尽所能"引出，其意识形态的强化已经使学校中的我们精疲力竭。我推测它只会增加学生入校时已有的不平等。实际上，英国国家教师协会委托的研究已经发现：像排名表这种问责措施在成就方面没有缩小社会阶级差距，相反，导致了更大的压力。研究人员发现："尽管政府关注缩小差距，包括学生附加费支出，在普通中等教育证书水平上（如16岁），有免费学校餐资格的学生和没有资格的学生之间的成就差距在过去10年间已经保持在27%左右。"[12]

在世纪基金研究特许学校的海利·波特（Halley Potter）说："成功学院优异的测试分数告诉我们它们拥有生产优异测试分数的优秀模型，"但她也说，"能从测试中做出的结论是有限的。"[13]这似乎与有限的目标一致。

伪成就

揭露学校教学的秘密课程的另外一种方式很简单。如果学校成就真的是每个孩子学习潜能的指数，那么我们将预计其转移到接下来的生活和学习领域。我们得记住：测试分数不但是对一个人目前的地位，而且是对他/她整个社会背景的一种"测量"。如果那种背景到成年时期没有变化或变化甚微，那么和将来地位的某种相关性是不可避免的。尽管如此，受人尊敬的学校成绩和后来生活中的表现之间的关系很弱或难以显现。

例如，我们会预计考试得高分的学生在高等教育阶段以及工作中也表现得更好。然而，在众多研究中能证明这一点的证据微乎其微。每一个对能力或潜能的"测量"在学校学习的狭小范围之外都证明是很差的预测表现的指标。

以高中考试结果预测大学表现为例。在美国，高中考试结果包括学术能力评估测试分数，近来又纳入了研究生入学考试。研究已经报告了相关性很小，通常低于 0.3，这意味着高等教育中 90% 的表现变异与高中表现无关。2012 年发表的一项关于之前 13 年研究的综述发现，高中考试结果与大学表现仅有中等联系。[14] 并且，甚至这种联系可能也只是由非认知属性造成，如上文解释过的自信、自我效能信仰，以及其他社会背景因素。[15] 实际上，由米歇尔·理查森（Michelle Richardson）和其同事所做的综述显示出："表现自我效能的高相关性，它是（50 个测量手段中）相关性最强的。"[16]

用英国的 A 级考试（英国学生的大学入学考试）的分数也可以得出相似的结论。正如录取导师长久以来认识到的那样，以这些分数为指标预测学生大学时期的表现具有不确实性。20 世纪 80 年代的研究发现，A 级考试的分数对于学生的大学表现几乎没有预测价值，不管是在医学学科还是在非医学学科。[17] 20 世纪 90 年代中期的一项研究表明，A 级考试的分数平均只能解释最后学位表现中 8% 的变异。伦敦大学国王学院几年前的一项研究证实，大学不妨通过掷硬币来挑选最有潜能的候选人。上文提到的由米歇尔·理查森和其同事所做的报告发现："在英国数据中，在 A 级考试的分数和大学平均成绩之间观察到很小的相关性（r = 0.25），再次反映了之前的研究结果。"一项由英国政府委托的调查指出："许多调查对象都认为 A 级考试的分数似乎与高等教育时期的真实表现没有强烈关系——并且，那些得高分的人可能表现得令人失望（反之亦然）。"[18]

在美国，高中和大学分数之间的关系一直是争论的焦点。争论的一方面是用作预测指标的不同测量手段之间的不一致性。例如，像 2008 年大学理事会报告的那样，学术能力评估测试分数和高中平均成绩之间的相关性只有 0.28。"这一发现表明学术能力评估测试分数和高中平均成绩可能测量学习成绩的不同方面。"但是它并没有暗示不同方面指哪些方面。

甚至高中分数对大学一年级分数的预测也从来不高（0.3～0.6），与大学最后一年分数的相关性下降至 0.3～0.4，但这是经过多次统计修正后的结果，总是涉及一些猜想。一项综述做出如下回应："教育考试服务处近期发布了新的对研究生入学考试用来预测渐增的研究生平均成绩效度的估算。他们平均分在 35 分左右——是之前由许多独立调查者报告数值的 2 倍。据显示，这一出人意料的发现可以追溯至一个有瑕疵的方法，其倾向合并多个相关估算值。"[19]

至少，这些相关性中的一部分是预料中的必然结局，在某种程度上，大学考试将测试高中已经学过的同样知识。但是，另一部分将是考试意愿的非认知方面的相互反映，即与社会阶级有关的焦虑程度、自信，以及自我效能信仰，这些都是重要的表现变量（参见第三章）。换句话说，与其说"能力下降"——考试分数的通常解释——倒不如说"准备"得不充分。

这就是许多围绕学术能力评估测试作为大学预测指标的争论一直是关于其对于工人阶级和女性学生的公平性，以及它已经经历了频繁的修订的原因。珍妮佛·芬妮·伯伦（Jennifer Finney Boylan）是科尔比学院的英语教授，她称大学录取使用学术能力评估测试分数是"国家的丑闻"，并在《纽约时报》（2014 年 3 月 6 日）上表明：我们需要看一看大学生活"复杂的描绘""他们的学校如何，他们在课程上是如何做的，他们选择学习什么，他们长久以来取得哪些进步，他们如何回应逆境。"同样，伊丽莎白·克尔伯特（Elizabeth Kolbert）在《纽约客》（*New Yorker*）中写道："学术能力评估测试衡量的是要通过该测试所必备的那些技巧——真的只有那些技巧。"[20]

总之，所谓的潜能测量手段似乎具有可疑的优点。然而，同样令人担忧的是在传统的学校课程中，孩子在更多方面被欺骗着未来。除了缺乏相关性以及对学习至关重要的更深的结构，传统的课程实际上拒绝给予所有孩子最需要的那种学习，此种学习是为了更充分地参与民主社会。

提到相关性，本书指的是学习他们当地和国家的经济制度如何运作、社会机构如何运转、经济生产和服务的社会及技术本质、当地和国家政府如何运作、公民权利和义务的本质、科学的真正本质、艺术创新、历史运动等。总之，青年人被剥夺了更宏观理解我们社会的机会，被剥夺了伴随真正学习而来的视角和远见，以及因此被剥夺了他们真正的学习能力和潜能的发展。

令人遗憾的是，"达到目的的手段"心态普遍存在。阿曼达·里普利（Amanda Ripley）在她的书《世上最机灵的孩子及他们是如何变机灵的》（*The Smartest Kids in the World：And How They Got That Way*）中大肆赞美"勤奋"的中国和韩国的教育方法："在自动化、全球化经济中，孩子需要受到驱动；因为他们一生中将一直在适应，他们得知道如何适应。"[21]

在我看来，这里存在一个可悲的讽刺。难道这就是我们想要我们的孩子发展的那种潜能？难道我们不该在孩子身上提倡那种教育和智商，借此他们可以为所有人培养一个更加宜居的世界，而不是成为某人"仓鼠转轮"（里普利也使用的一个比喻）中的勤劳者？苏珊·恩格尔（Susan Engel）提出了截然不同的观点，即美国的学校已经允许"对金钱的追逐引领我们的教育实践"，如此一来，"我们已经错误教育了所有人"。[22]

与工作表现关系甚微

如上所述，我们会预计高中和高等教育表现之间有相关性，因为它们在一定程度上测试同样的知识而不是潜能。此外，既然教育水平是进入工作市场的一个入门条件，那么教育成就和职业水平之间就必然有某种联系。也就是说，高中或大学的表现自动地预测了职业水平。与众多其他背景变量相比，一个更重要的、对于它们是否反映了真正潜能的测试是它们是否预测了工作表现。

如第三章解释的那样，情况总是如此：数据被大量拉伸以展示测试或考试表现与工作表现之间存在某种关系。我描述了调查人员如何求助几乎任何"测试"作为潜能的替代品（或"G"）以发现此种关系。其中有教育成就测试分数，包括简单的阅读分数。不管他们使用什么方法，两者之间的相关性总是很小——大约0.2。并且这种相关性的起因也无法与非认知因素区别开来，而众所周知，非认知因素影响此种相关性。

同样地，20世纪60年代的调查也经常表明高中和大学分数都不是工作表现的恰当预测指标。在上文提到的综述中，J. 斯科特·阿姆斯特朗已经说过，毕业6年及以上时，其相关性低至0.05。[23]表现较好的学生往往不会成为"表现好"的成年人。相反，绝大多数现实世界中作为成年人的高成就者在学校时表现也不突出。

因为许多参加过学校考试的人不在工作表现的测试人群中，

后者是被选出的，所以相关性将被低估，这或许是个合理的反对理由。鉴于医学研究涉及长久的相关知识的真正集聚，我们会预计从考试到考试存在某种相关性。这看似如此，然而我们转向真实的医学实践时，情况大不相同。英国的一项研究（第三章中也提到过）报告了 A 级考试的分数和几年后的临床检查技能的实际评估之间的相关性小，且不具备统计学上的显著性。此外，A 级考试的分数与已被晋升为注册专家（或主任医师）的分数之间的相关性也很低（低于 0.2），或者没有统计显著性。[24]

最令人惊讶的结果是从学校习得的知识与现实生活中有用的知识间脆弱的联系。已经有研究频繁表明，在客观的课程知识中，表现优异的高中生和大学生如何难以将其转化为相应领域中真实的实际情形并理解它。在《未经教育的心灵》（*The Unschooled Mind*）中，霍华德·加德纳（Howard Gardner）描述了大西洋两岸许多研究的结果："或许最令人震惊的是物理的情况……在大学阶段物理学习中获得优异成绩的学生通常无法解决碰到的问题，这些问题与他们正式被传授和测试的知识略有不同……实际上，在众多此类研究中，在科学中受过训练的年轻人继续表现出与小学生同样的错误看法和理解……基本上，每个学术领域中都有人遭遇同样的情况，已经有研究对此展开调查。"[25]

在雇佣者中，现在关于大学分数是否预示工作中的潜能存在相当大的不确定性。许多人会同意——并且调查也表明——平均成绩是谁能"旗开得胜"的有用指标。但是，这种相关性或许还是由非认知因素造成的。阿姆斯特朗声称，分数和工作表现之间的关系很弱，在近期的研究中正变得更弱。他引用一项来自多种职业的研究，该研究表明，大学成绩优异的人在工作中并不比大学成绩差的人表现得好。[26]

其他人也持怀疑态度。例如，特鲁迪·斯坦菲尔德（Trudy Steinfeld）是纽约大学职业发展沃瑟曼中心的执行主任，她已经对以学习分数作为长期工作表现的预测指标表示了强烈谴责，她说："几年后甚至没人关心平均成绩。"[27]这也是谷歌人力资源部副总拉兹罗·博克（Laszlo Bock）的观点。在一次接受《纽约时报》的访谈（2013年6月13日）中，他说道："从我们所有的数据处理中我们已经明白一点，即平均成绩作为一个雇佣标准是没有价值的，测试分数也没有价值——除了与刚毕业的大学生有轻微相关性。谷歌过去常常向每个人要成绩单、平均成绩和测试分数，但现在除非你刚毕业，否则我们不再要了。我们发现它们什么也预测不了……有趣的是谷歌中没有受过大学教育的人数比例长时间以来也已经上升了。"[28]

上述两人绝非孤军奋战。正如BBC（2016年1月18日）报道的那样，出版公司企鹅兰登书屋决定不再要求求职者拥有大学学位。因为拥有学位和工作表现之间没有明确联系，所以该公司想要吸收更多样的员工。这一声明使许多其他公司也跟着取消了对求职者的学业要求。例如，安永会计师事务所已经取消了它之前特定的A级考试的分数和学位要求门槛，并正在从它应聘过程中删去所有的学业和教育细节。普华永道会计师事务所也已经宣布它将不再使用A级考试的分数作为选取毕业生应聘者的门槛。

同样，智商与工作表现的关系如果有也微乎其微（参见第三章），正如智商一样，个人的教育成绩似乎也没有内在价值。相反，两者的作用是合法化一种特定的人类潜能观并维持它的意识形态作用，借此合法化并维持社会的阶级结构。这就是昂贵的追求与教育有关的"基因"和"大脑结构"的真正意图。

这并不是说教育本身不重要。当然，经过 13 年或更久的学校教育，我们会预计某种东西经久不忘。实际上也是这样。许多人因学会了很多东西而感激学校教育，许多来自贫穷家庭的人，尤其在发展中国家，已经在接触知识源泉时发现了灵感。

然而，当学校教育主要是识别所谓的潜能的工具时，它就压抑了对任何比考试素材更深入东西的学习。学校教育通常只是识别了社会背景，这就是为什么为了更强制地驱使孩子进行这种枯燥的工作而诉诸脑科学或基因"碎片"如此令人担忧。

相反，当其他的目标和方法得到尝试时，学习者能够受到高度鼓舞，学校教育也可能相当有意义。现在让我们来看一看一些可能性。

新型教育

大部分寻求替代毁灭性课程的尝试认可潜能根源而非基因。它们认识到潜能如何在个人身上作为运作在动态联盟的动态机制中出现。个人不是密封的学习机器。正如于原（Yu Yuan）和比尔·麦克尔维（Bill McKelvey）在一份综述中解释的那样："尽管传统学习理论的习得隐喻强调个体心智以及什么进入'其中'，但情景学习理论的参与隐喻把焦点转移到个体与他人之间不断变化的联系上来。"[29]

柏林纳和格拉斯引用约翰·杜威的观点，非常合乎逻辑地表明为社会生活做的最好准备就是真实地参与社会生活。[30] 比起孩子学了什么，即学校的官方结果，杜威也对孩子学会了如何学习更感兴趣。这似乎在为进入一个不断变化但民主的社会做准备方面越来越重要。

毕竟，人类的学习因在有意义的社会环境下的知识抽象而进化。概念之所以得到学习，是因为它们对一个群体，以及新手和专家之间、教师和学习者之间共有的目标而言是固有的。在这样一个支持性的框架中，无数复杂的社会规则和习俗得到学习。正是由于这种为了合作的学习，我们独特的巨大人脑才不断进化。父母送孩子去上学并不是为了让他们学说话。

当人们和孩子真想为了一个社会相关的活动学习什么时，他们因具备了"足够好"的系统，能很快并且轻而易举地学会。广泛使用的一个例子就是人类语言，语言由非常抽象的语法和其他使用规则构成，但绝大多数的孩子在上学前已经掌握了语言。实际上，每个领域的成年人专家，包括执业数学家、科学家和工程师，常常说他们发现这些学科在学校多难，但后来学习在真实环境下蓬勃发展。

以学校数学为例，大卫·卡拉赫（David Carraher）和阿娜露西亚·席丽曼（Analucia Schliemann）已经指出（如前文所述的那样），学校数学强调的是计算规则，而很少强调计算过程的意义。相反，非正规的数学（像街上年轻的商贩）保存了意义，为解决不同的问题以各种各样的方式得到使用和表达。因此，两种情形下的数学知识可能大不相同，转化至解决新问题时也要付出不同的力气。

实践数学在正规的学校教育开始很久之前，已在一代代往下传。在现代世界，我们需要该枚硬币的两面——实践的和抽象的。但是在通常的课程中，它已经变成单面的。卡拉赫和席丽曼说，上过学的个体在规则中受到训练，但是当意义起更重要的作用时，对规则的追求可能成为改善表现的根源。显然，结合两方面的教学方法会更严密地接近数学知识，这种数学知识在数学家中间已经进化，在科学、工程和其他实际目标中得到使用。[31]

这就是为什么已经有许多替代传统课程及其秘密议程的探索。学校中存在许多让课程更务实的努力，课程回顾和创新数不胜数。但是这些通常由编造的"项目"构成，涉及某种对真实活动的模仿，并假装解决了问题。尽管受到赞扬，但它们仍然脱离了真实的社会环境。

关键是找出方法，借此广泛的课程目标——目前封闭在像物理或生物这样的"学科"中——能在有意义的环境下被人发现。在一个项目中［几年前萨莉·古德曼（Sally Goodman）在《自然》上报告过］，高中生参与到大学研究团队，以在学校中建立炭疽毒素的三维模型。研究人员在学生来访实验室时，抽出时间与其讨论真正的问题。科学家得到了真正有用的模型，正如他们中有人说的："一个测试假设的绝佳工具。"

在另一个米兰的项目中［朱利奥·帕维西（Giulio Pavesi）和其同事们在 2008 年的《欧洲分子生物机构》（*European Molecular Biology Organisation*）期刊上报告过］，高中生参与了大学研究人员的基因分析。他们对理论和实践之间的关系有了更深入的理解。此外，在合作的环境下，学生和他们的教师对科学话题都有了更有效的理解，以及继续下去的灵感。

在另外一个项目中，学生帮忙建造与粒子物理学有关的实验设备。在德国的一个项目中，学生每周在一个研究中心待两天，由自己的教师和研究人员承担相应的教授工作。在英国，纳菲尔德（Nuffield）赞助的项目已经邀请学生在暑假与研究人员一对一地一起工作，甚至获得了学术发表。

在所有这些案例中，学生突然感到他们是一个团队的成员，并怀有真正研究的创新和激情。理论与实践的结合缔造了真正意义上令人难忘的学习体验。来自各种社会背景的学生在课堂上变得更加自信、更具挑战性，他们也在同辈的影响下培养了更浓厚的学习兴趣。研究人员指出，自己交流工作（因此，更清晰明确地思考工作）的能力也得到了很大提升。

截至目前，此类学生是幸运的少数人。毫无疑问是由于这种真实学习项目破坏了教育的其他目的。但是他们无须如此特殊——只要我们能抛弃天生潜能的意识形态和考试工厂模式的学校教育。

在这些现实生活的问题中，任何可接受的学校课程的所有目的和目标都能得到解决。上文的尝试需要被拓展至各类工作场所和机构。与此类有意义环境的联系不仅会以扎实的方式阐明抽象的概念，而且会产生经济意义，对学校活动产生一种价值感，以及市民认同和责任。

现在，全世界都在探索此类想法，作为解决目前沉闷的教育现状的根本方法。例如，伦敦的创新单元正在与学校合作，进行一些试验性方法。在网站上，它们参照美国的研究，表明"真实的项目学习"［真实的项目（REAL）是充满活力的（Rigorous）、参与的（Engaging）、真实的学习（Authentic Learning）首字母缩略词］对学生的发展和参与有重大影响。"真实的项目允许老师围绕一个单一而复杂的询问规划课程和活动，要求学生在真实世界的应用方面提供高质量的产出……学生系统地获得学科知识是产生产出过程的一部分，根据提供的工作质量得到评估。"[32]

在另外一份文件中，它们说 21 世纪的教育体制的解决方案必须包括以下要素。

（1）学生通过"有真实价值的（对他们自身、对社区，或对客户）……有意义的项目"。

（2）学校是询问的"大本营"，不仅仅是"你去获得知识的地方"，还是"询问的地方，询问会把学生带进社区，带到线上"。

（3）学习者在学习中合作，而不是"消费"学习。

（4）教育利用数码技术并帮助学生变得懂数码、精通数码。[33]

我不明白为什么这些目标不能以各种方式在当地社区中实现。在当地生产者、从业者和居民的实际环境中存在许多真正的问题。可以把这些问题交给学生，比如，在超然的学校或大学环境下要求进行思考、知识、研究和实际的行动。新闻代理人可能有运送组织问题，市政局可能有报告问题，塑料厂可能有化学问题，钢铁厂可能有一些物理问题，医疗中心可能有健康教育问题，衬衫厂可能有设计问题，农民可能有各种植物学和动物学问题，等等。

任何可接受课程的所有目的和目标在此类环境下都能得到解决。教师会有更具挑战性的任务，即把问题缩放至合适水平，明确课程目标，然后组织资源以实现目标。此外，父母、社区和商业经理将需要对当地学校发生的事情具备更强的责任感。至少，一些工作场所必须保证前来参观和学习的学生的安全。这不仅有助于以扎实的方式阐明抽象的概念，而且会产生经济意义，对学校活动产生一种价值感，以及市民认同和责任。

最重要的是，这些项目有助于避免半强制的消化前期包装好的、"死的"技能和知识。它们会把课程从动机和坚持的苦行中转变过来，这种课程目前大大伤害了人们真正的潜能。

同时，我们时代的神话——这一观点，即学校表现是对孩子真正学习潜能的衡量手段——必须加以清除。父母应该抗议这一观点及其破坏性的社会功能。他们应该拒绝参与这样的游戏，它骗走了我们大部分孩子的自信和学习潜能，而产生了政治家假装受其困扰的不公平。

将来会有许多对于此类观点的抵制，它们威胁到目前有关个体潜能差异的意识形态。然而，人类的历史充满这样的例子，其中，想象的潜能限制已经通过解除界定它的意识形态而得到攻克。我只需提及从奴隶制中恢复、战时突然发现女性经营经济生产的能力，以及极度压迫时期工人阶级组织的进步。实际上，没有那种形式的潜能，就不可能有人类的历史。

奇怪的是，现在更加包容、更加具备合作形式的组织的许多压力来自商业和工业。例如，组织管理专家查尔斯·汉迪（Charles Handy）已经谈到过所有生产水平上的工人"认知解放"的益处。在《教育中的 50 个神话》中，柏林纳和格拉斯说："现代的公司，包括现代的工厂，已经开始意识到合作的潜能，并已经把这种工作方法纳入其日常工作中。"[34]

迈克尔·诺顿（Michael Norton）近来已经总结了"不断降低的动机和劳动生产力，损害了决议制定并增加了伦理过失"，后者随着工作场所不断增加的不公平而出现。他描述了行为研究如何支持他称为"不公平"的益处。[35] 朱迪·伯格（Jodie Berg）提及从个人和组织的意识结盟中产生的一种"共生远见"："我们通过更伟大的目的意义感受到结盟时，就会产生一种深深的、几乎精神上的承诺，让这个世界变得更美好，并帮助组织致力于此。"[36]

反对紧缩心理学家组织也已经明确指出生活在健康、均衡的社会和经济中的普遍心理结果[37]是力量、安全、联系、意义、信任。

　　这些是人类自然状态的所有方面，人类存在于文化动态机制中，他们为了融入这一机制而进化。但是人类受到一些人的阻挠——他们维持社会智力的严重失衡，并借此限制人类的潜能。

第十二章

结　语

人类的潜能——基因、生物学、大脑、智力和教育等——在一个宏大的领域里形成了一个大课题，我们现在已经涵盖了很多领域，因此总结一下也许会有帮助。本书的前言简要介绍了各章的主旨，我将在这里进行总结，以最简要的方式说明它是如何实现的。

第一章的开场白描述了人类潜能在各种事务中的重要性，但如何对它进行理解仍然是落后的。几十年来，话语混合了意识形态和科学，成功地促成了一种不平等文化，这种文化阻碍而不是促进了人类潜能。

这一章把大部分问题归因于基本概念的含糊之处。目前关于智力、基因和大脑的概念都说明了这一点。尽管新技术正被人们热情地应用——主要是基因测序和脑扫描技术——我也说明了同样的含糊之处使得结果含混不清，也产生了该领域的困扰无所回响。最近的反应说明，由于缺乏实质内容，炒作在批判性分析中支离破碎。紧跟着有人提出了一些预示着更多实质性内容的批评，本章的最后部分铺垫了一些现在新兴的观点。

接下来的两章对于基因、环境和情报当前和实际上较早的主流思想进行了批判性分析。首先是目前关于"智力基因"说法的基础，即引人注目的、几乎神学的基因概念之所以引人注目，是因为即使乍看之下，它与真正的基因也几乎没有对应关系。

第二章描述了必须纳入统计模型的许多假设，以维护基因和智力的特定画面。这些被逐一揭示出来，并且最后的画面显示的是不太可能，甚至是奇怪猜想的怪异混合。这些数据——最突出的来自双胞胎研究——可以轻易地被这种假设的明确虚伪性解释。

第三章描述了智商测试中类似的内容，如智商测试。值得注意的是，这种测试没有像普通科学和医疗仪器那样的测试有效性，也就是说，我们不知道它们的测量对象是什么。在缺乏适当科学智力模型的情况下，这当然是不可能知道的。相反，我展示了如何在更主观的基础上构建测试。那就是预先假设人们或多或少拥有智能，然后构建测试来证明它。本章的其余研究试图掩盖这种主观性，多次为其辩护，并描述了其在我们的社会、机构和真实的人类中产生的各种涟漪及后果。

第四章介绍了另一种可替代的新观点。它试图将许多新发现和理论进展汇总到一个连贯的画面中。它解释了一个动态的生物系统观是必需的，因为基因的标准图像——作为形式和变异的固定代码——在大多数有机体遇到的快速变化环境中将是毫无用处的。相反，需要的是适应性系统，可以在生命进程中形成适当的形式和变化。本章解释，生活系统可以通过吸收经验环境中的信息结构做到这一点。因此，我们在生命起源时就获得了"智能系统"，但是在日益变化的环境中，它们演变得更为复杂、更为壮观。

这样的系统创造潜力，而不仅仅是表现出潜力，它们产生了比标准基因加环境模型更广泛、更有用的变异。本章描述了这些新基础对于潜力理解的许多影响。例如，正如研究所发现的那样，在智能系统中，我们希望发现基因变异与形式和行为的变化之间几乎毫无关联。另外，智能系统是一个更令人兴奋的进化特性，而不是新达尔文主义的主要论据，即对固定生态进行固定适应。还有一点是，这种动态观最终提供了真正的智力理论及其进化的基础。

第五章将发展系统描述为相同动态逻辑的进化延伸，即单细胞中的调控元件已被扩展到调节细胞之间的相互作用以应对多变的环境。许多例证都说明了这种逻辑在把原来的"物质"变成身体和大脑的过程中所起的作用。因此出现了各种各样的细胞，每种类型都在恰当的时间处于恰当的位置，它们来自彼此之间的结构信息，并利用来自共同基因组的基因。

所以发展本身就是一个适应性强的智能过程，而不是固定的程序。这种适应性表现在一些发展途径的"渠道化"和其他部分的极端可塑性（特别是大脑）中。在发展过程中，根据当前的需要，基因被当作仆人，而不是其主人，即功能潜力不是表现出来的，而是被创造出来的。

因此，智能发展系统在已经发展进化的单细胞中增加了一个新的动态水平，作用于细胞间。在不断变化的环境中，众多参与者在团队中进行协调，我们称之为生理学。因此，第五章还介绍了生理学如何放大和扩展发展功能，并成为一个新的智能系统——一种新水平智能——来应对永远变化的环境。其动态过程协调来自其许多部分的和谐反应，无论其是细胞还是组织过程，如激素分泌或全身运动。因此，它们创造主要的生命过渡（例如，爬行动物和昆虫中的变态或哺乳动物的青春期）。它们还根据需要不断重新校准系统。

本章还介绍了心理能力个体差异的传统概念是如何以生理学的直觉为基础的。然而，当个体被当作生理功能的生物标记时，发现绝大多数人在相当宽泛的范围内正常工作。也就是说，无论细节如何变化，整体对于所需要做的事情来说已经"足够好"。

智力的变化被认为是某种"大脑力量"。然而脑部研究未能构建一个全面的、整合良好的大脑理论。第六章解释了大脑如何进一步从生理学层面演变为在更多变的环境中一个更为智能的系统，并解释了它们的主要功能为何是从快速变化的环境中提取（统计）结构信息。信息被吸收为动态吸引子（或结构语法），并用于不断创造新反应。这类似于在分子水平上在细胞中进行的那些操作。只有现在，它们在细胞（神经元）之间运作，拥有专门的沟通方式、更深层次的信息、更快的速度。这一章还描述了许多实验来支持这一观点。

第七章讨论了认知与大脑活动如何相关。心理学家关于认知的本质、其进化的起源以及形式和变化几乎没有一致意见。这一章说明了为什么主流模型不太具有说服力，我解释了它们的缺点来自对经验本质和认知真正功能的误解。

认知是大脑非线性动态过程的一种突生现象，它处理的是统计模式或结构，而不是特定的内容，如符号、特征或图像。这些模式反映的是相互作用的变量之间更深层次的相关性，而不是浅层关联。它们是可以持续更新的结构，通过变量和稀疏"数据"创造出新颖的结构，为阐释和行动赋予极大的可预测性。

重要的是要认识到这些结构现在是认知实体，而不仅仅是神经实体。作为多维时空的释放物，它们相继进入一个新的紧急调节层次，在此过程中创造出新的生命属性。它们不同于大脑，就像分子与其组成原子不同一样。这些属性之一是反射抽象，它揭示了世上更深层次的结构。它从吸引子结合中显现出来，这种结合使系统远远超出了当前的经验，允许比简单联合更为智能的操作。本章解释了认知——感知、概念分类、学习、知识、记忆和思维——的关键组成部分是持续出现的吸引子结合的属性。

在脑中创造这种认知的进化智能系统在社会群体中被纳入更高的联合中。第八章回顾了对蜜蜂和蚁群、鸟群和鱼群，直至哺乳动物各种群体的群体智力的"表层认知"研究，介绍了进化动态系统的相同逻辑在描述这些认知和行为中的相互作用方面相当有用。

这一章还质疑了一个广为流传的观点，即猿的进化、大脑和社会认知以某种方式代表了人类的进化途径。这种观点似乎是由生态分析薄弱导致的。作为一个社会捕猎者，人类在进化过程中真正的合作要求比最"社会化"的灵长类群体更为强烈，对认知系统提出了更高的要求。

因此，在第九章中对此进行了更深入的生态分析。本章介绍了大脑之间紧密合作的需求如何创造出了一种新的智能系统——社会认知或文化系统——将人类与猿类和其他哺乳动物进行了区分。我展示了反射性抽象如何通过这个新吸引子景观产生如此巨大的认知和行为创造力，以使人类有别于其他物种，从特定的环境（或壁龛）中解放出来。

认识到人类是"文化工具"的惯常用户，从外到内发展就像从内到外一样，对智力测试具有重要意义。声称正在衡量脑部或认知"权利"，而与文化背景无关，这些都具有严重误导性。我建议，如果人类智能系统真的如行为遗传学家所说的像身高或体重一样，是一个简单的数量性状，那么人类仍然会像猿类一样被局限在单一生态位中。

所有这一切都对理解社会不平等和旨在改善它们的干预方案产生了深远影响。第十章考虑了研究中出现的遗传和环境干预主义"模式"以及从中推导出的一些方案，解释了以其为例并不成功。因为它们假设一个线性因果模型，如同孩子对"园艺"的看法。然而，一个动态模型并不会把问题放在特定的社会阶层（以及所有它假定的缺陷）中，而是放在整个阶级体系中。这种观点已得到越来越多的研究证实，表明阶级结构对个人潜力发展的抑制和扭曲效果。

教育常常被描述为潜能的培育者和"社会正义的引擎"：一个平等机会能够让自然潜力得以表现并找到自己先天限制的机构。第十一章表明这种描述是具有误导性的。学校教育主要通过简单地再现社会的阶级结构在代际发挥作用。而且它通过对学习能力的错误归因做到这一点。首先，孩子一进入学校就被贴上标签，自我实现的过程会鼓舞其中一些人，而使得另外一些人丧失信心，这在很大程度上基于他们的阶级背景。其次，对青年人施加很无聊、无关紧要的课程，使进步依赖于动机和自信，而这些又取决于家庭背景和父母的推动。

本章论证了这种隐藏的学校课程在与制度性声明相矛盾的结果中显而易见。首先，成绩考核是后续教育或工作领域（或通过考试以外的任何事项）中成就的蹩脚预测指标。此外，大多数青年人离开这个机构时，对他们生活和将会继承的世界甚至是自己的学科都缺乏理解。基于前几章所述的认知和学习原则，本章结束时适当地提供了可能的解决方案。

希望这些章节的正面信息有助于消除遗传和大脑还原方法引起的宿命论、悲观主义和纯粹的"伪科学"，这些做法更多的是为了使不平等的意识形态永存，而不是对其构成挑战。积极的选择是意识到绝大多数人类的动态生物构造对于参与各个层面的社会生活都将"足够好"，面临的挑战是辨别和消除阻碍积极选择实现的意识形态和其他力量。

注　释

序　言

1. E. F. Keller, "From Gene Action to Reactive Genome," *Journal of Physiology* 592 (May 2014): 2423.

第一章　三言两语话潜能

1. Open Science Collaboration, "Estimating the Reproducibility of Psychological Science," *Science* 349 (August 28, 2015): 943–945, 943, http://dx.doi.org/10.1126/science .aac4716.
2. For a brief overview, see E. Rhodes, "Replication: Is the Glass Half Full, Half Empty, or Irrelevant?" *Psychologist*, March 9, 2016.
3. D. Sarawitz, "Reproducibility Will Not Cure What Ails Science," *Nature* 525 (September 2015): 159.
4. F. Galton, *Inquiry into Human Faculty and Its Development* (London: Macmillan, 1883), 199.
5. D. A. P. Delzell and C. D. Poliak, "Karl Pearson and Eugenics: Personal Opinions and Scientific Rigor," *Science and Engineering Ethics* 19 (September 2013): 1057–1070.
6. L. M. Terman, "Feeble Minded Children in the Public Schools of California," *School and Society* 5 (1917): 161–165, 162.
7. A. Cohen, *Imbeciles: The Supreme Court, American Eugenics, and the Sterilization of Carrie Buck* (New York: Penguin, 2015); T. C. Leonard, *Illiberal Reformers: Race, Eugenics and American Economics in the Progressive Era* (Princeton, N.J.: Princeton University Press, 2016). Cohen points to a 1913 *New York Times* article headlined "Social Problems Have Proven Basis of Heredity." How little things have changed (Thanks to Jay Joseph for this snippet).
8. M. C. Fox and A. Mitchum, "Confirming the Cognition of Rising Scores," *PLoS One* 9 (May 2014): e95780.

9. I. J. Deary, *Intelligence: A Very Short Introduction* (Oxford: Oxford University Press, 2000).

10. For references and full discussion, see K. Richardson and S. H. Norgate, "Does IQ Measure Ability for Complex Cognition?" *Theory and Psychology* 24 (December 2015): 795–812.

11. Royal Society, *Brain Waves Module 2: Neuroscience: Implications for Education and Lifelong Learning* (London: Royal Society, 2011), 3.

12. S. Oyama, *The Ontogeny of Information* (Cambridge, Mass.: MIT Press, 1984), 31.

13. J. G. Daugman, "Brain Metaphor and Brain Theory," in *Philosophy and the Neurosciences*, ed. W. Bechtel et al. (Oxford: Blackwell, 2001), 23–36.

14. L. S. Gottfredson, "What If the Hereditarian Hypothesis Is True?" *Psychology, Public Policy, and Law* 11 (May 2005): 311–319.

15. A. W. Toga and P.M. Thompson, "Genetics of Brain Structure and Intelligence," *Annual Review of Neuroscience* 28 (July 2005): 1–23, 17.

16. See E. Yong, "Chinese Project Probes the Genetics of Genius: Bid to Unravel the Secrets of Brainpower Faces Scepticism," *Nature* 497 (May 2013), 297–299.

17. M. R. Johnson et al., "Systems Genetics Identifies a Convergent Gene Network for Cognition and Neurodevelopmental Disease," *Nature Neuroscience* 19 (January 2016): 223–232.

18. C. A. Rietveld, S. E. Medland, J. Derringer, J. Yang, T. Esko, et al., "GWAS of 126,559 Individuals Identifies Genetic Variants Associated with Educational Attainment," *Science* 340 (June 2013): 1467–1471. See also N. M. Davies et al., "The Role of Common Genetic Variation in Educational Attainment and Income: Evidence from the National Child Development Study," *Scientific Reports* 5 (November 2015): 16509, doi: 10.1038/srep16509.

19. K. Asbury and R. Plomin, *G Is for Genes* (London: Wiley, 2014), 12.

20. G. Davies, A. Tenesa, A. Payton, J. Yang, S. E. Harris, et al., "Genome-Wide Association Studies Establish That Human Intelligence Is Highly Heritable and Polygenic," *Molecular Psychiatry* 16 (October 2011): 996–1005, 996.

21. This is what Eric Turkheimer calls Jay Joseph over the latter's exhaustive critique of twin studies; E. Turkheimer, "Arsonists at the Cathedral," *PsychCritiques* 60(40) (October 2015): 1–4, doi: http://dx.doi.org/10.1037/ a0039763; and J. Joseph, *The Trouble with Twin Studies* (London: Routledge, 2014).

22. E. Turkheimer, "Commentary: Variation and Causation in the Environment and Genome," *International Journal of Epidemiology* 40 (June 2011): 598–601; E. Turkheimer, "Arsonists at the Cathedral."

23. S. J. Gould, *The Mismeasure of Man* (New York: Norton, 1981), 272.

24. O. Zuk et al. (2012). "The Mystery of Missing Heritability: Genetic Interactions Create Phantom Heritability," *Proceedings of the National Academy of Sciences* 109 (January 2012): 1193–1198.

25. P. Wilby, "Psychologist on a Mission to Give Every Child a Learning Chip," *Guardian* (February 18, 2014), www.theguardian.com/education/2014/feb/18/psychologist-robert-plomin-says-genes-crucial-education.

26. E. Turkheimer, "Commentary," 600.

27. A. C. Love, "Reflections on the Middle Stages of Evo-Devo," *Biological Theory* 1 (January 2007): 94–97, 94.

28. L.C. Mayes and M. Lewis, *The Cambridge Handbook of Environment in Human Development* (Cambridge: Cambridge University Press, 2012), 1; D. Goldhaber, *The Nature Nurture Debates: Bridging the Gaps* (Cambridge: Cambridge University Press, 2012), 8.

29. K. Asbury and R. Plomin, *G Is for Genes*, 102–103.

30. G. Claxton and S. Meadows, "Brightening Up: How Children Learn to Be Gifted," in *Routledge Companion to Gifted Education*, ed. T. Balchin, B. Hymer, and D. Mathews (London: Routledge, 2008), 3–9, 5.

31. R. J. Haier, interview with the National Institute for Early Education Research (December 2008), http://nieer.org/publications/richard-j-haier-reading-young-minds-unlock-their-possibilities.

32. J. J. Yang, U. Yoon, H. J. Yun, K. Im, Y. Y. Choi, et al., "Prediction for Human Intelligence Using Morphometric Characteristics of Cortical Surface: Partial Least Squares Analysis," *Neuroscience* 29 (April 2013): 351–361.

33. P. A. Howard-Jones W. Holmes, S. Demetriou, C. Jones, C., O. Morgan, et al., "Neuroeducational Research in the Design and Use of a Learning Technology," *Learning, Media and Technology* 40 (September 2014): 1–20, 1.

34. Royal Society, *Brain Waves Module 2: Neuroscience*, 3.

35. British Psychological Society, www.bps.org.uk/events/neuroscience-coaching.

36. P. A. Howard-Jones, "Neuroscience and Education: Myths and Messages," *Nature Reviews Neuroscience* 15 (October 2015): 817–824, 818.

37. M. Carandini, "From Circuits to Behaviour: A Bridge Too Far?" in *The Future of the Brain: Essays by the World's Leading Neuroscientists*, ed. G. Marcus and J. Freeman (Princeton, N.J.: Princeton University Press, 2014).

38. C. Bennett, A. A. Baird, M. B. Miller, and G. L. Wolford, "Neural Correlates of Interspecies Perspective Taking in the Post-Mortem Atlantic Salmon: An Argument for Multiple Comparisons Correction," *Journal of Serendipitous and Unexpected Results* 1 (2010): 1–5, www.improbable.com/ig/winners/#ig2012.

39. D. M. Barch and T. Yarkoni, "Introduction to the Special Issue on Reliability and Replication in Cognitive and Affective Neuroscience Research," *Cognitive, Affective and Behavioral Neuroscience* 13 (December 2013): 687–689, 687.

40. R. E. Nisbett, J. Aronson, C. Blair, W. Dickens, J. Flynn, et al., "Intelligence: New Findings and Theoretical Developments," *American Psychologist* 67 (February–March 2012): 130–159, 130.

41. M. Rutter and A. Pickles, "Annual Research Review: Threats to the Validity of Child Psychology and Psychiatry," *Journal of Child Psychology and Psychiatry* 57 (March 2016): 398–416, 406.

42. J. S. Bowers, "The Practical and Principled Problems with Educational Neuroscience," *Psychological Review* (March 2016): http://dx.doi.org/10.1037/rev0000025.

43. S. Rose, "50 Years of Neuroscience," *Lancet* (February 14, 2015), 599.

44. J. Roiser quote on p. 285. A version of the G. Marcus article appears in print on June 28, 2015, on page SR12 of the New York edition.

45. For discussion, see S. J. Schwartz, S. O. Lilienfeld, A. Meca, and K. C. Sauvigné, "The Role of Neuroscience Within Psychology: A Call for Inclusiveness over Exclusiveness," *American Psychologist* 71 (January 2016): 52–70.

46. O. James, *Not in Your Genes* (London: Vermillion, 2016).

47. R. M. Lerner, "Eliminating Genetic Reductionism from Developmental Science," *Research in Human Development* 12 (October 2015): 178–188, 185; see also R. M. Lerner and J. B. Benson, "Introduction: Embodiment and Epigenesis: A View of the Issues," *Advances in Child Development and Behavior* 44 (2013): 1–20.

第二章　伪装基因

1. C. Burt (1959). "Class Differences in Intelligence," *British Journal of Statistical Psychology* 12 (May1959): 15–33.

2. R. A. Fisher, "On the Correlation Between Relatives on the Supposition of Mendelian Inheritance," *Transactions of the Royal Society of Edinburgh* 52 (1918): 399–433, 433.

3. R. A. Fisher, "Limits to Intensive Production in Animals," *Journal of Heredity* 4 (September 1951): 217–218. For critical analysis of the difficulties, see J. Tabery, *Beyond Versus: The Struggle to Understand the Interaction of Nature and Nurture* (Cambridge, Mass.: MIT Press, 2014).

4. L. J. Kamin, *The Science and Politics of IQ* (New York: Erlbaum, 1974). See also S. Rose, R. Lewontin, and L. J. Kamin, *Not in Our Genes: Biology, Ideology and Human Nature* (New York: Random House, 1985).

5. C. Burt and M. Howard, "The Multifactorial Theory of Inheritance and Its Application to Intelligence," *British Journal of Statistical Psychology* 8 (November 1956): 95–131.

6. R. Rust and S. Golombok, *Modern Psychometrics: The Science of Psychological Assessment*, 3rd ed. (New York: Routledge, 2014).

7. G. Buzsáki and K. Mizuseki, "The Log-Dynamic Brain: How Skewed Distributions Affect Network Operations," *Nature Reviews Neuroscience* 15 (August 2014): 264–278, 264.

8. J. Daw, G. Guo, and K. M. Harris, "Nurture Net of Nature: Re-evaluating the Role of Shared Environments in Academic Achievement and Verbal Intelligence," *Social Science Research* 52 (July 2015): 422–439, 422.

9. O. Zuk, E. Hechterra, S. R. Sunyaeva, and E. S. Landerr, "The Mystery of Missing Heritability: Genetic Interactions Create Phantom Heritability," *Proceedings of the National Academy of Sciences, USA* 109 (January 2012): 1193–1198, 1193.

10. S. Wright, "Gene Interaction," in *Methodology in Mammalian Genetics*, ed. W. J. Burdette (San Francisco: Holden-Day, 1956), 159–92, 189; H. Shao, L. C. Burragea, D. S. Sinasaca, A. E. Hilla, S. R. Ernesta, et al., "Genetic Architecture of Complex

Traits: Large Phenotypic Effects and Pervasive Epistasis," *Proceedings of the National Academy of Sciences, USA* 105 (December 2008): 19910–19914.

11. T. Bouchard, "IQ Similarity in Twins Reared Apart: Findings and Response to Criticisms," in *Intelligence, Heredity and Environment*, ed. R. J. Sternberg and E. Grigerenko (Cambridge: Cambridge University Press, 1997), 126–162, 145.

12. R. Plomin and I. J. Deary, "Genetics and Intelligence Differences: Five Special Findings," *Molecular Psychiatry* 20 (September 2015): 98–108.

13. W. Johnson, M. McGue, and W. G. Iacono, "Genetic and Environmental Influences on the Verbal-Perceptual-Image Rotation (VPR) Model of the Structure of Mental Abilities," *Intelligence* 35 (2007): 542–562, 548.

14. S. W. Omholt, "From Beanbag Genetics to Feedback Genetics: Bridging the Gap Between Regulatory Biology and Quantitative Genetics Theory," in *The Biology of Genetic Dominance*, ed. R. A. Veitia (Austin, Tex.: Eurekah/Landis, 2014), 1.

15. T. J. Bouchard Jr., D. T. Lykken, M. McGue, N. L. Segal, and A. Tellegen, "Sources of Human Psychological Differences: The Minnesota Study of Twins Reared Apart," *Science* 250 (October 1990): 223–250, 223; T. J. Bouchard Jr. and M. McGue, "Familial Studies of Intelligence: A Review," *Science* 212 (May 1981): 1055–1059, 1055.

16. R. Plomin, "Nature and Nurture: Perspective and Prospective," in *Nature, Nurture, and Psychology*, ed. R. Plomin and G. E. McClearn (Washington, D.C.: American Psychological Association, 1993), 457–483, 458.

17. See J. Joseph, *The Trouble with Twin Studies* (Basingstoke, U.K.: Routledge, 2014).

18. J. Joseph, *The Trouble with Twin Studies*.

19. J. Joseph, *The Trouble with Twin Studies*.

20. J. Joseph, *The Trouble with Twin Studies*.

21. Z. A. Kaminsky, T. Tang, S. C. Wang, C. Ptak, G. H. Oh, et al., "DNA Methylation Profiles in Monozygotic and Dizygotic Twins," *Nature Genetics* 41 (February 2009): 240–245.

22. D. M. Evans and N. G. Martin, "The Validity of Twin Studies," *GeneScreen* 1 (July 2000): 77–79.

23. J. Joseph, *The Gene Illusion: Genetic Research in Psychiatry and Psychology Under the Microscope* (Ross-on-Wye, U.K.: PCCS Books, 2003).

24. Y. Kovas, R. A. Weinberg, J. M. Thomson, and K. W. Fischer, "The Genetic and Environmental Origins of Learning Abilities and Disabilities in the Early School Years," *Monographs of the Society for Research in Child Development* 72 (2007): vii–160, 6.

25. K. Richardson and S. H. Norgate, "The Equal Environments Assumption of Classical Twin Studies May Not Hold," *British Journal of Educational Psychology* 75 (September 2005): 1–13.

26. D. Conley, E. Rauscher, C. Dawes, P. K. Magnusson, and M. L. Siegal, "Heritability and the Equal Environments Assumption: Evidence from Multiple Samples of Misclassified Twins," *Behavior Genetics* 43 (September 2013): 415–426.

27. R. J. Sternberg, "For Whom the Bell Curve Tolls: A Review of the Bell Curve," *Psychological Science* 5 (1995): 257–261, 260.

28. E. Bryant, *Twins and Higher Multiple Births: A Guide to Their Nature and Nurture* (London: Hodder and Stoughton, 1992), 136.

29. E. Bryant, *Twins and Higher Multiple Births*, 136.

30. For full reference details, see K. Richardson and S. H. Norgate, "A Critical Analysis of IQ Studies of Adopted Children," *Human Development* 49 (January 2005): 319–335.

31. K. Richardson and S. H. Norgate, "A Critical Analysis of IQ Studies of Adopted Children."

32. K. R. Murphy, "The Logic of Validity Generalization," in *Validity Generalization: A Critical Review*, ed. K. R. Murphy (Hove, U.K.: Erlbaum, 2003), 1–30, 16.

33. Susan Dominus, "The Mixed-Up Brothers of Bogota," *New York Times* (July 9, 2015).

34. P. Christe, A.P Moller, N. Saino, and F. De Lope, "Genetic and Environmental Components of Phenotypic Variation in Immune Response and Body Size of a Colonial Bird, *Delichon urbica* (the House Martin)," *Heredity* 85 (July 2000): 75–83.

35. P. Schönemann, "Models and Muddles of Heritability," Genetica 99 (1997), 97–108, 105.

36. G. Davies, A. Tenesa, A. Payton, J. Yang, S. E Harris, et al., "Genome-Wide Association Studies Establish that Human Intelligence Is Highly Heritable and Polygenic," *Molecular Psychiatry* 16 (October 2012): 996–1005.

37. E. Charney, "Still Chasing Ghosts: A New Genetic Methodology Will Not Find the 'Missing Heritability,'" *Independent Science News* (September 19, 2013).

38. D. Conley, M. L. Siegal, B. W. Domingue, K. M. Harris, M. B. McQueen, and J. D. Boardman, "Testing the Key Assumption of Heritability Estimates Based on Genome-Wide Genetic Relatedness," *Journal of Human Genetics* 59 (June 2014): 342–345.

39. M. Trzaskowski, N. Harlaar, R. Arden, E. Krapohl, K. Rimfeld, et al., "Genetic Influence on Family Socioeconomic Status and Children's Intelligence," *Intelligence* 42 (January–February 2014): 83–88.

40. Y. Kim, Y. Lee, S. Lee, N. H. Kim, J. Lim, et al., "On the Estimation of Heritability with Family-Based and Population-Based Samples," *BioMed Research International* 2015 (August 2015): Article ID 671349, www.ncbi.nlm.nih.gov/pubmed/26339629.

41. S. K. Kumar, M. W. Feldman, D. H. Rehkopf, and S. Tuljapurkar, "Limitations of GCTA as a Solution to the Missing Heritability Problem," *Proceedings of the National Academy of Sciences, USA* (December 2015): doi:10.1073/pnas.1520109113.

42. E. Charney, "Still Chasing Ghosts."

43. D. Conley et al., "Heritability and the Equal Environments Assumption," 415–426, 419.

第三章　　伪装智慧

1. R. J. Sternberg and D. Kauffman (eds.), *Cambridge Handbook of Intelligence* (Cambridge: Cambridge University Press, 2011).

2. F. Galton, *Hereditary Genius* (London: Macmillan, 1869), 37.

3. E. Hunt, "On the Nature of Intelligence," *Science* 219 (Jan 1983): 141–146, 141.

4. G. A. Miller, *Psychology: The Science of Mental Life* (Harmondsworth, U.K.: Penguin, 1962), 313.

5. G. A. Miller, *Psychology*, 315.

6. L. M. Terman, "Feeble Minded Children in the Public Schools of California," *School and Society* 5 (June 1917): 161–165, 163. For a stark illustration of the kind of eugenics program that followed, see T. C. Leonard, *Illiberal Reformers: Race, Eugenics and American Economics in the Progressive Era* (Princeton, N.J.: Princeton University Press, 2016).

7. D. MacKenzie, "Karl Pearson and the Professional Middle Class," *Annals of Science* 36 (1979): 125–145, 137.

8. C. Spearman, *Human Abilities* (London: Macmillan, 1927).

9. R. E. Nisbett, J. Aronson, C. Blair, W. Dickens, J. Flynn, et al., "Intelligence: New Findings and Theoretical Developments," *American Psychologist* 67 (February–March 2012): 130–159, 131.

10. R. L. Thorndike and E. P. Hagen, *Measurement and Evaluation in Psychology and Education* (New York: Wiley, 1969), 325.

11. R. E. Nisbett et al., "Intelligence," 131.

12. R. D. Hoge and T. Colodarci, "Teacher-Based Judgments of Academic Achievement: A Review of Literature," *Review of Educational Research* 59 (Fall 1989): 297–313.

13. For a fuller account and all references on this topic, see K. Richardson and S. Norgate, "Does IQ Really Predict Job Performance?" *Applied Developmental Science* 19 (January 2015): 153–169.

14. K. R. Murphy, "The Logic of Validity Generalization," in *Validity Generalization: A Critical Review*, ed. K. R. Murphy (Hove, U.K.: Erlbaum, 2003), 16.

15. L. Gottfredson, "The Evaluation of Alternative Measures of Job Performance," in *Performance Assessment for the Workplace, Volume II: Technical Issues*, ed. Commission on Behavioral Social Sciences and Education (New York: National Academy Press, 1991), 75–125, 75.

16. R. M. Guion, *Assessment, Measurement, and Prediction for Personnel Decisions* (Hillsdale, N.J.: Lawrence Erlbaum, 2011).

17. J. A. Hartigan and A. K. Wigdor (eds.), *Fairness in Employment Testing: Validity Generalization, Minority Issues and the General Aptitude Test Battery* (Washington, D.C.: National Academic Press, 1989), 150.

18. E. Byington and W. Felps, "Why Do IQ Scores Predict Job Performance? An Alternative, Sociological Explanation," *Research in Organizational Behavior* 30 (January 2010): 175–202.

19. I. C. McManus, K. Woolf, J. Dacre, E. Paice, E. and C. Dewberry, "The Academic Backbone: Longitudinal Continuities in Educational Achievement from Secondary School and Medical School to MRCP(UK) and the Specialist Register in UK Medical Students and Doctors," *BMC Medicine* 11(November 2013): 242.

20. A. R. Jensen, "Individual Differences in Mental Ability," in *Historical Foundations of Educational Psychology*, ed. J. A. Glover and R. R. Ronning (New York: Plenum Press, 1987), 61–88, 82.

21. D. K. Detterman, "What Does Reaction Time Tell Us About Intelligence?" in *Speed of Information-Processing and Intelligence*, ed. P. A. Vernon (Westport, Conn.: Ablex, 1987), 177–200.

22. L. S. Gottfredson, "Why *g* Matters: The Complexity of Everyday Life," *Intelligence* 24 (1997): 79–132, 79. For references and full discussion, see K. Richardson and S. H. Norgate, "Does IQ Measure Ability for Complex Cognition?" *Theory and Psychology* 24 (December 2015): 795–812.

23. L. S. Gottfredson, "Why g Matters: The Complexity of Everyday Life," *Intelligence* 24 (1997): 79–132, 94.

24. U. Goswami, "Analogical Reasoning in Children," in *Children's Learning in Classroom and Laboratory Contexts*, ed. J. Campione et al. (New York: Routledge, 2007), 55–70.

25. P. A. Carpenter, M. A. Just, and P. Shell, "What One Intelligence Test Measures: A Theoretical Account of the Processing in the Raven Progressive Matrices Test," *Psychological Review* 97 (January 1990): 404–431.

26. R. E. Nisbett et al., "Intelligence,"131.

27. M. W. Eysenck, *Psychology: An International Perspective* (Hove, U.K.: Psychology Press, 2004), 371.

28. For references and full discussion, see K. Richardson and S. H. Norgate, "Does IQ Measure Ability for Complex Cognition?"

29. C. M. Walker and A. Gopnik, "Toddlers Infer Higher-Order Relational Principles in Causal Learning," *Psychological Science* 25 (January 2014): 161–169.

30. S. J. Ceci and J. K. Liker, "A Day at the Races: A Study of IQ, Expertise, and Cognitive Complexity," *Journal of Experimental Psychology: General* 115 (July 1986): 255–266.

31. S. Scribner, "Knowledge at Work," in *Mind & Social Practice: Selected Writings of Sylvia Scribner*, ed. E. Tobach et al. (Cambridge: Cambridge University Press, 1997), 308–318.

32. J. R. Flynn, "IQ Gains Over Time: Towards Finding the Causes," in *The Rising Curve*, ed. U. Neisser (Washington, D.C.: American Psychological Association, 1998), 25–66. See also J. R. Flynn, *Are We Getting Smarter? Rising IQ in the Twenty-First Century* (Cambridge: Cambridge University Press, 2013), 61.

33. R. E. Nisbett, *The Geography of Thought: Why We Think the Way We Do* (New York: Free Press, 2003), 203.

34. A. M. Abdel-Khalek and J. Raven, "Normative Data from the Standardization of Raven's Standard Progressive Matrices in Kuwait in an International Context," *Social Behaviour and Personality: An International Journal* 34 (February 2006): 169–180, 171.

35. M. Desert Préaux and R. Jund, "So Young and Already Victims of Stereotype Threat: Socio-economic Status and Performance of 6 to 9 Years Old Children on Raven's Progressive Matrices," *European Journal of Psychology of Education* 24 (June 2009): 207–218.

36. For example, I. J. Deary, "Intelligence, Health and Death," *Psychologist* 18 (October 2005): 610–613.

37. For all references and further discussion about this topic, see K. Richardson and S. H. Norgate, "Does IQ Measure Ability for Complex Cognition?"

38. See K. Richardson and S. H. Norgate, "Does IQ Measure Ability for Complex Cognition?"

第四章　基因与智慧的真面目

1. I. Prigogine and G. Nicolis, *Exploring Complexity: An Introduction* (New York: W. H. Freeman, 1998).

2. S. Kauffman, *At Home in the Universe* (Oxford: Oxford University Press, 1991). See also W. J. Zhang, *Selforganizology: The Science of Self-Organization* (Hackensack, N.J.: World Scientific, 2016).

3. See K. Baverstock and M. Rönkkö, "Epigenetic Regulation of the Mammalian Cell," *PLoS One* 3 (June 2008): e2290. See also K. Baverstock and M. Rönkkö, "The Evolutionary Origin of Form and Function," *Journal of Physiology* 592 (May 2014): 2261–2265.

4. N. Lane, "Why Are Cells Powered by Proton Gradients?" *Nature Education* 3 (June 2010): 18.

5. In S. Mazur, "Replace the Modern Synthesis (Neo-Darwinism): An Interview with Denis Noble," *Huffington Post* (July 9, 2014), www.huffingtonpost.com/suzan-mazur/replace-the-modern-sythes_b_5284211.htm.

6. P. Lyon, "The Cognitive Cell: Bacterial Behavior Reconsidered," *Frontiers in Microbiology* 6 (April 2015): article 264, p. 265.

7. I. Tagkopoulos, Y-C Liu, and S. Tavazoie, "Predictive Behavior Within Microbial Genetic Networks," *Science* 320 (June 2008): 1313–1317.

8. H. V. Westerhoff, A. N. Brooks, E. Simionides, R. García-Contreras, F. He, et al., "Macromolecular Networks and Intelligence in Micro-organisms," *Frontiers in Microbiology* 5 (July 2014): 379.

9. F. J. Bruggerman, W. C. van Heeswijk, F. C. Boogerd, H. V. Westerhoff, et al., "Macromolecular Intelligence in Micro-organisms," *Biological Chemistry* 381 (September–October 2000): 965–972, 965.

10. For full references, see K. Richardson, "The Evolution of Intelligent Developmental Systems," in *Embodiment and Epigenesis: Theoretical and Methodological Issues in Understanding the Role of Biology Within the Relational Developmental System*, ed. R. M. Lerner and J. B. Benson (London: Academic Press, 2014), 127–160; P. Ball, P. (2008). "Cellular Memory Hints at the Origins of Intelligence," *Nature* 451 (2008): 385.

11. N. Carey, *The Epigenetics Revolution* (London: Icon Books, 2011), 42.

12. C. Adrain and M. Freeman, "Regulation of Receptor Tyrosine Kinase Ligand Processing," *Cold Spring Harbor Perspectives in Biology*, 6 (January 2014): a008995.

13. C. Niehrs, "The Complex World of WNT Receptor Signaling," *Nature Reviews Molecular Cell Biology* 13 (December 2012): 767–779, 767.

14. I. Tagkopoulos et al., "Predictive Behavior Within Microbial Genetic Networks," 1313.

15. B. J. Mayer, "The Discovery of Modular Binding Domains: Building Blocks of Cell Signaling," *Nature Reviews Molecular Cell Biology* 16 (September 2015): 691–698, 691.

16. N. R. Gough, "A Coincidence Detector with a Memory," *Science Signalling* 5 (2012): ec48, stke.sciencemag.org/content/5/211/ec48.

17. S. Berthoumieux, H. de Jong, G. Baptist, C. Pinel, C. Ranquet, et al., "Shared Control of Gene Expression in Bacteria by Transcription Factors and Global Physiology of the Cell," *Molecular Systems Biology* 9 (January 2013): 634.

18. K. R. Nitta, A. Jolma, Y. Yin, E. Morgunova1, T. Kivioja, et al., "Conservation of Transcription Factor Binding Specificities Across 600 Million Years of Bilateria Evolution," *eLife* (March 2015): http://dx.doi.org/10.7554/eLife.04837.

19. J. B. Brown, N. Boley, R. Eisman, G. E. May, M. H. Stoiber, et al., "Diversity and Dynamics of the *Drosophila* Transcriptome," *Nature* 512 (August 2014): 393–339, 393, doi:10.1038/nature12962.

20. D. G. Dias and K. J. Ressler, "Parental Olfactory Experience Influences Behavior and Neural Structure in Subsequent Generations," *Nature Neuroscience* 17 (March 2014): 89–96. For reviews of these effects, see J. D. Sweatt, M. J. Meanyer, E. J. Nestler, and S. Akbarian, (eds.), *Epigenetic Regulation in the Nervous System* (New York: Elsevier, 2012).

21. S. Alvarado, R. Rajakumar, E. Abouheif, and M. Szyf, "Epigenetic Variation in the *Egfr* Gene Generates Quantitative Variation in a Complex Trait in Ants," *Nature Communications* 6 (March 2015): 10.1038/ncomms7513.

22. The Noble remark is from S. Mazur, "Replace the Modern Synthesis (Neo-Darwinism)," http://www.huffingtonpost.com/suzan-mazur/replace-the-modern-sythes_b_5284211 .html; J. S. Mattick, "Rocking the Foundations of Molecular Genetics," *PNAS* 109 (October 2012): 16400–16401, 16400.

23. M.-W. Ho, *Non-random Directed Mutations Confirmed*, ISIS Report 07/10/13 (October 2013): www.i-sis.org.uk/Nonrandom_directed_mutations_confirmed.php.

24. M. W. Kirschner and J. C. Gerhart, *The Plausibility of Life: Resolving Darwin's Dilemma* (New Haven, Conn.: Yale University Press, 2014), 3.

25. J. A. Shapiro, "How Life Changes Itself: The Read–Write (RW) Genome," *Physics of Life Reviews* 10 (July 2013): 287–323, 287.

26. R. Lickliter, (2013). "The Origins of Variation: Evolutionary Insights from Developmental Science," in *Embodiment and Epigenesis: Theoretical and Methodological Issues in Understanding the Role of Biology Within the Relational Developmental System*, ed. R. M. Lerner and J. B. Benson (London: Academic Press, 2014), 173–203, 193. See also M. W. Ho, *Evolution by Natural Genetic Engineering*, ISIS Report 02/06/14 (June 2014): www.i-sis.org.uk/Evolution_by_Natural_Genetic_Engineering.php.

27. M.-W. Ho, "How Mind Changes Genes Through Meditation," ISIS Report 21/05/14 (May 2014): www.i-sis.org.uk/How_mind_changes_genes_through_meditation.php.

28. I. V. Razinkov, B. L. Baumgartner, M. R. Bennett, L. S. Tsimring, and J. Hasty, "Measuring Competitive Fitness in Dynamic Environments," *Journal of Physical Chemistry* 17 (October 2015): 13175–13181, dx.doi.org/10.1021/jp403162v. See also A. Rossi, Z. Kontarakis, C. Gerri, H. Nolte, S. Hölper, et al., "Genetic Compensation Induced by Deleterious Mutations but Not Gene Knockdowns," *Nature* 524 (August 2015): 230–233.

29. A. Wagner and J. Wright, "Alternative Routes and Mutational Robustness in Complex Regulatory Networks," *BioSystems* 88 (March 2007): 163–172, 163.

30. H. F. Nijhout, J. A. Best, and M. C. Reed, "Using Mathematical Models to Understand Metabolism, Genes, and Disease," *BMC Biology* 13 (September 2015): 79.

31. P. M. Visscher, D. Smith, S. J. G. Hall, and J. L. Williams, "A Viable Herd of Genetically Uniform Cattle," *Nature* 409 (January 2001): 303.

第五章　智力发育

1. Quoted in P. Griffiths and J. Tabery, "Developmental Systems Theory: What Does It Explain, and How Does It Explain It?" *Advances in Child Development and Behavior* 44 (May 2013): 65–95, 171; S. Dominus, "The Mixed-Up Brothers of Bogotá," *New York Times* (July 9, 2015).

2. D. H. Ford and R. M. Lerner, *Developmental Systems Theory: An Integrative Approach* (Newbury Park, Calif.: Sage, 1992); G. Greenberg and T. Partridge, "Biology, Evolution, and Development," in *Cognition, Biology, and Methods*, vol. 1 of *Handbook of Life-Span Development*, ed. W. F. Overton (Hoboken, N.J.: Wiley, 2010), 115–148.

3. L. Wolpert, "Positional Information Revisited," *Development Supplement* 1989 (1989): 3–12, 10.

4. There are numerous excellent books and papers on these processes. See, for example, J. Jaeger and A. Martinez-Arias, "Getting the Measure of Positional Information," *PLoS Biology* 7 (March 2009): e1000081, doi:10.1371/journal.pbio.1000081.

5. Y. Komiya and R. Habas, "Wnt Signal Transduction Pathways," *Organogenesis* 4 (April–June 2008): 68–75, 68.

6. A. H. Lang, H. Li, J. J. Collins, and P. Mehta, "Epigenetic Landscapes Explain Partially Reprogrammed Cells and Identify Key Reprogramming Genes," *PLoS Computational Biology* 10 (August 2014): e1003734.

7. E. J. Kollar and C. Fisher, "Tooth Induction in Chick Epithelium: Expression of Quiescent Genes for Enamel Synthesis," *Science* 207 (February 1980): 993–995, 993.

8. C. H. Waddington, *The Strategy of the Genes* (London: Allen and Unwin, 1957); P. Griffiths and J. Tabery, "Developmental Systems Theory."

9. See chapter 4. See also, for example, A. Manu, S. Surkova, A. V. Spirov, V. V. Gursky, H. Janssens, et al., "Canalization of Gene Expression and Domain Shifts in the *Drosophila* Blastoderm by Dynamical Attractors," *PLoS Computational Biology* 5 (March 2009): e1000303, doi: 10.1371/journal.pcbi.1000303.

10. O. S. Soyer and T. Pfeiffer, "Evolution Under Fluctuating Environments Explains Observed Robustness in Metabolic Networks," *PLoS Computational Biology* 6 (August 2010): e1000907, doi: 10.1371/journal.pcbi.1000907.

11. S. A. Kelly, T. M. Panhuis, and A. M. Stoehr, "Phenotypic Plasticity: Molecular Mechanisms and Adaptive Significance," *Comprehensive Physiology* 2 (April 2012): 1416–1439.

12. G. Gottlieb, "Experiential Canalization of Behavioral Development: Theory," *Developmental Psychology* 27 (1991): 4–13, 9.

13. See contributions in A. Love (ed.), *Conceptual Change in Science: Scientific and Philosophical Papers on Evolution and Development* (New York: Springer, 2015).

14. R. Lickliter, "The Origins of Variation: Evolutionary Insights from Developmental Science," in *Embodiment and Epigenesis: Theoretical and Methodological Issues in Understanding the Role of Biology Within the Relational Developmental System*, ed. R. Lerner and J. Benson (London: Academic Press, 2014), 173–203, 193.

15. M.-W. Ho, "Development and Evolution Revisited," in *Handbook of Developmental Science, Behavior and Genetics*, ed. K. Hood et al. (New York: Blackwell, 2009), 61–109.

16. See the EuroStemCell website: "iPS Cells and Reprogramming: Turn Any Cell of the Body into a Stem Cell," eurostemcell.org (last updated September 29, 2015).

17. S. Rose, *Lifelines: Life Beyond the Gene* (New York: Oxford University Press, 2003), 17.

18. M. Joëls and T. Z. Baram, "The Neuro-Symphony of Stress," *Nature Reviews: Neuroscience* 10 (June 2009): 459–466, 459.

19. M. J. Wijnants, (2014). "Presence of 1/f Scaling in Coordinated Physiological and Cognitive Processes," *Journal of Nonlinear Dynamics* 2014 (February 2014): article 962043, http://dx.doi.org/10.1155/2014/962043.

20. B. J. West, "Fractal Physiology and the Fractional Calculus: A Perspective," *Frontiers in Physiology 1: Fractal Physiology* 1 (October 2010): article 12.

21. A. L. Goldberger, L. A. N. Amaral, J. M. Hausdorff, P. Ch. Ivanov, C.-K. Peng, et al., "Fractal Dynamics in Physiology: Alterations with Disease and Aging," *Proceedings of the National Academy of Sciences, USA* 99 (suppl. 1, February 2002): 2466–2472, 2471.

22. C. Darwin, *The Power of Movement in Plants* (London: John Murray, 1880), 572. Thanks to Keith Baverstock, personal communication, February 14, 2015, for this quote.

23. R. Karban, *Plant Sensing and Communication* (Chicago: University of Chicago Press, 2015), 1; A. Barnett, "Intelligent Life: Why Don't We Consider Plants to Be Smart?" *New Scientist*, May 2015, 30.

24. A. M. Johnstone, S. D. Murison, J. S. Duncan, K. A. Rance, and J. R. Speakman, "Factors Influencing Variation in Basal Metabolic Rate Include Fat-Free Mass, Fat Mass, Age, and Circulating Thyroxine but Not Sex, Circulating Leptin, or Triiodothyronine," *American Journal of Clinical Nutrition* 82 (November 2005): 941–948.

25. A. M. Johnstone et al., "Factors Influencing Variation in Basal Metabolic Rate."

26. For example, Z. Boratynski, E. Koskela, T. Mappes, and E. Schroderus, "Quantitative Genetics and Fitness Effects of Basal Metabolism," *Evolutionary Ecology* 27 (March 2013): 301–314.

第六章 大脑如何创造潜能？

1. R. Plomin, J. C. DeFries, V. S. Knopik, and J. M. Neiderhiser, *Behavioral Genetics*, 6th ed. (New York: Worth Publishers, 2013), 63.

2. J. Flynn, *Intelligence and Human Progress* (New York: Academic Press, 2013), 63; J. Flynn, interview in the *Independent*, June 5, 2014.

3. E. Goldberg, *The New Executive Brain* (Oxford: Oxford University Press, 2009), 4.

4. R. del Moral, A. M. Brandmaier, L. Lewejohann, I. Kirste1, M. Kritzler, et al., "From Genomics to Scientomics: Expanding the Bioinformation Paradigm," *Information* 2 (July 2011): 651–671, 661; J. S. Allen, *The Lives of the Brain: Human Evolution and the Organ of Mind* (Cambridge, Mass.: Harvard University Press, 2012), 6.

5. W. H. Warren and R. E. Shaw, "Events and Encounters as Units of Analysis for Ecological Psychology," in *Persistence and Change: Proceedings of the First International Conference on Event Perception*, ed. W. H. Warren and R. E. Shaw (Hillsdale, N.J.: Lawrence Erlbaum, 1985), 1–28, 6.

6. R. H. Masland, "The Neuronal Organization of the Retina," *Neuron* 76 (October 18, 2012). p. 266–280, 266; D. D. Hoffman, *Visual Intelligence: How We Create What We See* (New York: W. W. Norton, 1998).

7. H. R. Barlow, "The Knowledge Used in Vision and Where It Comes From," *Philosophical Transactions of the Royal Society* 35, Series B (1997): 1141–1147, 1141.

8. J. S. Lappin, D. Tadin, and E. J. Whittier, "Visual Coherence of Moving and Stationary Image Changes," *Vision Research* 42 (June 2002): 1523–1534.

9. K. Richardson and D. S. Webster, "Recognition of Objects from Point-Light Stimuli: Evidence for Covariation Hierarchies in Conceptual Representation," *British Journal of Psychology* 87 (July 1996): 567–591.

10. D. Mackay, "Vision: The Capture of Optical Covariation," in *Visual Neuroscience*, ed. J. D. Pettigrew, K. J. Sanderson, and W. R. Levick (Cambridge: Cambridge University Press, 1986), 365–373, 370.

11. N.-L. Xu, M. T. Harnett, S. R. Williams, D. Huber, D. H. O'Connor, et al., "Nonlinear Dendritic Integration of Sensory and Motor Input During an Active Sensing Task," *Nature* 492 (December 2014): 247–251, 247; G. Buzsáki and K. Mizuseki, "The Log-Normal Brain: How Skewed Distributions Affect Network Operations," *Nature Reviews Neuroscience* 15 (April 2014): 264–278.

12. T. S. Lee, T. Stepleton, B. Potetz, and J. Samonds, "Neural Encoding of Scene Statistics for Surface and Object Inference," in *Object Categorization: Computer and Human Vision Perspective*, ed. S. Dickinson et al. (Cambridge: Cambridge University Press, 2007), 451–474.

13. See A. Hyvärinen and J. Hurri, *Natural Image Statistics: A Probabilistic Approach to Early Computational Vision* (New York: Springer, 2009).

14. S. Onat, D. Jancke, and P. König, "Cortical Long-Range Interactions Embed Statistical Knowledge of Natural Sensory Input: A Voltage-Sensitive Dye Imaging Study," *F1000Research* 2 (February 2013): doi: 10.3410/f1000research.2-51.v1.

15. S. J. Blackmore, "Three Experiments to Test the Sensorimotor Theory of Vision," *Behavioural and Brain Sciences* 24 (2001): 977.

16. V. Michalski, R. Memisevic, and K. Konda, "Modeling Deep Temporal Dependencies with Recurrent Grammar Cells," *Advances in Neural Information Processing Systems* 27 (May 2014): 1925–1933, 1926.

17. S. Bao, "Perceptual Learning in the Developing Auditory Cortex," *European Journal of Neuroscience* 41 (March 2015): 718–724, 718.

18. J. A. Garcia-Lazaro, B. Ahmed, and J. W. H. Schnupp, "Emergence of Tuning to Natural Stimulus Statistics Along the Central Auditory Pathway," *PLoS One* 6 (August 2011): e22584, doi: 10.1371/journal.pone.0022584.

19. I. Nelken, "Processing of Complex Stimuli and Natural Scenes in the Auditory Cortex," *Current Opinion in Neurobiology* 14 (July 2004): 474–480, 474.

20. G. A. Calvert and R. Campbell, "Reading Speech from Still and Moving Faces," *Journal of Cognitive Neuroscience* 15 (January 2003): 57–70; K. G. Munhall and J. N. Buchan, "Something in the Way She Moves," *Trends in Cognitive Sciences* 8 (February 2004): 51–53.

21. M. S. Grubb and I. D. Thompson, "The Influence of Early Experience on the Development of Sensory Systems," *Current Opinion in Neurobiology* 14 (August 2004): 503–512.

22. B. E. Stein, T. R. Stanford, and B. A. Rowland, "Development of Multisensory Integration from the Perspective of the Individual Neuron," *Nature Reviews Neuroscience* 15 (July 2014): 520–535, 520.

23. E. A. Phelps and J. E. LeDoux, "Contributions of the Amygdala to Emotion Processing: From Animal Models to Human Behavior," *Neuron* 48 (September 2005): 175–187; L. Pessoa and R. Adolphs, "Emotion and the Brain: Multiple Roads Are Better Than One," *Nature Reviews Neuroscience* 12 (November 2011): 425.

24. L. Pessoa, *The Cognitive-Emotional Brain: From Interactions to Integration* (Cambridge, Mass.: MIT Press, 2013).

25. I. Deary, "Intelligence," *Annual Review of Psychology* 63 (2012): 453–482, 465. (For fMRI scan illustrations, see the Wikipedia article "Functional Magnetic Resonance Imaging.")

26. R. J. Haier, The Great Courses, "The Intelligent Brain," www.thegreatcourses.co.uk/courses/the-intelligent-brain.html.

27. R. J. Davidson and B. S. McEwan, "Social Influences on Neuroplasticity: Stress and Interventions to Promote Well-Being," *Nature Neuroscience* 15 (April 2012): 689–695.

28. M. Rutter and A. Pickles, "Annual Research Review: Threats to the Validity of Child Psychology and Psychiatry," *Journal of Child Psychology and Psychiatry* 57 (March 2016): 398–416.

29. H. Okon-Singer, T. Hendler, L. Pessoa, and A. J. Shackman, "The Neurobiology of Emotion-Cognition Interactions: Fundamental Questions and Strategies for Future Research," *Frontiers in Human Neuroscience* 9 (February 2015): 1–14, 8, 10.3389/fnhum.2015.00058.

30. C. Thomas, F. Q. Yec, M. O. Irfanoglu, P. Modia, K. S. Saleem, et al., "Anatomical Accuracy of Brain Connections Derived from Diffusion MRI Tractography Is Inherently Limited," *Proceedings of the National Academy of Sciences*, USA 111 (June 2014): 16574–16579.

31. M. Rutter and A. Pickles, "Annual Research Review: Threats to the Validity of Child Psychology and Psychiatry," *Journal of Child Psychology and Psychiatry* 57 (March 2016): 398–416, 406.

32. K. Martinez, S. K. Madsen, A. A. Joshi, S. H. Joshi, F. J. Román, et al., "Reproducibility of Brain-Cognition Relationships Using Three Cortical Surface-Based Protocols: An Exhaustive Analysis Based on Cortical Thickness," *Human Brain Mapping* 36 (August 2015): 3227–3245, 3227.

33. C. I. Bargmann and E. Marde, "From the Connectome to Brain Function," *Nature Methods*, 10 (June 2013): 483–490, 484.

34. H. G. Schnack, H. E. van Haren, R. M. Brouwer, A. Evans, S. Durston, et al., "Changes in Thickness and Surface Area of the Human Cortex and Their Relationship with Intelligence," *Cerebral Cortex* 25 (June 2015): 1608–1617, 1609.

35. R. Haier, R. Colom, D. H. Schroeder, C. A. Condon, C. Tang, et al., "Gray Matter and Intelligence Factors: Is There a Neuro-*g*?" *Intelligence* 37 (January 2009): 136–144, 136.

36. G. Buzsáki and K. Mizuseki, "The Log-Dynamic Brain: How Skewed Distributions Affect Network Operations," *Nature Reviews Neuroscience* 15 (April 2014): 264–278, 264.

37. D. M. Barch and T. Yarkoni, "Introduction to the Special Issue on Reliability and Replication in Cognitive and Affective Neuroscience Research," *Cognitive, Affective and Behavioral Neuroscience* 13 (December 2013): 687–689, 687.

38. C. I. Bargmann and E. Marde, "From the Connectome to Brain Function," 488.

39. M. Hawrylycz, C. Dang, C. Koch, and H. Zeng, "A Very Brief History of Brain Atlases," in *The Future of the Brain: Essays by the World's Leading Neuroscientists*, ed. G. Marcus and J. Freeman (Princeton, N.J.: Princeton University Press, 2014), 3–16, 11.

40. S. R. Quartz and T. J. Sejnowski, "The Neural Basis of Cognitive Development: A Constructivist Manifesto," *Behavioral and Brain Sciences* 20 (December 1997): 537–596, 537.

41. H. Lee, J. T. Devlin, C. Shakeshaft, L. H. Stewart, A. Brennan, et al., "Anatomical Traces of Vocabulary Acquisition in the Adolescent Brain," *Journal of Neuroscience* 27 (January 2007): 1184–1189.

42. A. May, "Experience-Dependent Structural Plasticity in the Adult Human Brain," *Trends in Cognitive Sciences* 15 (October 2011): 475–482, 475. See also M. Lövdén, E. Wenger, J. Mårtensson, U. Lindenberger, and L. Bäckman, "Structural Brain Plasticity in Adult Learning and Development," *Neuroscience and Biobehavioral Reviews* 37 (June 2013): 2296–2310.

43. A. May, "Experience-Dependent Structural Plasticity," 475.

44. J. Freund, A. M. Brandmaier, L. Lewejohann, I. Kirstel, M. Kritzler, et al., "Emergence of Individuality in Genetically Identical Mice," *Science* 340 (May 2013): 756–759, 756.

第七章 创造性认知

1. R. Plomin, J. C. DeFries, V. S. Knopik, and J. M. Neiderhiser, *Behavioral Genetics*, 6th ed. (New York: Worth Publishers, 2013), 187–188.

2. S. J. Shettleworth, "Animal Cognition and Animal Behaviour," *Animal Behaviour* 61 (February 2001): 277–286, 278.

3. M. W. Eysenck and M. T. Keane, *Cognitive Psychology: A Student's Handbook* (Hove, U.K.: Erlbaum, 2015), 31.

4. M. Giurfa, *Animal Cognition* (Cold Spring Harbor, N.Y.: Cold Spring Harbor Press, 2009), 281.

5. R. Adolphs, "The Unsolved Problems of Neuroscience," *Trends in Cognitive Science* 19 (April 2015):173–175; W. James, *Principles of Psychology*, vol. 1 (New York: Dover Publications, 1890), 6.

6. S. Pinker, *How the Mind Works* (Harmondsworth: Penguin, 1999), 21.

7. T. Stone and M. Davies, "Theoretical Issues in Cognitive Psychology," in *Cognitive Psychology*, 2nd ed., ed. N. Braisby and A. Gellatly (Oxford: Oxford University Press, 2012), 639 (emphasis in original); also S. Bem and H. L. de Jong, *Theoretical Issues in Psychology: An Introduction* (London: Sage, 2012).

8. R. Wallace and D. Wallace, *A Mathematical Approach to Multilevel, Multiscale Health Interventions* (London: Imperial College Press, 2013), 8.

9. For a full discussion, see K. Richardson, *Models of Cognitive Development* (Hove, U.K.: Psychology Press, 2000).

10. E. L. Ardiel and C. H. Rankin, "An Elegant Mind: Learning and Memory in *Caenorhabditis elegans*," *Learning & Memory* 17 (April 2010): 191–201.

11. M. Giurfa, "Learning and Cognition in Insects," *Cognitive Science* 6 (March 2015): 10.1002/wcs.1348.

12. E. L. Ardiel and C. H. Rankin, "An Elegant Mind."

13. M. Giurfa, "Learning and Cognition in Insects."

14. E. Başar (ed.), *Chaos in Brain Functions* (New York: Springer, 2012); K. Clancy, "Your Brain Is on the Brink of Chaos: Neurological Evidence for Chaos in the Nervous System Is Growing," *Nautilus* (July 10, 2014): nautil.us/issue/15/turbulence/your-brain-is-on-the-brink-of-chaos.

15. W. J. Freeman, *Societies of Brains* (Hillsdale, N.J.: Erlbaum, 1995), 67. See also W. J. Freeman, *How Brains Make Up Their Minds* (London: Weidenfeld and Nicolson, 1999).

16. R. Gregory, "The Blind Leading the Sighted: An Eye-Opening Experience of the Wonders of Perception," *Nature* 430 (August 2004): 836.

17. M. O. Ernst, "The 'Puzzle' of Sensory Perception: Putting Together Multisensory Information," in *Proceedings of the 7th International Conference on Multimodal Interfaces* (New York: ACM Press, 2005), 1.

18. L. Pessoa, "On the Relationship Between Emotion and Cognition," *Nature Reviews Neuroscience* 9 (February 2008): 148–158, 148.

19. M. Johnson, "Embodied Understanding," *Frontiers in Psychology* 6 (June 2015): article 875, http://dx.doi.org/10.3389/fpsyg.2015.00875.

20. W. J. Freeman, "Noise-Induced First-Order Phase Transitions in Chaotic Brain Activity," *International Journal of Bifurcation and Chaos* 9 (November 1999): 2215–2218, 2218.

21. J. Almeida D. He, Q. Chen, B. Z. Mahon, F. Zhang, et al., "Decoding Visual Location from Neural Patterns in the Auditory Cortex of the Congenitally Deaf," *Psychological Science* 26 (September 2015): 1771–1782, 10.1177/0956797615598970.

22. J. Elman, E. Bates, A. Karmiloff-Smith, M. Johnson, D. Parisi, and K. Plunkett, *Rethinking Innateness: A Connectionist Perspective on Development* (Cambridge, Mass.: MIT Press, 1996), 359.

23. E. M. Pothos, "The Rules versus Similarity Distinction," *Behavioral and Brain Sciences* 28 (February 2003): 1–49, 26.

24. E. Turkheimer, "Commentary: Variation and Causation in the Environment and Genome," *International Journal of Epidemiology* 40 (June 2011): 598–601, 598.

25. P. Carruthers, "Evolution of Working Memory," *Proceedings of the National Academy of Sciences, USA* 110 (June 2013): 10371–10378.

26. P. Carruthers, "Evolution of Working Memory," 10371.

27. P. Carruthers, "Evolution of Working Memory," 10371–10372.

28. A. D. Baddeley, *Working Memory* (Oxford: Oxford University Press, 1986).

29. S. M. Jaeggi, B. Studer-Luethi, M. Buschkuehl, Y-F. Su, J. Jonides, et al., "The Relationship Between *n*-Back Performance and Matrix Reasoning—Implications for Training and Transfer," *Intelligence* 38 (June 2010): 625–635, 626.

30. P. Carruthers, "Evolution of Working Memory," 10372.

第八章　大脑的潜能：社会智力

1. K. L. Visick and C. Fuqua, "Decoding Microbial Chatter: Cell-Cell Communication in Bacteria," *Journal of Bacteriology* 187 (August 2005): 5507–5519, 5512.

2. D. E. Jackson and F. Ratnieks, "Communication in Ants," *Current Biology* 16 (August 2006): R570–R574, R571.

3. M. Mossaid, S. Garnier, G, Theralauz, and D. Helbing, "Collective Information Processing and Pattern Formation in Swarms, Flocks, and Crowds," *Topics in Cognitive Science* 1 (July 2009): 469–497, 471.

4. C. Detrain and J.-L. Deneubourg, "Self-Organized Structures in a Superorganism: Do Ants 'Behave' Like Molecules?" *Physics of Life Reviews* 3 (January 2006): 162–187, 165.

5. C. Detrain and J.-L. Deneubourg, "Self-Organized Structures in a Superorganism: Do Ants 'Behave' Like Molecules?" *Physics of Life Reviews* 3 (January 2006): 162–187, 172.

6. I. D. Couzin, "Collective Cognition in Animal Groups," *Trends in Cognitive Sciences* 13 (September 2009): 36–43, 36.

7. N. E. Leonard, "Multi-Agent System Dynamics: Bifurcation and Behavior of Animal Groups," plenary paper, IFAC Symposium on Nonlinear Control Systems (NOLCOS), Toulouse, France, September 2013.

8. I. D. Chase and K. Seitz, "Self-Structuring Properties of Dominance Hierarchies: A New Perspective," *Advances in Genetics* 75 (January 2011): 51–81.

9. I. D. Chase and K. Seitz, "Self-Structuring Properties of Dominance Hierarchies," 51.

10. A. Cavagna, A. Cimarelli, I. Giardina, G. Parisi, R. Santagati, et al., "Scale-Free Correlations in Starling Flocks," *Proceedings of the National Academy of Sciences, USA* 107 (June 2010): 11865–11870.

11. A. Cavagna et al., "Scale-Free Correlations in Starling Flocks," 11865.

12. W. Bialek, A. Cavagne, I. Giardina, T. Mora, O. Pohl, et al., "Social Interactions Dominate Speed Control in Poising Natural Flocks Near Criticality," *Proceedings of the National Academy of Sciences* 111 (May 2014): 7212–7217, 7216.

13. M. Watve, "Bee-Eaters (*Merops orientalis*) Respond to What a Predator Can See," *Animal Cognition* 5 (December 2002): 253–259.

14. J. M. Thom and N. S. Clayton, "Re-caching by Western Scrub-Jays (*Aphelocoma californica*) Cannot Be Attributed to Stress," *PLoS One* 8 (January 2013): e52936, doi:-10.1371/journal.pone.0052936.

15. R. Bshary, W. Wickler, and H. Fricke, "Fish Cognition: A Primate's Eye View," *Animal Cognition* 5 (March 2002): 1–13, 5.

16. S. Creel and N. M. Creel, *The African Wild Dog: Behavior, Ecology, and Conservation* (Princeton, N.J.: Princeton University Press, 2002).

17. D. Sol, S. Bacher, S. M. Reader, and L. Lefebvre, "Brain Size Predicts the Success of Mammal Species Introduced into Novel Environments," *American Naturalist* 172 (July 2008, supplement): S61–S71.

18. R. I. Dunbar, "The Social Brain Hypothesis and Its Implications for Social Evolution," *Annals of Human Biology* 36 (September 2009): 562–572, 563.

19. N. K. Humphrey, "The Social Function of Intellect," in *Growing Points in Ethology*, ed. P. P. G. Bateson and R. A. Hinde (Cambridge: Cambridge University Press, 1976), 303–317.

20. See S. F. Brosnan, L. Salwiczek, and R. Bshary, "The Interplay of Cognition and Cooperation," *Philosophical Transactions of the Royal Society* B 365 (August 2010): 2699–2710.

21. A. Abbott, "Animal Behaviour: Inside the Cunning, Caring and Greedy Minds of Fish," *Nature* 521 (May 2015): 412–414, 413.

22. C. J. Charvet and B. L. Finlay, "Embracing Covariation in Brain Evolution: Large Brains, Extended Development, and Flexible Primate Social Systems," in *Progress in Brain Research*, vol. 195, ed. M. A. Hoffman and D. Falk (Amsterdam: Elsevier, 2012), 71–87.

23. S. M. Reader, Y. Hager, and K. N. Laland, "The Evolution of Primate General and Cultural Intelligence," *Philosophical Transaction of the Royal Society* B 366 (March 2011): 1017–1027.

24. C. B. Stanford, "How Smart Does a Hunter Need to Be?" in *The Cognitive Animal: Empirical and Theoretical Perspectives on Animal Cognition,* ed. M. Beloff, C. Allen, and G. M. Burghardt (Cambridge, Mass.: MIT Press, 2002), 399–403, 401.

25. A. Strandburg-Peshkin, D. R. Farine, I. D. Couzin, and M. C. Crofoot, "Shared Decision-Making Drives Collective Movement in Wild Baboons," *Science* 348 (June 2015): 1358–1361, 1358.

26. C. Detrain and J.-L. Deneubourg, "Self-Organized Structures in a Superorganism," 164.

27. A. F. Bullinger, J. M. Burkart, A. P. Melis, and M. Tomasello, "Bonobos, *Pan paniscus,* Chimpanzees, *Pan troglodytes,* and Marmosets, *Callithrix jacchus,* Prefer to Feed Alone," *Animal Behaviour* 85 (January 2013): 51–60.

28. S. Harder, T. Lange, G. F. Hansen, M. Væver, and S. Køppe, "A Longitudinal Study of Coordination in Mother-Infant Vocal Interaction from Age 4 to 10 Months," *Developmental Psychology* 51 (December 2015): 1778–1790.

29. K. Gillespie-Lynch, P. M. Greenfield, H. Lyn, and S. Savage-Rumbaugh, "Gestural and Symbolic Development Among Apes and Humans: Support for a Multimodal Theory of Language Evolution," *Frontiers in Psychology* (October 2014): 10.3389/fpsyg.2014.01228.

30. M. Tomasello, "The Ultra-Social Animal," *European Journal of Social Psychology* 44 (April 2014): 187–194, 187; M. Tomasello, *A Natural History of Human Thinking* (Cambridge, Mass.: Harvard University Press, 2014).

31. P. Kropotkin, *Mutual Aid: A Factor of Evolution* (New York: New York University Press, 1972), 7.

第九章　人类智力

1. K. N. Laland, J. Odling-Smee, and S. Myles, "How Culture Shaped the Human Genome: Bringing Genetics and the Human Sciences Together," *Nature Reviews Genetics* 11 (February 2010): 137–148, 138.

2. M. V. Flinn, D. C. Geary, and C. V. Ward, "Ecological Dominance, Social Competition, and Coalitionary Arms Races: Why Humans Evolved Extraordinary Intelligence," *Evolution and Human Behavior* 26 (January 2005): 10–46, 15.

3. F. M. Menger, *The Thin Bone Vault* (Singapore: World Scientific, 2009), 143.

4. E. O. Wilson, *The Meaning of Human Existence* (New York: Liveright, 2014), 28.

5. U. Hasson, A. A. Ghazanfar, B. Galantucci, S. Garrod, and C. Keysers, "Brain-to-Brain Coupling: A Mechanism for Creating and Sharing a Social World," *Trends in Cognitive Sciences* 16 (February 2011): 114–121, 114.

6. R. Tallis, *Aping Mankind* (Durham, U.K.: Acumen, 2011), 11. Now Abingdon, U.K.: Routledge, 2011.

7. C. Stringer, *The Origin of Our Species* (Harmondsworth, U.K.: Penguin, 2012); L. Gabora and A. Russon, "The Evolution of Human Intelligence," in *The Cambridge Handbook of Intelligence,* ed. R. Sternberg and S. Kaufman (Cambridge: Cambridge University Press, 2011), 328–350.

8. S. C. Antón, R. Potts, L.C. Aiello, "Evolution of Early *Homo:* An Integrated Biological Perspective," *Science* 345 (July 2014): 1236828-0, doi: 10.1126/science.12368280.

9. L. Gabora and A. Russon, "The Evolution of Human Intelligence," in *The Cambridge Handbook of Intelligence,* ed. R. Sternberg and S. Kaufman (Cambridge: Cambridge University Press, 2011), 328–350, 332.

10. E. Discamps and C. S. Henshilwood, "Intra-Site Variability in the Still Bay Fauna at Blombos Cave: Implications for Explanatory Models of the Middle Stone Age Cultural and Technological Evolution," *PLoS One* 10 (December 2016): e0144866, doi: 10.1371/journal.pone.0144866; University of Bergen, "Humans Evolved by Sharing Technology and Culture," *ScienceDaily* (April 2016): www.sciencedaily.com/releases/2016/02/160202121246.htm.

11. M. Tomasello, "The Ultra-Social Animal," *European Journal of Social Psychology* 44 (April 2014): 187–194.

12. J. Prado-Martinez, P. H. Sudmant, J. M. Kidd, H. Li, J. L. Kelley, et al., "Great Ape Genetic Diversity and Population History," *Nature* 499 (August 2014): 471–475.

13. "Science & Music: Bountiful Noise" (editorial), *Nature* 453 (May 8, 2008): 134, doi:10.1038/453134a.

14. O. Sacks, *Musicophilia: Tales of Music and the Brain* (New York: Vintage Books, 2011), 266, cited by H. Hennig, "Synchronization in Human Musical Rhythms and Mutually Interacting Complex Systems," *Proceedings of the National Academy of Sciences, USA,* 11 (September 2014): 12974–12979.

15. J. Sänger, V. Müller, and U. Lindenberger, "Intra- and Interbrain Synchronization and Network Properties When Playing Guitar in Duets," *Frontiers in Human Neuroscience* 29 (November 2012): http://dx.doi.org/10.3389/fnhum.2012.00312.

16. U. Hasson et al., "Brain-to-Brain Coupling," 114.

17. L. Gabora and A. Russon, "The Evolution of Human Intelligence," 341.

18. B. L. Fredrickson, K. M. Grewen, S. B. Algoe, A. M. Firestine, J. M. G. Arevalo, et al., "Psychological Well-Being and the Human Conserved Transcriptional Response to Adversity," *PLoS One* 10 (March 2015): e0121839, doi: 10.1371/journal.pone.0121839.

19. M. Bond, "Reflections of the Divine: Interview with Desmond Tutu," *New Scientist* 29 (April 2006): 1163.

20. P. Zukow-Goldring, "A Social Ecological Realist Approach to the Emergence of the Lexicon," in *Evolving Explanations of Development,* ed. C. Dent-Read and P. Zukow-Goldring (Washington, D.C.: American Psychological Association, 1997), 199–250, 210.

21. Quoted in O. Lourenço, "Piaget and Vygotsky: Many Resemblances, and a Crucial Difference," *New Ideas in Psychology* 30 (December 2012): 281–295, 282.

22. L. S. Vygotsky, "The Genesis of Higher Mental Functions," in *The Concept of Activity in Soviet Psychology,* ed. J. V. Wertsch (New York: Sharpe, 1981), 144–188, 160.

23. L. S. Vygotsky, "The Genesis of Higher Mental Functions," 163.

24. A. May, "Experience-Dependent Structural Plasticity in the Adult Human Brain," *Trends in Cognitive Sciences* 15 (October 2011): 475–482.

25. D. C. Park and C.-M. Huang, "Culture Wires the Brain: A Cognitive Neuroscience Perspective," *Perspectives on Psychological Science* 5 (August 2010): 391–400.

26. T. Ingold, "The Social Child," in *Human Development in the Twenty-First Century: Visionary Ideas from Systems Scientists*, ed. A. Fogel et al. (Cambridge: Cambridge University Press, 2007), 112–118, 117.

27. As reported by Tom Heyden, "When 100 People Lift a Bus," *BBC News Magazine*, June 4, 2015.

28. C. Geertz, *The Interpretation of Culture* (New York: Basic Books, 1973), 68.

29. D. Kahneman, *Thinking, Fast and Slow* (New York: Farrar, Straus & Giroux, 2011).

30. L. Malafouris, *How Things Shape the Mind: A Theory of Material Engagement* (Cambridge, Mass.: MIT Press, 2015).

31. L. Gottfredson, "Unmasking the Egalitarian Fiction," Duke Talent Identification Program (Durham, N.C.: Duke University, 2006), 10, Tip.duke.edu.

32. J. Freeman, "Giftedness in the Long Term," *Journal for the Education of the Gifted* 29 (June 2006): 384–403.

33. M. Howe, *The Psychology of High Abilities* (London: Macmillan, 1999), 5.

34. J. Freeman, "Giftedness in the Long Term," 392.

35. S. Bergia, "Einstein and the Birth of Special Relativity," in *Einstein: A Centenary Volume*, ed. A. P. French (London: Heinemann, 1979); A. E. Einstein, *Ideas and Opinions*, ed. and comp. C. Seelig (New York: Crown Publications, 1982).

36. G. Claxton and S. Meadows, "Brightening Up: How Children Learn to Be Gifted," in *Routledge Companion to Gifted Education*, ed. T. Balchin, B. Hymer, and D. Matthews (London: Routledge, 2008), 3–7, 3.

第十章　促进潜能

1. G. M. Howe, S.R. Beach, G.H. Brody, and P.A. Wyman, "Translating Genetic Research into Preventive Intervention: The Baseline Target Moderated Mediator Design," *Frontiers in Psychology* (January 2016): doi: 10.3389/fpsyg.2015.01911.

2. I. Pappa, V. R. Mileva-Seitz, M. J. Bakermans-Kranenburg, H. Tiemeier, and M. H. van Ijzendoorn, "The Magnificent Seven: A Quantitative Review of Dopamine Receptor d4 and Its Association with Child Behavior," *Neuroscience and Biobehavioral Reviews* 57 (October 2015): 175–186, 175.

3. P. Wilby, "Psychologist on a Mission to Give Every Child a Learning Chip," *Guardian* (February 18, 2014), https://www.theguardian.com/education/2014/feb/18/psychologist-robert-plomin-says-genes-crucial-education.

4. For critical discussion, see H. Rose and S. Rose, *Genes, Cells and Brains: The Promethean Promises of the New Biology* (London: Verso, 2012).

5. S. Hsu, "Super-Intelligent Humans Are Coming: Genetic Engineering Will One Day Create the Smartest Humans Who Have Ever Lived," *Nautilus*, no. 18 (October 16, 2014).

6. J. M. Goodrich and D. C. Dolinoy, "Environmental Exposures: Impact on the Epigenome," in *Epigenetics: Current Research and Emerging Trends*, ed. B. P. Chadwick (Norfolk, U.K.: Caister Academic Press, 2012), 330–345.

7. For example, C. G. Victora, B. L. Hort, C. Loret de Mola, L. Quevedo, R. T. Pinheiro, et al., "Association Between Breastfeeding and Intelligence, Educational Attainment, and Income at 30 Years of Age: A Prospective Birth Cohort Study from Brazil," *Lancet Global Health* 3 (January 2015): 199–205.

8. E. B. Isaacs, B. R. Fischl, B. T Quinn, W. K Chong, D. G Gadian, and A. Lucas, "Impact of Breast Milk on IQ, Brain Size and White Matter Development," *Pediatric Research* 67 (April 2010): 357–362.

9. B. M. Kar, S. L. Rao, and B. A. Chandramouli, "Cognitive Development in Children with Chronic Protein Energy Malnutrition," *Behavior and Brain Functions* 4 (July 2008): 31.

10. J. R. Galler and L. R. Barrett, "Children and Famine: Long-Term Impact on Development," *Ambulatory Child Health* 7 (June 2001): 85–95, 85.

11. E. B. Isaacs et al., "Impact of Breast Milk on IQ."

12. S. L. Huffman, R. K. A. Harika, A. Eilander, and S. J. Osendarp, "Essential Fats: How Do They Affect Growth and Development of Infants and Young Children in Developing Countries? A Literature Review," *Maternal and Child Nutrition* 3 (October 2011, supplement): 44–65, 44.

13. A. D. Stein, "Nutrition in Early Life and Cognitive Functioning," *American Journal of Clinical Nutrition* 99 (November 2014): 1–2, 1.

14. A. D. Stein, "Nutrition in Early Life," 1.

15. R. Kumsta, J. Kreppner, M. Kennedy, N. Knights, E. Sonuga-Barke, and E. & M. Rutter, "Psychological Consequences of Early Global Deprivation: An Overview of Findings from the English & Romanian Adoptees Study," *European Psychologist* 20 (April 2015): 138–151, 138.

16. M. Weinstock, "The Potential Influence of Maternal Stress Hormones on Development and Mental Health of the Offspring," *Brain, Behavior, and Immunity* 19 (July 2005): 296–308.

17. R. Bogdan and A. R. Hariri, "Neural Embedding of Stress Reactivity," *Nature Neuroscience* 15 (November 2012): 1605–1607.

18. P. La Marca-Ghaemmaghami and U. Ehlert, "Stress During Pregnancy: Experienced Stress, Stress Hormones, and Protective Factors," *European Psychologist* 20 (January 2015): 102–119.

19. M. R. Rosenzweig and E. L. Bennett, "Psychobiology of Plasticity: Effects of Training and Experience on Brain and Behavior," *Behavioural Brain Research* 78 (June 1996): 57–65, 57.

20. For a review, see C. A. Nelson, N.A. Fox, and C.H. Zeanah, *Romania's Abandoned Children: Deprivation, Brain Development, and the Struggle for Recovery* (Cambridge, Mass.: Harvard University Press, 2014).

21. M. Lövdén, E. Wenger, J. Mårtensson, U. Lindenberger, and L. Bäckman, "Structural Brain Plasticity in Adult Learning and Development," *Neuroscience and Biobehavioral Reviews* 37 (November 2013): 2296–2310.

22. See also B. M. Caldwell and R. H. Bradley, *Home Observation for Measurement of the Environment: Administration Manual* (Tempe, Ariz.: Family & Human Dynamics Research Institute, Arizona State University, 2003), fhdri.clas.asu.edu/home.

23. R. Plomin and D. Daniels, "Why Are Children in the Same Family So Different from Each Other?" *Behavior and Brain Sciences* 10 (March 1987): 1–16.

24. E. Turkheimer and M. Waldron, "Nonshared Environment: A Theoretical, Methodological, and Quantitative Review," *Psychological Bulletin* 126 (January 2000): 78–108, 78.

25. L. C. Mayes and M. Lewis, *The Cambridge Handbook of Environment in Human Development* (Cambridge: Cambridge University Press, 2012), 1.

26. A. W. Heim, *The Appraisal of Intelligence* (London: Methen, 1954), 154.

27. For example, D. R. Topor, S. P. Keane, T. L. Shelton, and S. D. Calkins, "Parent Involvement and Student Academic Performance: A Multiple Mediational Analysis," *Journal of Prevention & Intervention in the Community* 38 (July 2010): 183–197.

28. C. Koede and T. Techapaisarnjaroenkit, "The Relative Performance of Head Start," *Eastern Economic Journal* 38 (February 2012): 251–275, 251.

29. L. F. Cofer, "Dynamic Views of Education," in *Human Development in the Twenty-First Century*, ed. A. Fogel et al. (Cambridge: Cambridge University Press, 2008), 128–135, 133.

30. See Every Student Succeeds Act, 2010, U.S. Department of Education, Washington, D.C., www.ed.gov/esea; and U.S. Department of Education, "Equity of Opportunity," 2016, Washington, D.C., www.ed.gov/equity.

31. U.S. Department of Education, "The Threat of Educational Stagnation and Complacency: Remarks of U.S. Secretary of Education Arne Duncan at the release of the 2012 Program for International Student Assessment (PISA)," December 13, 2013, Washington, D.C., www.ed.gov/news/speeches/threat-educational-stagnation-and complacency.

32. Michael Gove's Speech to the Policy Exchange on Free Schools, June 20, 2011, https://www.gov.uk/government/speeches/michael-goves-speech-to-the-policy-exchange-on-free-schools.

33. "The Tories and Scotland," *Herald* (Glasgow), April 25, 2009.

34. B. Lott, "The Social Psychology of Class and Classism," *American Psychologist* 67 (November 2012): 650–658, 650.

35. American Psychological Association, *Report of the APA Task Force on Socioeconomic Status*, Washington, D.C., 2006, 7, http://www.apa.org/pi/ses/resources/publications/task-force-2006.pdf; F. Autin and F. Butera, "Editorial: Institutional Determinants of Social Inequalities," *Frontiers in Psychology* 6 (January 2016): http://dx.doi.org/10.3389/fpsyg.2015.02027.

36. A. Reuben, "Gap Between Rich and Poor 'Keeps Growing,'" BBC News, May 21, 2015, www.bbc.com/news/business-32824770.

37. E. N. Wolff and M. Gittleman, "Inheritances and the Distribution of Wealth: Or, Whatever Happened to the Great Inheritance Boom?" Bureau of Labor Statistics, Working Paper 445, January 2011, doi: 10.1007/s10888-013-9261-8.

38. M. I. Norton, "Unequality: Who Gets What and Why It Matters," *Policy Insights from the Behavioral and Brain Sciences* 1 (October 2014): 151–155.

39. Y. Kim and M. Sherraden, "Do Parental Assets Matter for Children's Educational Attainment? Evidence from Mediation Tests," *Children and Youth Services Review* 33 (June 2011): 969–979.

40. S. Loughnan, P. Kuppens, J. Allik, K. Balazs, S. de Lemus, et al., "Economic Inequality Is Linked to Biased Self-Perception," *Psychological Science* 22 (October 2011): 1254–1258.

41. P. K. Smith, N. B. Jostmann, A. D. Galinsky, and W. W. van Dijk, "Lacking Power Impairs Executive Functions," *Psychological Science* 19 (May 2008): 441–447, 446.

42. C. L. Odgers, "Income Inequality and the Developing Child: Is It All Relative?" *American Psychologist* 70 (November 2015): 722–731, 722.

43. K. D. Vohs, "The Poor's Poor Mental Power," *Science* 341 (August 2013): 968–970, 969.

44. J. T. McGuire and J. W. Kable, "Rational Temporal Predictions Can Underlie Apparent Failures to Delay Gratification," *Psychological Review* 120 (April 2013): 395–410.

45. A. K. Shah, S. Mullainathan, and E. Shafir, "Some Consequences of Having Too Little," *Science* 338 (November 2012): 682–685, 682.

46. A. Chirumbola and A. Areni, "The Influence of Job Insecurity on Job Performance and Absenteeism: The Moderating Effect of Work Attitudes," *Journal of Industrial Psychology* 31 (October 2005): 65–71, 65.

47. A. Bandura, C. Barbaranelli, G. V. Caprara, and C. Pastorelli, "Multifaceted Impact of Self-Efficacy Beliefs on Academic Functioning," *Child Development* 67 (June 1996): 1206–1222, 1206.

48. W. E. Frankenhuis and C. de Weerth, "Does Early-Life Exposure to Stress Shape, or Impair, Cognition?" *Current Directions in Psychological Science* 22 (October 2013): 407–412.

49. T. Schmader and W. M. Hall, "Stereotype Threat in School and at Work: Putting Science into Practice," *Policy Insights from the Behavioral and Brain Sciences* 1 (October 2014): 30–33, 30.

50. P. K. Piff, M. W. Kraus, S. Côté, B. H. Cheng, and D. Keltner, "Having Less, Giving More: The Influence of Social Class on Prosocial Behavior," *Journal of Personality and Social Psychology* 99 (November 2010): 771–784.

第十一章　教育问题并非遗传

1. F. Autin, A. Batruch, and F. Butera, "Social Justice in Education: How the Function of Selection in Educational Institutions Predicts Support for (Non)Egalitarian Assessment Practices," *Frontiers in Psychology* 6 (June 2015): 707, http://dx.doi.org/10.3389/fpsyg.2015.00707.

2. S. Bowles and H. Gintis, "The Inheritance of Economic Status: Education, Class and Genetics," in *Genetics, Behavior and Society*, ed. M. Feldman (New York: Elsevier, 2001), 4132–4141. See also S. Bowles and H. Gintis, *Schooling in Capitalist America: Educational Reform and the Contradictions of Economic Life* (Chicago: Haymarket Books, 2013).

3. See, for example, D. C. Berliner and G. V. Glass (eds.), "*50 Myths and Lies That Threaten America's Public Schools: The Real Crisis in Education* (New York: Teachers College Press, 2014)", 63.

4. G. Claxton and S. Meadows, "Brightening Up: How Children Learn to Be Gifted," in *Routledge Companion to Gifted Education*, ed. T. Balchin et al. (London: Routledge, 2008), 3–9, 5.

5. B. Elsner and I. E. Isphording, "A Big Fish in a Small Pond," Institute for the Study of Labor Discussion Paper 9121 (Bonn: Institute for the Study of Labor, 2015).

6. J. Boaler, "Ability and Mathematics: The Mindset Revolution That Is Reshaping Education," *Forum* 55, no. 1 (2013): 143–152, 146.

7. D. K. Ginther and S. Kahn, "Comment on 'Expectations of Brilliance Underlie Gender Distributions Across Academic Disciplines,'" *Science* 349 (July 2015): 341–343. And also A. Cimpian and S.-J. Lesli, "Response to Comment on 'Expectations of Brilliance Underlie Gender Distributions Across Academic Disciplines,'" *Science* 349 (July 2015): 391–393, 391.

8. J. Robinson-Cimpian, S. T. Lubienski, C. M. Ganley, and Y. Copur-Gencturk, "Teachers' Perceptions of Students' Mathematics Proficiency May Exacerbate Early Gender Gaps in Achievement," *Developmental Psychology* 50 (April 2013): 1262–1281.

9. See, for example, D. C. Berliner and G. V. Glass (eds.), *50 Myths and Lies That Threaten America's Public Schools*, 239.

10. J. S. Armstrong, "Natural Learning in Higher Education," *Encyclopedia of the Sciences of Learning* (London: Springer, 2011), 2426–2433, 2426.

11. For example, H. Richardson, "Warning Over England's 'Teacher Brain Drain,'" BBC News (February 26, 2016).

12. National Union of Teachers, "Exam Factories? The Impact of Accountability Measures on Children and Young People" (July 4, 2015): 39, teachers.org.uk.

13. Quoted by K. Taylor, "At Success Academy Charter Schools, High Scores and Polarizing Tactics," *New York Times* (April 6, 2015). A version of this article appears in print on April 7, 2015, on page A1 of the New York edition.

14. M. Richardson, C. Abraham, and R. Bond, "Psychological Correlates of University Students' Academic Performance: A Systematic Review and Meta-Analysis," *Psychological Bulletin* 138 (March 2012): 353–387.

15. P. H. Schonemann and M. Heene, "Predictive Validities: Figures of Merit or Veils of Deception?" *Psychology Science Quarterly* 51 (August 2009): 195–215.

16. M. Richardson et al., "Psychological Correlates of University Students' Academic Performance," 353.

17. I. C. McManus and P. Richards, "Prospective Survey of Performance of Medical Students During Preclinical Years," *British Medical Journal* 293 (July 1986): 124–127.

18. M. Richardson et al., "Psychological Correlates of University Students' Academic Performance," 372; Office of Qualifications and Examinations Regulation (Ofqual), "Fit for Purpose? The View of the Higher Education Sector, Teachers and Employers on the Suitability of A Levels," (April 2012): 46, www.ofqual.gov.uk/files/2012-04-03-fit-for-purpose-a-levels.pdf.

19. P. H. Schonemann and M. Heene, "Predictive Validities," 195.

20. E. Kolbert, "Big Score," *New Yorker*, March 3, 2014.

21. A. Ripley, *The Smartest Kids in the World and How They Got That Way* (New York: Simon and Schuster, 2013), 192.

22. S. Engel, *The End of the Rainbow: How Educating for Happiness (Not Money) Would Transform Our Schools* (New York: New Press, 2015), 7.

23. J. S. Armstrong, "Natural Learning in Higher Education," in *Encyclopedia of the Sciences of Learning* (Heidelberg: Springer, 2011), 2426–2433.

24. I. C. McManus, K. Woolf, J. Dacre, E. Paice, and C. Dewberry, "The Academic Backbone: Longitudinal Continuities in Educational Achievement from Secondary School and Medical School to MRCP(UK) and the Specialist Register in UK Medical Students and Doctors," *BMC Medicine* 11 (November 2013): 242, doi:10.1186/1741-7015-11-242.

25. H. S. Gardner, *The Unschooled Mind* (New York: Basic Books, 2004), 3–4.

26. J. S. Armstrong, "Natural Learning in Higher Education."

27. Quoted by D. Koeppel, "Those Low Grades in College May Haunt Your Job Search," *New York Times* (December 31, 2006): HW1 of the New York ed.

28. A. Bryant, "In Head-Hunting, Big Data May Not Be Such a Big Deal," *New York Times*. A version of this article appeared in print on June 20, 2013, on page F6 of the New York edition.

29. Y. Yuan and B. McKelvey, "Situated Learning Theory: Adding Rate and Complexity Effects via Kauffman's NK Model," *Nonlinear Dynamics, Psychology, and Life Sciences* 8 (January 2004): 65–103, 70.

30. See, for example, D. C. Berliner and G. V. Glass (eds.), *50 Myths and Lies That Threaten America's Public Schools*.

31. A. D. Schleimann and D. W. Carraher, "The Evolution of Mathematical Reasoning: Everyday Versus Idealized Understandings," *Developmental Review* 22 (October 2002): 242–266.

32. Innovation Unit, "Redesigning Secondary Schools," http://innovationunit.org/real-projects.

33. See Innovation Unit, "Redesigning Secondary Schools."

34. See, for example, D. C. Berliner and G. V. Glass (eds.), *50 Myths and Lies That Threaten America's Public Schools*, 63.

35. M. I. Norton, "Unequality: Who Gets What and Why It Matters," *Policy Insights from the Behavioral and Brain Sciences* 1 (October 2014): 151–155, 151.

36. J. L. Berg, "The Role of Personal Purpose and Personal Goals in Symbiotic Visions," *Frontiers in Psychology* (April 2015): doi: 10.3389/fpsyg.2015.00443; see also S. Denning, "The Copernican Revolution in Management," *Forbes Magazine* (July 11, 2013): http://www.forbes.com/sites/stevedenning/2013/07/11/the-copernician-revolution-in-management/#49c4e8af63a0.

37. Psychologists Against Austerity, "The Psychological Impact of Austerity: A Briefing Paper"(2015):https://psychagainstausterity.wordpress.com/?s=the+psychological+impact+of+austerity.